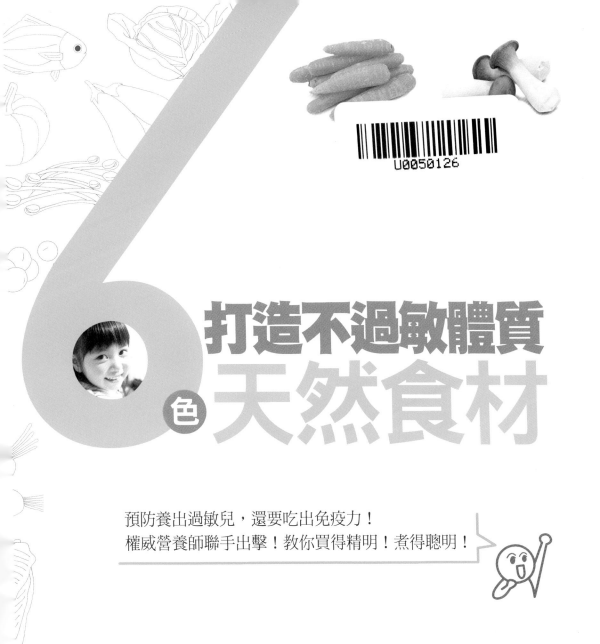

6
打造不過敏體質
⑥色 天然食材

預防養出過敏兒，還要吃出免疫力！
權威營養師聯手出擊！教你買得精明！煮得聰明！

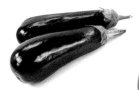
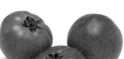
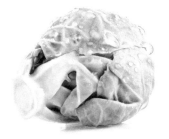
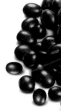

正確飲食打造孩子強健的體質

　　本人自就任仁愛院區院長以來，響應台北市政府推廣各項公衛政策，在社區營造友善環境，讓民眾獲得各項醫療服務與健康促進訊息。對於「助妳好孕」政策方面，本院區也於去年成立產後護理之家，為臺北市大安區的婦女朋友提供產後調理的專業療護，照顧媽媽也護理寶寶。

　　在這個生育率下降的世代，父母對家中少數子女的養育更煞費心思，食、衣、住、行、育、樂各方面都很講究，民眾對於知識的渴望與需求，趨使醫療從業人員化被動為主動，利用各種管道將專業知識以民眾可獲取的方式做傳達與推廣。

　　民以食為天，襁褓中的孩子與生俱來覓食的尋乳本領顯示「吃」真是人生首要大事。身為眼科醫師的我，也經常面對父母關切兒女的視力保健，例如給孩子吃什麼對靈魂之窗最好？

　　其實，資訊發達導致兒童過度使用各種電子產品，對視力的傷害令人憂心，所以小孩近視的年齡層不斷下降。加上智慧型手機、平板電腦過於普遍，所以在外常常能看到孩子在用手機、平板玩遊戲或看卡通，許多父母為了怕孩子吵鬧，還會主動給孩子使用，因此不論是用餐還是坐車，小朋友一個個都成為了「小低頭族」，不用多久，就會變成一隻隻的「小四眼田雞」了！

　　另外，成人罹患乾眼症等問題，除了日常生活的護眼措施之外，吃得正確也很有幫助。越來越多營養科學與流行病學的證據指出「吃的質比量更重要」，如代謝症候群、糖尿病、高血壓、心血管疾病、肥胖、癌症等疾病，在預防與治療的過程中，飲食也扮演了舉足輕重的角色。

如書中有提到的南瓜、芥藍菜，因為其中含有豐富的維生素 A、葉黃素，能有效保健視力，預防眼睛疾病。尤其是葉黃素，近年來已經隱然成為護眼聖品，這種營養素人體無法自行分泌，只能從食物中攝取。由此可知，飲食對視力健康的重要性。

在均衡飲食的基礎之下，熟知營養學與相關科學的營養師群，將專業知識訴諸文字與民眾分享，繼《菜市場的營養學：權威營養師為寶寶寫的 110 道主、副食品烹調技巧》之後，再次出版《菜市場的營養學 2：小學生的營養事典》，希望提供給父母們正確的營養、飲食知識，進而為國家的主人翁打造強健的體質。

至於家中寶貝為什麼動不動就生病？天氣一涼就感冒？長不高？坐不住？問題也都可能出在飲食上！

經過研究證實，食物裡有超過上千種的天然化學物質具有預防疾病的功效；用來改善生理症狀、維護健康，也是最安全無虞的方式。要讓孩子頭好壯壯、高人一等，均衡飲食不可少！

然而到底該怎麼做，攝取哪些營養，才能為孩子的健康加乘？這本書也針對不同症狀與問題，給予最關鍵的營養，與最專業的醫療建議。

臺北市立聯合醫院仁愛院區 院長　劉秀雯

作者序 *Author foreword*

【作者1】落實健康飲食，共同守護家人

　　承蒙廣大讀者的支持，《菜市場的營養學：權威營養師為寶寶寫的110道主、副食品烹調技巧》獲得許多迴響。有鑒於幼兒持續成長在不同階段的營養需求差異，在書籍出版之後，出版社與營養師群便進一步策劃這本《菜市場的營養學2：小學生的營養事典》。開始著墨此書時，正值吾家雙胞胎兒女一年級新生的第一個寒假，我以一個母親關愛子女的心境以及營養師執業十數年的經歷繕寫，希望本書提供給父母養育下一代更完整的飲食營養資訊。

　　我的一雙兒女，從四～五個月齡初次出現皮膚過敏開始，包括嘗試新食物、營養調理、皮膚保濕、環境清潔、溫度調控、被服選購、醫療保健等等，都必須細心照料。然而當孩子們升上小學，由於學校的營養午餐透過團膳公司包辦，加工複合食品較多，加上溝通管道有限。開學一個月後，女兒經常過敏，而我又難以確認她攝取了哪些食材，於是我和婆婆做了一個決定：開始為寶貝們製備營養便當。不久，我們就逐漸體驗到減少過敏的成效了。

　　過於精製或加工繁複的食品儼然帶來許多負面影響，在均衡的基礎下增加全穀根莖類、堅果與種子類、新鮮當季的在地蔬果，都是促進良好健康策略的一部份。從每個家庭做起，將每日飲食指南落實在日常生活中，可以幫助你的家庭成員更加健康！童年記憶中，我仍然可以回味起媽媽所準備的愛心便當，即便事過三十年，依然能感覺那溫暖。現在，我也正依循著母親的作為養育下一代，希望兒女成長、茁壯。假如你的家庭正因為種種因素，平日需要外食，透過本書的分享建議，你也能為孩子選擇較健康的食物，或盡量在假日開伙自備飲食。減少當「老外」的頻率，從小為孩子灌輸正確的飲食觀念，就能降低「病從口入」的機會喔！

臺北市立聯合醫院仁愛院區營養師　饒月娟

【作者2】 飲食把關做對了，
孩子就能擁有好體質！

「ㄟㄟㄟ……鞋鞋髒髒不能吃！」面對寶寶任何東西都往嘴裡塞與進入牙牙學語的純真天使階段，新手媽媽跟寶寶的互動甜蜜指數大增，也逐漸遠離寶寶驚嚇反應、日夜顛倒、腸胃脹氣絞痛……等高痛苦指數的黃金黑暗期。呼！終於可以不用再二十四小時把神經繃得緊緊的。

但是，革命尚未成功，爸媽們仍須努力，一歲之後牛奶已經退居為孩子的飲食配角，餐點也必須開始花心思供應。除了調味務必清淡、大小適合寶貝們的小嘴小手、軟硬度適當之外，食物種類也需以六大類均衡為出發點。否則，順著小朋友挑食的後果，接踵而來的可就是不停地感冒、身高低人一等、體型胖嘟嘟或瘦巴巴、蛀牙、反應慢人一拍、過動或過敏等等要花更多精力解決的苦惱。

此外，零食的限制以及跟上一代長輩的溝通，也是必須持續小心的一大重點。很多爺爺奶奶們因為溺愛孫兒而拼命餵食布丁、點心、餅乾等等，不但影響正餐營養素的攝取，還會埋下孩子嗜好甜食、重口味等等誘發慢性疾病的不良種子！

最後，希望所有疼愛、關注孩子的爸爸媽媽們，能透過此書所傳達的營養概念，幫助小朋友的飲食做好正確把關，進而成功栽種出健康的小樹苗。

臺北市立聯合醫院和平婦幼院區營養師 黃雅慧

【作者3】 吃出健康：
別讓不正確的營養知識給混淆了！

不知不覺，擔任營養師一職也將要邁入第 10 年了，除了門診病人外，亦常有朋友向我諮詢營養的相關問題。飲食問題可大可小，但如何讓小朋友吃得健康吃得好，相信是每個媽媽的希望。

自從有了小孩之後，我發現書本上的知識要落實到現實生活，真的不如想像中簡單，小朋友的個異性、父母親能否堅持原則等等都是因素之一。而大部分家庭經常上演著的飲食鬥智戲碼，其實，在我們家裡也是如此呢！

因此，當我這一次參與《菜市場的營養學2：小學生的營養事典》出版工作，感覺上特別親切！此外，我發現網路上流傳許多營養的相關討論，並不是十分正確。利用這次機會，除了與讀者們分享適合小朋友的食譜之外，我也希望能釐清營養方面的知識，幫助繁忙的媽咪們在工作之餘也能兼顧家庭。

最後感謝台灣廣廈編輯團隊及營養科同仁們的通力合作，讓我有機會能與全天下的父母分享育兒心得及所學知識，願大家的寶貝們都能頭好壯壯、健康成長！

臺北市立聯合醫院仁愛院區營養師

【作者4】 均衡健康的飲食
輕鬆養成 100% 健康活潑的小孩

現代孩子的生活環境與物質，比起 50、60 年代優渥許多，學童的健康問題已轉變為飲食過剩及營養失衡。

孩子面對滿街林立的便利商店，琳瑯滿目的食物、點心及連鎖飲料店，這些食品飲料的「香甜滋味」，加上媒體傳播的影響，讓小朋友難以抗拒誘惑。而當有機會親子一起到餐廳共餐時，我們往往也看到多數父母為安撫小朋友，以智慧型電子產品搭配用餐。這些情況都有可能使孩童的正常飲食受到衝擊，影響日後的成長發育。

身為醫院營養師，同時也是兩個孩子的母親，我特別注意家人的飲食及營養，也瞭解父母身教的重要性。學齡期的孩子自我意識增高、好奇心強，對於外面飲食的誘惑很難克制，身為父母若一味地禁止只會延伸出更多問題，我建議大人們應從旁觀察孩子喜好，正確陪伴選擇及指導才是根本之道。

很榮幸有機會參與本書的寫作，希望藉此能將自己的專業及經驗分享給家中有學齡期或即將邁入學齡期寶貝的父母做為參考。

臺北市立聯合醫院仁愛院區營養師　張瑄筠

目錄 Contents

Part 0

基礎觀念篇

清洗保存搭配技巧全解析

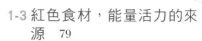

目錄 Contents

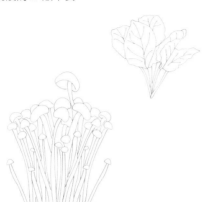

目錄 Contents

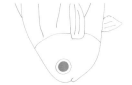

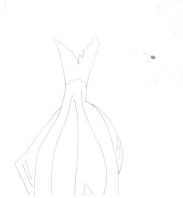

本書內容簡介

　　孩子的健康是父母最煩惱的事，到底該怎麼吃才能讓自家寶貝頭好壯壯？別擔心！這些問題本書都有完整解析說明，教你選對顏色、配對營養、吃對食物，有效解決各種症狀，全家一起跟著吃，100％都能變健康！

清洗、保存、搭配全圖解

　　所有料理前的基礎處理，包括：各種食材的處理清洗、五穀米的烹煮、調味料的應用、食材切法等，全都清楚圖解，爸媽們絕對可以一看就懂，迅速上手。

分齡關鍵營養

　　將孩子的身心發展照入學前後分成4大階段，讓營養師群詳細解說各階段的營養補充及照護，讓爸媽能閱讀輕鬆、更能輕易理解，運用上更加得心應手。

6色食材營養密碼

　　書中詳細剖析6色食物：綠色、白色、紅色、藍紫色、黃橘色、黑色各自獨有的特殊營養素及其主要功效、代表性食物。

7大成長問題

　　針對免疫力差、視力不好、長不高、過瘦、過胖、過敏、注意力不集中等7個最常見的成長問題，解析可能原因及飲食、生活上最明確的建議，讓孩子大步邁過成長上的荊棘路。

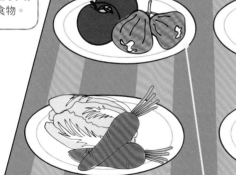

植化素及營養搭配原則

　　書中介紹30種常見植化素及9種常見的維生素及礦物質，除了說明食用功效外，還要告訴你它們都藏在哪些蔬果裡，讓爸媽們能聰明運用、靈活搭配，幫孩子更健康。效、代表性食物。

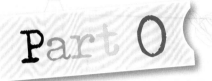

Part 0

基礎觀念篇

清洗保存搭配技巧全解析

　　蔬菜、水果、肉品、海鮮等食材買回家後,要怎麼樣才能做出營養又美味的料理,讓孩子吃下後幸福滿滿、健康100%?

　　要保持食材的營養美味,有些小細節可千萬不能輕忽!例如,食物該如何正確的處理、保存及清洗,才能留住新鮮與營養?還有,調味料、鍋具的運用方法以及五穀米搭配法則等等。只要掌握這些小祕訣,不僅在製作上事半功倍,也更容易做出讓孩子停不了口的吮指美味!

正確處理食物與保存，才能確保營養不流失

爸媽們平時是怎樣處理、保存蔬菜、肉品或海鮮等食材呢？千萬不要以為只要把買回來的食材通通塞進冰箱裡就萬事OK，要吃對營養，除了要買對食材外，更重要的是做好保存這個基本功，如此一來，不僅可以保持食物應有的美味，更重要的是，可以100%保存住營養喔！

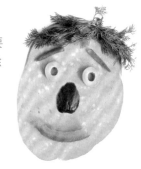

肉品該怎麼處理與保存？

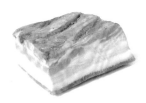

　　肉品買回來後，如果能在2～3天吃完，則可依照食用分量分類，放在冰箱的冷藏區保存。但如果不是馬上要食用，則應該在鮮度降低前，先放入冷凍室裡，冷凍食物時可選擇放入鋁盤中，可以加速冷凍速度，分開放置，可避免凝結在一起，方便解凍時使用。

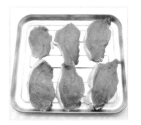

薄片的肉或火腿

保存重點：

將肉片放在金屬盤上舖開，如果需要重疊時，中間要用保鮮膜隔開，並放入冷凍室中。冷凍後，再放入保鮮袋中並且將空氣壓出。

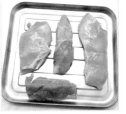

肉塊

保存重點：

將肉塊撒以胡椒後，排在舖有保鮮膜的金屬盤上，讓肉塊不會黏在一起，再放入冷凍室中。冷凍後，再放入保鮮袋中，壓出空氣保存。如果是一公斤以上的大肉塊，必須切成小塊後再冷凍保存。

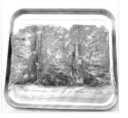

絞肉

保存重點：

先分成小包，舖平後再冷凍。

將絞肉分成100～200g的小包，用保鮮膜包起後，壓平，平放在金屬盤上，放入冷凍室中冷凍。結凍後，再放進保鮮袋內。由於絞肉比較容易變質，所以取出後，應該儘快吃完。

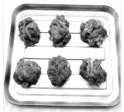

肉絲

保存重點：

先將肉絲分為每次需要的量，分成幾等小份，再放入冷凍庫，待略微結凍後，再放入保鮮膜裡。使用時，解凍後直接烹飪。與絞肉一樣，由於容易變質，所以建議不要放超過2天。

海鮮類該怎麼處理與保存？

包括魚類、蝦蟹與貝類等等，這些海鮮買回來後，千萬不要馬上往冷凍庫或冷藏室裡面塞，學會正確的處理與保存的方法，才能讓營養完整不流失。

魚類處理方式

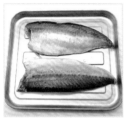

先去除頭尾與內臟

❶買回整尾魚後，記得要先去除頭、尾以及內臟，因為這些地方雜菌容易繁殖。在清理完頭、內臟並清洗後，用廚房紙巾擦乾水分，放入金屬盤中待冷凍後，取出。

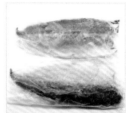

魚肉分別包裝

❷再裝入保鮮袋內，可以依照每餐的食用量分別包裝，並且儘快食用完畢。

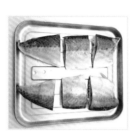

切段再冷凍

❸如果需要切段，可以在放入冷凍前先切成所需大小再冷凍，如此一來解凍之後就可以馬上料理。

魚類保存方式

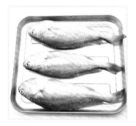

冷藏保存先去除水分

❶海鮮類的食材若能在2天內吃完，則可依照每餐的食用分量，放在冰箱的冷藏區保存，冷藏前可先放入金屬盤中，用廚房紙巾擦乾水分。

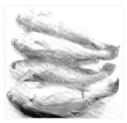

依每餐食用份量包裝

❷再裝入保鮮袋內，可以依照家庭每餐的食用量分別包裝，但如果不是馬上要食用，則應該在鮮度降低前，先放入冷凍室裡。

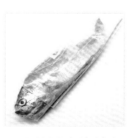

個別包裝，防止沾黏

❸也可以利用保鮮袋個別包裝，再放入冷藏區保存。同樣的，不耐久放的海鮮類食材，在鮮度降低前，最好儘早食用完畢。

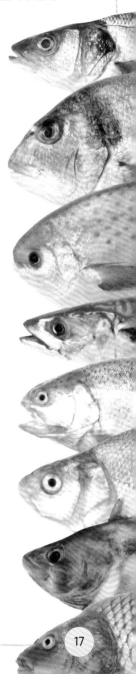

蝦子的處理方式

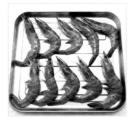

❶蝦子要冷凍或冷藏前，先清洗乾淨，挑除腸泥，再用廚房紙巾將水分擦乾，並且排放在金屬盤上，放入冷凍。

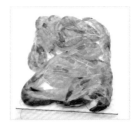

結凍後的處理

❷結凍後，再將蝦子並排放入保鮮袋中，壓出空氣後再放入冷凍室保存。

魷魚的處理方式

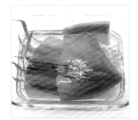

魷魚買回來後，如果要馬上料理，可以去除內臟後，剝除外皮，將身體部分切段，再放入清水中浸泡，可以保持鮮度。若要冷凍或冷藏，先清洗乾淨，去除內臟，再剝除外皮，並將身體切段，擦乾水分後排放在金屬盤上，冷凍。取出後，用保鮮膜包起即可再放入冷凍。

蛤蜊的處理方式

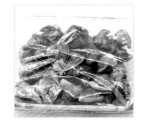

通常到市場購買蛤蜊時，必須先詢問是否吐沙完成？如果還需要吐沙，可將蛤蜊放入清水中，加些許鹽，靜置約3～4小時，就可將沙吐乾淨。

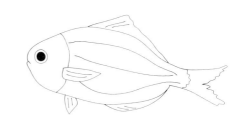

蔬果類該怎麼處理與保存？

花椰菜的處理方式

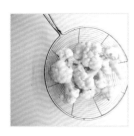

❶購買回來的花椰菜，可以先用刀子掰成小朵，清洗乾淨後，放入滾水中汆燙一下，撈出後瀝乾水分，並且排放在金屬盤上，放入冷凍。

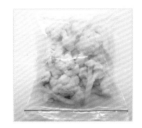

❷待結凍後，取出，再用保鮮膜包起，即可再放入冷凍室中冰凍保存。

青花菜的處理方式

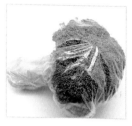

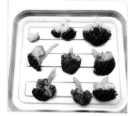

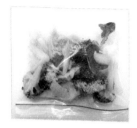

❶購買回來的青花菜，如果當天要料理，可以先將一整朵的青花菜包上保鮮膜，放入冰箱中冷藏即可。

❷若要存放幾天，則可先用刀子瓣成小朵，清洗乾淨後，可以放入滾水中汆燙一下，撈出後瀝乾水分，並且排放在金屬盤上，放入冷凍。

❸待結凍後，取出，再放入保鮮袋中，即可再放入冷凍室中保存。

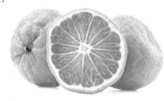

黃豆芽的處理方式

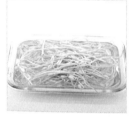

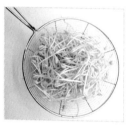

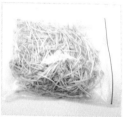

❶馬上就要料理的黃豆芽，可以洗乾淨後，放入清水中浸泡一下或是放入滾水中燙一下，撈起，可去除豆腥味。

❷若要存放幾天，則先清洗乾淨後，放入滾水中汆燙一下，撈出後瀝乾水分，並且排放在金屬盤上，放入冷凍。

❸待結凍後，取出，再放入保鮮袋中，即可再放入冷凍室中保存。

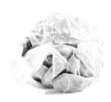

甜椒的處理方式

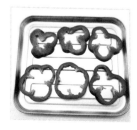

❶洗淨後的甜椒，去除頭部後，將籽挖除，依照所需要的形狀，切成片狀、條狀或是塊狀，放入滾水中燙一下，撈出後瀝乾水分，並排放在金屬盤上，放入冷凍。

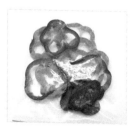

❷待結凍後取出，再放入保鮮袋，即可再放入冷凍室中保存。

大黃瓜的處理方式

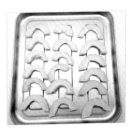

❶洗淨後的大黃瓜，去除頭部後，再將籽挖除，可依照所需要的形狀，切成片狀、條狀或是塊狀，放入滾水中燙一下，撈出後瀝乾水分，並且排放在金屬盤上，放入冷凍。

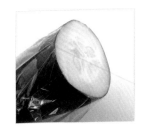

❷用剩的大黃瓜，可用保鮮膜將封口封住，再放入冷藏室中保存。

杏鮑菇的處理方式

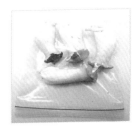

在菇類中，杏鮑菇屬於較能冷藏保存的，買回來的菇類不能在室溫放太久，可直接將買回來的杏鮑菇放入冰箱內保存。

珊瑚菇的處理方式

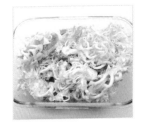

通常買回來的珊瑚菇都是一叢叢的，在料理前，可先將底部發黑或屑屑的部分，去除乾淨，再均分成小叢，最後再以清水洗乾淨即可。

金針菇的處理方式

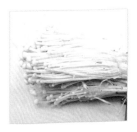

❶菇類的保存期限，一般來說會比一般綠色蔬菜長，保存時應該冷藏在2～5度之間保存。買回來的金針菇，要先去除根部，可將金針菇放在切菜板上，在底部約3～4公分處，將底部切除。

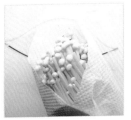

❷切除底部的金針菇，可以選擇吸水性較強的廚房紙巾，把它完整包覆。

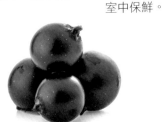

❸最後再將包裹住廚房紙巾的金針菇，放入保鮮袋裡，即可放入冷藏室中保鮮。

香菇的處理方式

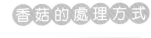

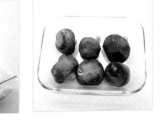

從市場買回來的香菇，如果不是要馬上料理，要避免水洗，以免在存放的過程中發生腐敗或質變。最好可以直接放入保鮮盒中，要料理時再取出、清洗。

水果的處理方式

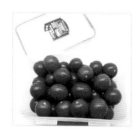

一般購買回來的蔬果，通常都以冷藏保鮮為宜，要食用前，再以清水清洗、浸泡5分鐘，最後再洗淨。

其他食材的處理與保存方式

豆腐的處理方式

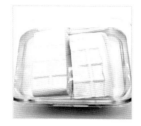

如果在一般傳統市場買豆腐，絕對要注意保鮮的問題，同時要先聞聞氣味，如果有酸味，那就絕對要避免選購，或是用手摸一下，手感黏黏的，也一定要避免。買回來的豆腐，清洗後可以放入保鮮盒裡，加入清水蓋過豆腐，就能存放約2～3天。

麵包的處理方式

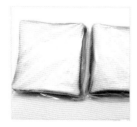

麵包先放入保鮮袋內，排除空氣密封後，可置室溫下約2天左右，或放入冰箱冷藏庫、冷凍室中保存。

冷凍&解凍好用的工具

想要確保100%的營養，其實一點都不難，只要掌握正確的冷凍以及解凍時所需要的基本工具，就可以了。

鋁盤

與不銹鋼製品相較之下，鋁盤能更快將冷度均勻傳送，所以冷凍效果最佳的工具，首推「鋁盤」。爸媽可以在家中準備尺寸大小不同的鋁盤，來配合所需冷凍的食品份量，這樣操作起來會更方便。

塑膠製的保鮮盒

塑膠類的保鮮盒由於導熱效率較差，所以適合做為冷凍乾貨之類的食材盛裝器，如果是結凍要比較快的食物，像是肉類、魚貝類、蔬菜等食材，就比較不適合裝在塑膠容器裡。

保鮮袋

市面上所販售適合存放於冷凍室的保鮮袋有PE或PVDC等種類，由於各個廠牌不同，所以爸媽在購買前，要看一下說明與標示，稍微瞭解其耐熱、耐冷等特性再購買。

鋁箔紙

如果要保存的食物是含脂肪與油脂的食物，可以用保鮮膜包住後，再用鋁箔紙包覆，如此可有效隔絕光線與空氣，達到延緩氧化的作用。

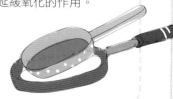

蔬菜水果該怎麼清洗，
才能毒物不入口，營養100%？

蔬菜水果一定要洗過再吃，相信大家都知道，至於清洗的方法到底對還不對，恐怕不是每個人都有把握。有些人會在清水裡加鹽，有些人會用洗米水，有些人會用浸泡，又有些人會快洗，但到底有哪些方法可以有效去除殘留的農藥？又有哪些清潔方法，根本就是錯誤的呢？本章節有最詳細的說明。

想要有效去除農藥，爸媽要先建立正確的觀念

想要知道如何清除農藥，就要先了解農藥的種類與屬性。一般噴灑在作物表面的農藥，稱為接觸性農藥，這種大部分會被陽光分解，或是被雨水給沖掉。另一種會經由植物氣孔、根部而吸收到整株作物的系統性農藥，這類的農藥大多可溶於水。所以，換句話說，只要清洗的方法正確並且夠徹底，大部分殘留的農藥也就能順利去除。

千萬別再用錯方法清洗！

有些人洗蔬果會加鹽巴、有些人則會加小蘇打，還有些人會用洗蔬果的專用清潔劑來清洗，清洗的方法多得不勝枚舉，到底哪一種方法最有效？

其實根據實驗證明，用流動的清水洗，對去除接觸性農藥的效果最好！有些人不放心，道聽途說的用錯方法，反而大大地提高風險，以下介紹的錯誤方法，千萬不要再用！

錯誤洗法 1 加鹽

雖然鹽水可以讓蔬果上的蟲或卵掉落，但鹽巴會大大降低水的清潔能力，若鹽的濃度過高會形成滲透壓，會讓水中的農藥進入蔬果中，清洗不成反而會吃進更多的農藥殘留喔！

錯誤洗法 2 使用完全浸泡法

很多人為了讓農藥水解，因此通常會直接把蔬果浸泡在水裡，而且一泡往往就是半小時以上。但這麼做，除了營養成分會

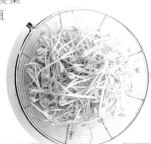

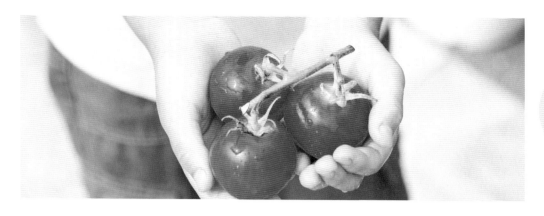

快速流失外，能溶解的農藥更是有限，反而適得其反。

錯誤洗法 3 　用蔬果清潔劑

市售的蔬果清潔劑，很多都含有界面活性劑，通常會造成二次殘留的問題，所以使用後，還是要用大量的清水沖乾淨，才能避免吃進更多的毒素。

3大類容易殘留農藥的蔬果大公開！

根據統計，以下這些蔬果殘留的農藥最多，所以爸媽在選夠時最好能避免，以免有害健康。

第一類　非當季

一般來說，非當季的蔬果病蟲害，通常都會比較多，為了讓這些蔬果能生長得更順利，通常就會使用較多的農藥，才能有效對付病蟲害，讓蔬果能長得壯碩、肥厚。所以，要避免吃進過多農藥，只要跟著時節購買蔬果，就能買得安心，吃得健康。

第二類　搶收

會搶收通常是在颱風來臨之前。因為不論賣相或賣價都會比較好，但這麼做，就容易忽略是否在農藥用量的安全採收期，因此，會衍生出農藥殘留較多的可能。

第三類　具有高經濟價值

例如櫻桃、草莓這類的蔬果，在市場的價格特別好，所以在上市前，為了避免被蟲咬後賣相變差，甚至賣不到好價錢，所以特別容易使用較多的農藥來保持蔬果碩大肥美的外觀，而這類蔬果根據統計，被驗出較多農藥殘留的機率也比較大。

跟著這樣做，農藥不殘留

到底我們該怎麼做，才能100％杜絕農藥入口？以下幾種方法跟著做，可以大大降低農藥的毒害，吃得更安心。

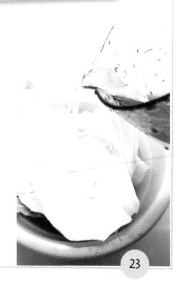

祕訣 1 買回來的蔬果，不要馬上往冰箱堆

其實蔬果上的農藥殘留，會隨著溫度變高而逐步降低，所以一旦環境溫度愈高，所殘留的農藥就會揮發得愈快，所以放在室溫通風處2～3天，有助於與空氣中的氧結合，並完全揮發，讓農藥自然地代謝掉。像是包葉菜類，就可在常溫下存放幾天。

祕訣 2 把握「清洗、流動、刷洗、切除」四大原則

清洗蔬果，要把握「清洗、流動、刷洗、切除」四大原則。

買回來的蔬果一定要先清洗一遍，切除蒂頭、根部後，再以流動的清水沖洗約20分鐘，這時的水量可控制在水流呈現一直線，並讓水不斷流動，就可以將蔬果表面的農藥水解流出，取出後再刷洗，最後以清水沖洗一遍。

祕訣 3 煮菜前先汆燙一下，去除硝酸鹽

很多人不知道硝酸鹽除了存在於香腸、醃製肉品中，其實在許多市售的蔬果裡，也有八成以上含有過量的硝酸鹽。而蔬果之所以會有硝酸鹽，主要是因為種植的農友會在種植時使用氮肥，來增加產量，但如果使用過量或是日照不足，就會累積過多的硝酸鹽。

最簡易保險的方法，就是汆燙後再食用，如此不僅能去除農藥，連硝酸鹽、草酸鹽這些有害物質也能一併清潔溜溜。在加熱時，最好把鍋蓋打開，讓農藥隨著蒸氣有效揮發。

祕訣 4 去皮水果，食用前記得先清洗乾淨

像是香蕉、橘子、柳丁、荔枝、奇異果、柚子、百香果這些需要去皮的水果，農藥大多殘留在表面，如果去除外皮，其實就會大大降低吃進農藥的機會。不過在去皮之前，記得先用清水洗淨，才能確保無虞。

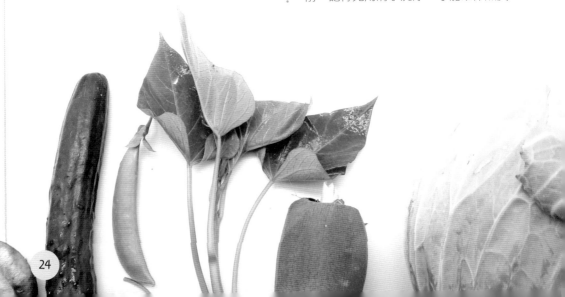

食物的正確保存法

如果能瞭解食物的保存知識，並且根據不同的食材的特性，能分別在「室溫」、「冷藏」、「冷凍」中正確保存，就能完整保存營養。此外，食品在冷凍後，並非就可以永久保持新鮮，因此必須在包裝袋上記錄食物名稱以及日期，除了魚乾等乾燥食品以外，基本上都應該儘速使用完畢。

蔬菜、水果

類別＼保存方法	室溫	冷藏	冷凍
高麗菜	冬天放在陰涼通風處	將芯挖除	
青菜類		放入保鮮袋	汆燙一下後再冷凍
洋蔥	放在尼龍網中，掛在通風處		切成薄片或切碎後略炒再冷凍
蘿蔔	用白報紙包住放在陰涼處	將葉和根切除	去皮後磨泥
芋類或薯類	放在陰涼通風處		汆燙一下
蘆筍或小黃瓜		用廚房紙巾包起來	
玉米		剝去外皮，放在保鮮袋中	將玉米粒切下，再汆燙一下
蔥	冬天放在陰涼通風處	對切成二半，放入保鮮袋	切成小段或蔥末
柑橘類	放在尼龍網中，掛在通風處	放在保鮮袋中	

肉類

類別 ＼ 保存方法	室溫	冷藏	冷凍
肉片	不能放室溫	用保鮮膜包起	一片一片分開
絞肉	不能放室溫	用保鮮膜包起或是食物收納盒裝好，放入冰箱，由於容易變質，所以必須在1、2天內吃完	可以視每餐所需要的份量，均分等分，分別包裝
做為紅燒或咖哩的肉塊	不能放室溫	用保鮮袋，或放入食物收納盒蓋好蓋子	調味後，一塊一塊分開，或區分成小包

海鮮類

類別 ＼ 保存方法	室溫	冷藏	冷凍
一整條魚	不能放室溫	去除頭尾及內臟，再用保鮮膜或食物收納盒包起	去除內臟後，用廚房紙巾擦乾水分，再一尾一尾分開包起
切片	不能放室溫	用廚房紙巾吸乾水分，再用保鮮膜包或是食物收納盒裝好，放入冰箱	將魚一片片用保鮮膜包起，再放入保鮮袋中、壓出空氣，冷凍。最好三星期內食用
小魚	不能放室溫	用保鮮袋，或放入食物收納盒蓋好蓋子，2天內吃完	放入保鮮袋中，均勻攤平
魚乾	不能放室溫	用保鮮袋，或放入食物收納盒蓋好蓋子	先用保鮮膜將魚乾包起，防止酸化，再裝入保鮮袋中。最好二星期以內食用

爸媽們必學
正確冷凍營養不失分的保鮮技巧

1
充分瀝乾水分
冷凍前不變的法則

冷凍汆燙過的蔬菜時，記得一定要把水分完完全全瀝乾後，才能冷凍。若是汆燙後，就要等食物冷卻以後，再用廚房紙巾把水分充分吸乾。如此一來，不僅可以保留食物原有的鮮美，營養不流失外，要解凍時，才能更省時省力。

2
包得夠緊
才能保持鮮美

要放入冷凍的食物，一定要用保鮮膜或保鮮袋，例如肉類、魚蝦或汆燙過的青菜、麵包要包起時，一定要包得夠緊，才能讓食物保有原有的鮮美、有效防止食物乾燥。放入後記得壓出空氣，才能使食品不易結霜。

3
壓出空氣
有效防止食物酸化

當食物放入密封袋後，如果裡面殘留大量空氣，經過冷凍後就會結霜，會導致食品酸化。所以把食物平放到冷凍用的食品保鮮袋後，可從上方輕壓擠出空氣，或是用吸管插入底部，並在封口的同時，將空氣吸出再密封。

4
善用冷凍用保鮮袋
透明的更OK

冷凍食物時，最好用保鮮袋，要儘量避免重疊、鋪平。冷凍保存時，除了可以用保鮮膜外，如果使用耐冷的保鮮袋或小包裝袋個別包裝，其實會更加方便。透明的保鮮袋，可以對保存的食品一目了然，鋪平保存後，也不佔空間。

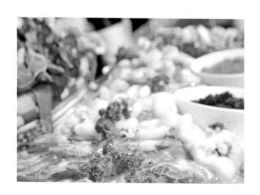

5
冷凍用金屬盤
能讓食物迅速結凍

當開關冰箱時，會讓冰箱的溫度上升，那麼食物結凍所需要的時間，就要花費更多。一旦食物凍結所需時間越久，就越會使食物水分的結晶變大，一旦解凍，食物就會變得水水的。所以，如果能利用傳冷迅速的金屬盤，就能讓食物迅速冷凍，確保解凍後的品質。

購買後料理前，
爸媽可能會遇到的問題

Q & A

正確存放

Q 蔬菜一次買太多，該怎麼處理？

A 如果可以冷凍，當然就沒有太大問題。但是對於有些不適合冷凍的蔬菜來說，可以多多利用汆燙、炒或蒸煮後，再進行冷凍保存。
當季盛產又便宜的蔬菜就可以利用這個方法，存放在冰箱中。

Q 冷藏食物時，為什麼要使用保鮮袋？

A 市售的冷藏用保鮮袋，可以有效防止食物在冷藏過程中乾燥或酸化。想要省錢的爸媽，用過的保鮮袋千萬不要用完即丟喔，可以用水洗乾淨後，再重覆利用。

Q 蘿蔔要放入冷凍前，為什麼要先磨泥？

A 這是因為如果直接把蘿蔔放入冷凍，在解凍後，蘿蔔就會出現許多的空洞，所以最佳保存法，就是先磨成泥，再冷凍保存。作法是將把蘿蔔去皮，磨泥，稍微瀝乾水分，再放入製冰盒裡冷凍。等結凍再放入保鮮袋。

Q 辛香料的食材，該怎麼保存？

A 其實薑或大蒜，可以放在室溫，若想要冷凍，可事先去除外皮後，再直接冷凍即可。
冷凍的薑可以直接用來磨泥。若想要切

成片，可在半解凍的狀態下進行。大蒜則可以在室溫下解凍約5分鐘，再切片，操作起來會更容易。

Q 買回來的馬鈴薯沒兩天就發芽，該怎麼存放比較能保鮮呢？

A 可以把買回來的馬鈴薯放在紙箱中，並且放置在通風、陰涼處。

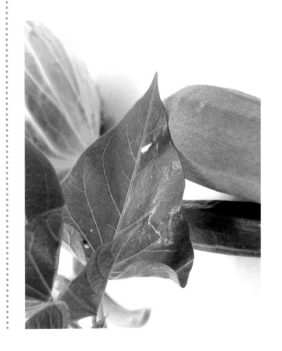

Q 該怎麼防止橘子發霉？

A 如果是放在紙箱裡，應該要保持一定的間隔。最好可以把橘子放在網狀袋中，並放在通風的地方，儘量避免陽光直照處。另外像洋蔥、大蒜也可以比照存放。

Q 常用的那些瓶瓶罐罐調味料該怎麼保存？

A 每天頻繁使用的調味料也必須講究保存方法。例如常用的醬油、醋、味醂、油等，應該放冷藏保存。且為了能在保存期限內，保有調味料的品質，絕對要避免高溫，就算是還沒有開罐的調味料，也要避免陽光直射，並放在陰涼通風處。

一旦開瓶，每次使用後記得把瓶口擦乾淨、蓋緊，夏季時，要放在冰箱中保存。而炒菜使用的油，則可以放在陰暗處保存，但必須在三個月內使用完。

Q 為什麼鹽或砂糖之類的調味品，很容易結塊？

A 很多人習慣買回家的鹽或糖之類的調味品，就原封不動的放在塑膠袋中，這樣的保存方式，一段時間就會發現，它們都結塊了。其實鹽和砂糖很容易受

潮，所以要放在密封的保存罐中。還有些人會直接把砂糖、鹽放在廚房瓦斯爐上方棚架抽屜，但其實這種方法並不正確。因為在烹飪中，熱與蒸氣非常不利於鹽和砂糖的保存，所以保存時，要放在遠離瓦斯爐的地方。

Q 雞蛋正確的存放方式是什麼？

A 雞蛋要放入冰箱保存時，應該把圓的一端向上，尖的一端向下，這樣的存放方式可以讓雞蛋保持呼吸，保存更久。

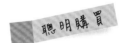

聰明購買

Q 在購買高麗菜或白菜時，該怎麼分辨好壞？

A 大概有50%是憑「看起來很不錯」的直覺，另外50%就要拿在手上，感覺份量沉甸甸的。另外，觀察根部的切口，如果呈現乾掉或發黑，就代表不夠新鮮。如果是切半，就要看整體的切口是否新鮮。

白菜則一樣要有重量感，且葉片緊密。外側的葉片顏色深，前端包緊者代表白菜的品質佳。切半者，其切口必須富有彈性。

Q 根莖類的食材該怎麼選購？

A 購買牛蒡時，以直徑約2～3公分、筆直最理想。要避免選擇太粗、太細或有許多根鬚、裂開者。切開時，還必須注意切口處是否有空洞。馬鈴薯若發芽的當然不考慮，若外皮呈現微微的綠色、用手指輕壓感覺軟軟時，也代表不夠新鮮。相反的新鮮的馬鈴薯外皮要薄、富

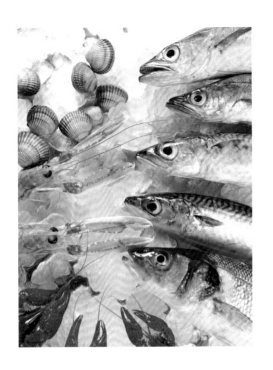

彈性、肉質硬。

芋頭則要避免選擇整體乾燥或呈現不自然濕潤感的，若已經去除外皮的，則應選擇肉身白色，避免有紅色斑點者。

Q 選擇肉品時要注意哪些事？

A肉品的新鮮度非常重要，因為一旦鮮度降低，不僅會影響口感，更重要的是，可能會引起腹瀉。因此，在選購時得十分注意。購買絞肉時，要避免水水的，或是肉色變黑者。選購肉片或肉絲時，瘦肉部分要呈現淡粉紅色，富有光澤，脂肪則要呈現白色。一旦瘦肉變成灰色、水分滲出時，千萬不要購買。若是牛肉薄片，則瘦肉部分略呈鮮紅色，脂肪呈現白色或奶油色時，代表新鮮美味。

新鮮雞肉呈淡粉紅色，雞皮呈現奶油色，毛孔十分明顯。此外，雞肉因為比其他肉品還容易滲出水分，可以根據雞肉表面的濕度，或是包裝盒中滲出的水分作為判斷依據。

Q 選購海鮮時，有哪些訣竅？

A如果選擇的是魚類，可以注意以下事項：
❶購買整尾魚時，可以先看魚的眼睛，若眼睛突出、閃著藍白色光澤者為佳。
❷切塊的魚類，則必須按按看，注意是否有彈性？或是否富有光澤。
❸稍微按一下，感覺肉質緊密，不會水水的。
若是冷凍的蝦子，當尾巴和腳呈現黑色時，代表不夠新鮮。若有水滲出或包裝盒中有結霜的情況也不宜選購。

Q 雞蛋的顏色和大小不同時，營養成分會有所不同嗎？

A雞蛋有紅殼和白殼兩種，這是不同品種的母雞所生下的不同蛋，其實營養上並沒有差別。另外，雞蛋的大小跟營養多寡，並沒有直接關係。
該如何分辨雞蛋新不新鮮？以下提供2種方法參考。
❶透過光線看得到氣室（也就是雞蛋內部的空間）陰影時，陰影越小者越新鮮。如果完全沒有陰影，那就鮮度100%了。
❷搖搖看，如果有晃動感，就代表不夠新鮮。

準備工作

Q 肉買回家後，該不該洗？

Ａ基本上，肉不應該洗，但如果感覺新鮮度下降，摸起來黏黏的時候，應該用水沖一下。

在洗的時候，鮮美會逐漸流失，所以，不能洗太久，洗完後，也要將水分擦乾，才能進行保存。

Q 肉類該怎麼處理，烹調後的口感才會鬆軟？

Ａ肉質不夠鬆軟，往往會增加孩子咀嚼上的困難。所以在準備烹調前，可以在肉裡，加入含有蛋白質分解酵素的木瓜、鳳梨等食材，都可以有效軟化肉質。料理前讓肉充分吸收，就可以很快將肉煮軟。

此外，如果要增加肉類料理時的風味，可以選擇適當的配料。例如，在煎牛排或是燉牛肉時，可以先用洋蔥、大蒜、芹菜及紅酒等等醃漬1～2個小時；而在雞肉裡加一些牛奶，在風味和口感上都會加分不少。

Q 買回來的貝類該怎麼讓含砂完全吐乾淨？

Ａ像蛤蜊、蜆這類的貝類，多多少少都會含有泥砂，所以，買回來後，一定要吐砂。

可以將蛤蜊浸泡在水：鹽為2.5杯：1小茶匙鹽的鹽水中，在陰暗處靜置 3 ～ 4 小時，等吐完砂後，在流水下將外殼清洗乾淨。

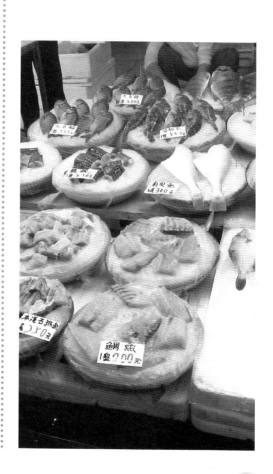

Q & A

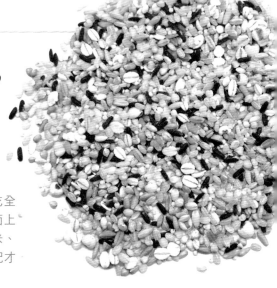

Follow「米」，全穀比例對營養健康又美味

所謂的全穀類就是我們常聽到的五穀米，多吃全穀類的食物對身體好，已經無庸置疑，而市面上所販售的五穀米通常混有糙米、小米、黑糯米、燕麥、薏仁等這五種，到底五穀米該怎麼搭配才好吃又營養？爸媽不妨可以一起跟著學喔！

穀類的搭配比例很重要

或許有些爸媽曾試吃過五穀米，卻覺得口感不好而難以下嚥。其實這是因為穀類的搭配比例不佳，此時不妨運用各種穀類的特性加以調整比例，例如燕麥口感較硬，可少放或改用吃起來軟Q的薏仁、黑糯米，如此一來不僅改善了口感，更增加孩子的接受度。

要注意的是，五穀米不能洗完就煮，需事先浸泡5～6小時，讓水分滲透堅硬的種皮，且煮飯的水量應為煮白米的1.2～1.5倍，這樣煮出來的米才會軟，也容易吸收，減少腸胃的負擔。

另外，如果擔心小朋友吃不習慣，可以先在白米中添加少量五穀米，等孩子的口感與腸胃能適應後，再酌量增加比例，避免小孩拒食或造成腸胃負擔。

糙米

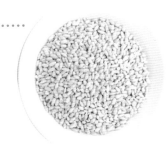

糙米其實就是未經過多次去穀的白米，保留了維生素B群、E及礦物質、膳食纖維等營養素，不僅營養更充分，對兒童的大腦發育及情緒穩定也很有幫助，而且因為糙米比白米更具飽足感，對於需要控制體重的人也會是很好的主食。天然穀物中的磷是有機磷，吸收率僅50%左右，小朋友可以放心吃無妨。

小米

　　小米富含維生素B群、葉酸、膳食纖維及碘、磷、鉀等礦物質，營養相當豐富，可以健胃滋腎，對於容易消化不良、脹氣的孩子，小米是很好的食物，其中豐富的葉酸能幫忙造血，所以容易貧血的小朋友可以多吃。

黑糯米

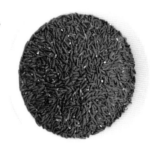

　　又稱紫米，因為香氣獨特、營養豐富，含有豐富植化素，黑糯米若不煮爛，其營養素不能溶出，攝取過多還容易引起急性腸胃炎，因此最好先浸泡一夜，再進行烹調。

燕麥

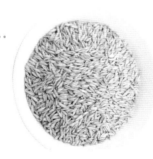

　　長期以來，燕麥的食療價值和保健作用都被醫學界所公認，富含蛋白質、維生素B群、C、E、礦物質及膳食纖維，雖然脂肪含量是麥類食材中最高的，但其中多是對人體有益的不飽和脂肪酸。控制飲食中的脂肪，搭配食用燕麥能降低膽固醇，增加飽足感、促進腸胃蠕動，但是腸胃敏感的孩子不宜吃太多，以免引起不適。

薏仁

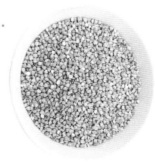

　　薏仁可分為紅薏仁與白薏仁，除了澱粉之外，還富含蛋白質、維生素B群、薏仁素等多種營養，具有促進體內血液循環、潤膚去斑、利尿消腫等功效。對於容易躁熱、水腫及皮膚容易過敏、暗沉的孩子都很有幫助，但是身體虛寒的小朋友及懷孕中的媽媽們則盡量避免食用。

帶爸媽認識
五花八門的調味料

調味料要怎麼搭、怎麼配，才能與味蕾最速配？哪一種的調味方式最能讓理料美味瞬間升級？搭配方式有一定的公式可以套用嗎？這些讓人困擾的問題，在日常生活中是不是也同樣困擾你呢？本章節將仔細介紹在製作料理時可能用到的調味料，讓爸媽在面對眾多品牌以及一字排開的瓶瓶罐罐時，不再感到惶恐莫名。

鹽 的種類與運用要訣

現在市面上的鹽類五花八門，是不是讓各位媽媽們毫無頭緒、挑花了眼呢？這裡介紹幾款常見的鹽類，讓媽媽們在烹調時可以善加運用喔！但不論哪一種鹽，都還是要酌量使用，避免造成孩子生長發育、智力成長的影響及身體的負擔。

• 精鹽：

也被稱作加工鹽，因為價格便宜、取得容易，是目前最普遍使用的鹽種。媽媽們在鹽量的掌握上一定要小心，避免重口味及鹽份攝取過多，以免造成孩子心血管、腦部或是腎臟的負擔。

• 低鈉鹽：

曾有人說：「高血壓患者、老人要吃低鈉鹽」，雖然這個論點沒錯，但是低鈉鹽的鉀含量非常高，所以最好諮詢過醫生再使用。而小朋友則不需要使用這種鹽類，以免造成心律不整、腹痛等高血鉀症狀。
※另外有一種名為「如意鹽」的市售商品，亦是一種不含碘的鹽，使用上也要注意，以免缺碘。

• 美味鹽、超鮮鹽：

跟精鹽相比，多加了一些礦物質及其他元素。美味鹽的特色：鈉含量介於精鹽跟低鈉鹽之間，能降低心血管疾病及減少腎臟負擔；超鮮鹽的特色是添加了天然植物性肉精香料，強調不必加味精就能增加料理的香甜，但是較一般鹽類更鹹，使用上要格外小心。

• 海鹽：

海鹽是天然鹽類，比一般精鹽多了礦物質，清爽又略帶甜的滋味最適合烹調海鮮及蔬菜以提升鮮味。
媽媽們可以試試在料理海鮮、水煮蔬菜和蔬菜湯時，捨棄味精改加點海鹽，讓孩子享用美味又可減少身體負擔。

• 岩鹽：

顏色繽紛多變的岩鹽同樣也是天然鹽類，而最近相當受歡迎的玫瑰鹽即為岩鹽的一種。岩鹽口味豐厚，所以適合用在肉類的調理，特別是在煎好的牛排灑點岩鹽，讓孩子更能品嘗牛肉的天然風味。
但岩鹽缺乏碘，長期使用容易造成甲狀腺功能低下，而產生容易怕冷、便秘、浮腫、虛胖、皮膚粗糙等症狀，這點媽媽們要格外注意。

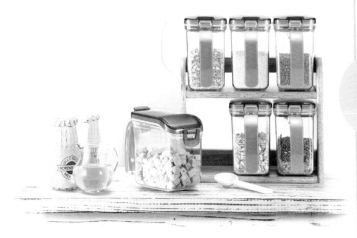

糖 的種類與運用要訣

糖除了能提升甜度、調和口感外，還能用來提高菜餚的色澤及風味。在醃肉時放一點糖，能讓肉質柔軟多汁。

・冰糖：

主要成份為白砂糖，屬於甜度較低的一種，通常用在燉煮或是熬湯時使用，直接含在嘴裡，具有甘甘甜甜的口感，能夠讓味蕾得到了最清爽的滿足。

・砂糖：

原料組成為蔗糖，有著黏膩的甜味，晶亮亮的顏色，以及入口即化的口感，是烹調料理上絕對不能或缺的原料之一呢！

醬油 的種類與運用要訣

可別小看醬油，它在料理中的功用可不只是提供鹹味而已，除了能使菜餚增加獨特的鮮美外，還能為菜餚上色，想端出色香味美的誘人佳餚，當然少不了醬油。

・醬油：

不論煎、煮、炒、炸、調色、沾料，中華料理幾乎都少不了醬油，鹹味單純，適合用來燉煮蔬果及調色，缺點是鹹度較高，可以考慮加點糖來緩和口感。

・醬油膏：

蔭油、壺底油都是醬油膏的一種，比醬油黏稠且略帶甜味，在熱炒和紅燒時添一點醬油膏，能使料理自然濃稠，而且鹹度較低，不必再另外加糖來緩和口感，當成沾醬也相當適合喔！

・蠔油：

很多人會將蠔油跟醬油膏搞混，兩者的差別在於蠔油是用鮮蚵煉製，不只調味還能增加鮮味，如燙青菜時淋點蠔油就很好吃。

而市面上所販售的素蠔油，則是指加了香菇粉的醬油膏。

· 鰹魚醬油：

在鹹甜的滋味中，略帶酸味與鮮味的鰹魚醬油，是日式料理中最常使用到的醬料，口味甘醇高雅，用來烹調海鮮、沾麵、涼拌、製作醬料都相當的可口，如果在製作蒸蛋時加一點鰹魚醬油，風味更佳。

香油的種類與運用要訣

不論香油或麻油，主要的成分都是芝麻。芝麻蘊含著讓人著迷的魔力，主要分為黑白兩種，直接食用多取自黑芝麻，若是要榨油，則多取自白芝麻。

· 黑麻油：

原料組成為芝麻、沙拉油，香氣非常濃郁，經過炒烘、壓榨工序製作出來的麻油，可以幫任何的小菜增添風味，只要幾滴，就能讓菜變得更可口，更能讓人食欲大增。用黑麻油燉煮麻油雞，保證香氣滿溢。

· 香油：

主要的原料是白芝麻以及沙拉油，清清爽爽的口感，混合著芝麻的香氣，用來煮湯或製作涼拌菜，即可讓美味加分。

醋的種類與運用要訣

醋的種類繁多，如果搭配食材得宜，能讓菜餚更加出色；若搭配不當，往往一道菜就這麼搞砸了。如果在烹調時加點醋，有效能促進孩子的食欲。

· 白醋：

白醋和烏醋是最常被使用的醋種。用米做為原料而釀造的白醋，帶有米飯獨特的鮮甜。和烏醋相比，白醋酸味較重、適合久煮，主要用來料理肉類（白肉）和海鮮、醃漬、涼拌。

· 烏醋：

烏醋是以白醋為底，再加入蔬果泥、調味料所製成的調味醋，和白醋相比，酸味溫和、不耐煮，所以大多在料理完成後再淋入拌勻，像大腸麵線、肉羹湯等小吃都少不了烏醋。

· 紅醋：

紅醋的味道辛香，常常被使用在海鮮或是魚翅這種腥味較重的料理，能讓料理的鮮味更鮮，甜味更甜。

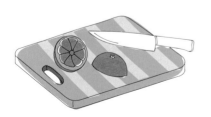

・果醋：

　　由於製作和購買都很方便，加上本身香甜的滋味及其功效，果醋一直都是相當受歡迎的醋種，除了可以用於烹調外，還能涼拌、製作醬料及調製成飲料，就算是怕酸的小朋友也會喜歡。

料理酒 的種類與運用要訣

　　如米酒、清酒或調味酒等可用於料理的酒類，主要是在烹調肉類、海鮮、蛋等動物性食材時，去除食材的腥味及解除油膩、增加風味，少量使用時，其中所含的酒精受熱揮發，不會留存於菜餚中。

・沙茶醬：

　　沙茶醬可以消除海鮮或肉類帶有的腥味，主要原料是用扁魚、蝦米、大蒜以及各種的辛香料調製而成。

　　由於沙茶醬的味道鮮美，還帶有些許的辣味，所以非常適合用在需要快炒的食物上，來增加菜餚的口感。

・咖哩：

　　咖哩具有保暖及排汗的功能，其主要原料是以紅番椒粉、薑黃等三十多種的辛香料，再加入小麥粉、油脂加工製成。

　　由於咖哩含有特殊的辛香味，且運用上非常簡便，只需將材料烹調好，再加入咖哩粉或咖哩塊即可，所以是廚房裡不可或缺的調味品之一。

其他

・味醂：

　　在日式料理中應用廣泛的味醂，是由甜糯米所釀造而成。味醂是帶有甜味的酒，用途除了去腥外，更重要的是提升料理的甜味和光澤。要注意的是味醂通常是在最後加入，以免料理中的肉類肉質變硬。

・番茄醬：

　　番茄醬含有豐富的果膠，可以刺激腸胃蠕動，防止便秘。市售番茄醬是在番茄泥中加了糖、鹽、醋以及辛香料後，濃縮而成。吃起來的口感酸酸甜甜，可以有效增進食欲，再加上鮮亮的橘紅色彩，讓菜餚的色澤加分不少。

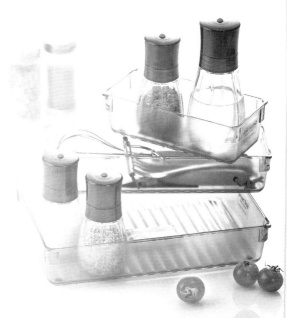

運用不同切法，
創造孩子喜愛的食物形狀

不論切成條狀或切成漂亮的花朵，只要學會利用不同的刀工與切法，都可以大大提高孩子的食欲，更能藉著改變食物的形狀，例如切成小丁或碎末，來達到改變氣味的目的，爸媽們一定要動手試試看喔！

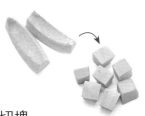

切塊
先將食材切成長條狀，再切成塊。

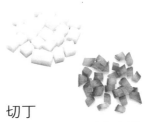

切丁
丁依大小，又可分為大丁、小丁。大丁是將粗條橫切而成，小丁則是將細條加工而成。

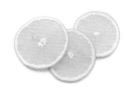

切薄片
將食材抓牢，直刀下切，即可切成薄片。

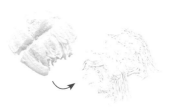

葉菜類的切法
葉菜類大概可以分成2種切法，一種是直接切成薄片，再將葉片分離即成粗絲；另一種則是切成塊狀，分離葉片後即成方片。

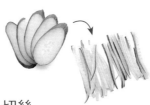

切絲
切成薄片的食材，可疊起數片，再切成細條絲狀。

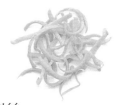

刨絲
刨絲器可說是廚房新手的救星，即使不會刀法，也能藉由刨絲器的輔助，刨出漂亮的絲狀。

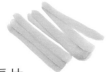

刨長片
運用削皮刀直接銷成長條狀即可。

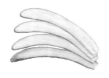

切長條薄片
先將食材去除頭尾，然後橫放食材，並運用橫剖平切的刀法，切成厚薄一致的長條片狀。

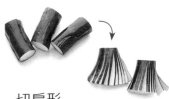

切扇形
先切半，再以45度角切入，施力切記不可過猛以免將尾部切斷，就切不出漂亮的扇形。

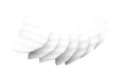

切波浪薄片
先將食材切塊,再運用波浪刀垂直下切,切成厚薄一致的片狀。

圓球型
先將食材去皮,再運用挖球器。想挖出漂亮球型一定要用力向下挖,才能作成完整球型。

切菱形
先切成長條片狀,再以直刀斜切的角度以45度角,才能切出漂亮菱形。

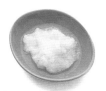

磨泥
先將食材去皮,再用磨泥板磨成泥狀即可。

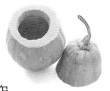

挖空
在食材頭部的1/3或1/4處切下,再將其內挖空。這種方法大多是用來盛裝料理。

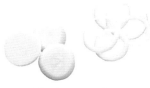

洋蔥片v.s洋蔥圈
因為洋蔥一層一層的特殊結構,可以切片後再分成一圈一圈的洋蔥圈。

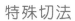

特殊切法 ·····

長條捲片

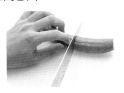

❶先將食材去除頭尾並切段。

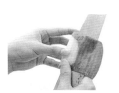

❷再由食材外圍切入,再邊削邊滾動材料。

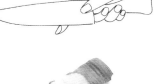

❸削完即成長條捲片。

花型切片

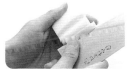

❶先將食材削除外皮,在邊緣切出缺口。

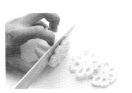

❷再抓牢食材,切成厚薄均勻的薄片。

❸切完即成花形切片。

100%掌握好烹調用具，
為自己的廚藝加分

用平底鍋煎魚怎樣才能不破皮？用烤
箱做菜，溫度到底該怎麼控制？這些
在廚房裡常見的烹調器具，要怎麼
選、怎麼用，才能做出美味佳餚呢？

其實要做出好吃又可口的料理，一點
也不難，只要善用家中的烹調器具，
例如平底鍋、烤箱，不僅可以大大提
高做菜效能有如神助，更能從此跟手
忙腳亂說拜拜，就算是廚房新手爸
媽，也能輕輕鬆鬆做出看起來好吃、
口味絕讚的吮指美味。

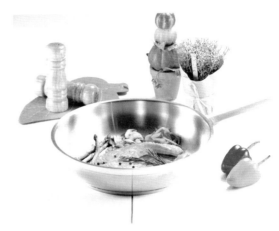

平底鍋

　　鍋具的製作方法和材質上的不同，區分為不銹鋼鍋和不沾鍋等數種。而不
沾鍋的不沾塗層分為鐵弗龍、樹脂及銀石等不同材質，這些塗料決定了不沾鍋
的耐用程度，其中以樹脂或銀石質料的塗層，附著在鍋具表面的效果較佳，在
選購時，不妨多方比較，最好能詳閱使用說明書。

　　平底鍋的尺寸有大有小，多為單柄設計，以方便使用者烹調時可一手提握
鍋柄、搖晃鍋身，另一手可翻動食物。由於底部是平面設計，加熱時的火力平
均，食物可均衡受熱，並輕鬆保持食物的完整和營養。

　　在鍋底部分有導熱線圈的設計，可以讓火源外圍的鍋子迅速加溫，並維持
同一溫度，購買時不妨將鍋子翻過來，看看是不是有這樣的設計。不過，不論
哪一種，在選購時都應挑選底面平滑，且鍋底部分較厚者為佳，因為傳熱會較
均勻，保溫效果也會較好。

　　平底鍋要怎麼使用，才能做出色、香、味俱全的好菜？當有需要煎、烙
時，可以考慮使用。

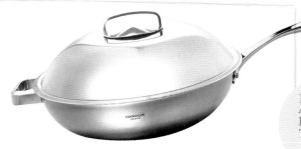

炒菜鍋

　　炒菜鍋依材質可分成不鏽鋼鍋、不沾鍋、鐵鍋和鋁鍋等等。由於鍋身內容量大，所以不論用來煎、炒、煮、蒸、炸等各種烹調方式都OK，可說是家中料理不可或缺的鍋具之一。

　　不論是哪一種材質的炒鍋，以外觀來區分，一般可分為兩種，一種是雙耳加鍋蓋式的設計，通常容量較大、適合烹煮的份量較多、或是需要久煮或加蓋燜煮；另一種則是單柄式造型，因有提拿方便的鍋柄，所以炒菜時可快速搖晃鍋身，能有效避免食物在火上受熱的時間過長，所以特別適合大火快炒或易熟的食物。

　　使用炒菜鍋時，不需要預熱鍋子，在鍋內倒油後，只要輕晃鍋身，讓油均勻分布在鍋面，開火後再放入食物。每次使用完畢，可趁鍋子還有餘溫時清洗乾淨，避免因為積垢而影響鍋子的使用壽命。

　　另外，若是喜歡少油、少煙的主婦，則不妨考慮選購不沾鍋材質的炒菜鍋，同時，要選擇木鏟或耐熱塑膠鏟使用，可以有效延長鍋子的使用年限。

烤箱

　　要做出完美的烤箱料理，就要先弄清楚烤箱的溫度、材質與大小。例如：溫度的限制，假如烤箱的溫度上限是250℃，那就不要選擇需要更高溫的料理，雖然硬是把時間加長，也可以烤熟食物，但在美味上，必然會大打折扣。

　　另外，烤箱的大小，在食材的選擇上也會有所限制。因為必須考量到烤箱的高度與寬度，所以體積不是很大的烤箱，想要烤全雞時，就必須要挑體型較小，或乾脆選擇半雞來製作。

　　此外，一定要注意的是，不管是哪一種烤箱，在使用前都需要事先預熱，這個步驟是要讓烤箱溫度能達到指定的溫度，當溫度達到時再放入食物，其表

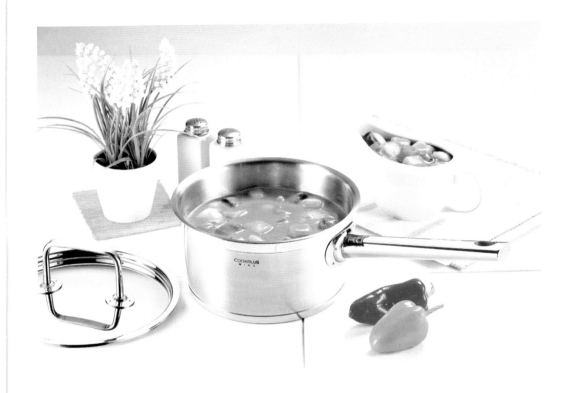

面會因馬上受熱而產生收縮，並且把水分完全鎖在內部，如此一來，做出來的料理就會更加美味可口。

　　至於烤箱要怎麼選？一般來說，由於烤箱的材質則決定了保持清潔與否的容易度，較大型的烤箱，內壁通常會採用搪瓷烤漆來處理，比起白鐵材質容易清潔許多，尤其在烤箱還有餘溫時，以濕抹布就能輕鬆擦去油污。

　　而市售較小型或是比較便宜的烤箱，內部所使用的材質多以白鐵為主，沾上油污後比較不易清掉，因此油污便容易累積。

 砂鍋

　　砂鍋有多種不同的尺寸，外觀也有單柄和雙柄之分。若烹調的食物需要不

停攪動，要選擇單柄的砂鍋較安全、好用，但單柄砂鍋的容量通常比雙柄砂鍋小，如果製作的份量較多時，比較不適用。

而砂鍋的鍋身跟鍋蓋內面，會均塗上一層釉，選購平順的鍋身以及均勻的釉層，才能有效保持食物的原味以及溫度。而土燒的砂鍋比起一般的金屬鍋或搪瓷鍋「透氣性」更佳，所以烹調食物時也特別容易入味，製作燜、燒、燉、煮等烹調時，可以選擇砂鍋來製作。這是因為砂鍋最大的功能就是用來燒煮食物入味，也有人用它來煮湯，所以鍋子的容量大、保溫性佳。

砂鍋非常耐高溫，就算長時間燉煮也不必擔心鍋子過熱的問題。可用來乾燒食物，也可以料理湯品，由於鍋身燃點高，能耐長時間高溫燜煮，對於保留食物原汁原味，有極佳的效果。

 燜燒鍋

市售燜燒鍋主要是利用真空斷熱的原理，免插電，不必用火，既方便又沒有危險，只要在內鍋中把食物煮滾或煮到半熟，熄火，即可放入鍋中燜煮。所以鍋具的構造，可分成內鍋和外鍋，內鍋是不鏽鋼鍋，功能和湯鍋相同，外鍋多半採用保溫性特佳的不鏽鋼加隔熱材質來製造，鍋內並有一道真空斷熱隔層，作用就像是保溫瓶，可以阻隔熱氣的外洩。

不過，看似簡單的燜燒鍋在使用及保養上，也是有訣竅以及必須注意的事項，例如燜燒鍋大多用於湯汁較多、並需長時間燉煮的食材，技巧則在於「先燒後燜」，所以烹調時一定要先把食物放入內鍋，並用大火煮滾，再立刻套入外鍋，蓋緊鍋蓋，所以紅燒或燉煮方式烹調的食材，特別適合。

因為食物放入燜燒鍋後，鍋中溫度完全靠食物事先加熱的高溫來維持，溫度不會再升高，因此內鍋必須有足夠的水量，以便在熄火後仍能利用湯汁餘溫慢慢「燜」熟。

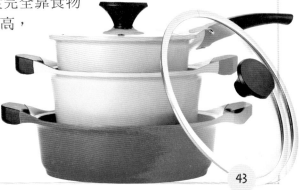

Part 1

菜市場的6色食材營養密碼

　　單一的食物，無法提供孩子健康成長需要的全部營養，唯有「均衡且多樣的飲食」才能做到。最簡單的方法，就是運用我們當季所見的不同顏色的蔬果及食材！

　　想要為兒童的各部位器官及身體機能、細胞打造一層防護網嗎？吃對顏色真的很重要！

豐富的食物顏色，
為孩子的健康增色

因為飲食型態的轉變，現代社會外食的機會很多，並多以高度精製的食物為主，尤以速食最常見。

然而，這些吃下肚的食物，除了來源讓人不安心之外，通常伴隨著高油、高鹽的特色；而且往往缺乏足夠的蔬果種類。少了這些天然的營養，許多有助孩子生長的維生素、礦物質就難以攝取到，跟著營養師一起做，選對顏色，就能吃對營養。

顏色越多、越深，功能越棒

「You are what you eat.」這句諺語提醒我們，食物在提供飽足感之餘，更是營養的泉源。當餐盤裡填上滿滿的七彩顏色，就代表攝取的食物越多元，也意味著吃進了更完整的營養素。

根據科學家為食物進行的營養分析發現：顏色越深的食物，營養價值通常比顏色淺的更高，這是因為裡頭所含有的植化素有抵抗氧化破壞及殺菌的作用，能預防感染、加強免疫力。

餐餐五色搭配，健康自來找

不只有現代醫學講究食物的色彩搭配，中醫自古以來就有藥食同源的觀念，即恰當的飲食對健康有好處，甚至可治病。並以「五色入五臟」將食物的功能做區分，認為透過飲食可以為不同的臟腑器官做好調理。例如多吃綠色食物對人體肝臟好；黑色食物顧腎；白色食物能滋養肺臟；黃色食物可強健脾胃功能；紅色食物則能養護心血管的循環。

無論如何，順應孩子的生理發展特質，給予適當的

食物，並將各種類不同的天然食材融入一天的飲食當中，對這些小主人翁們的健康有莫大益處！

餐桌食物色彩繽紛，
吸引所有挑食的孩子靠邊

　　這個不吃、那個挑掉，這是很多孩子常上演的飲食劇碼，很多媽媽也因此傷透腦筋。其實，利用視覺來勾起味覺適用在所有小朋友身上。或許你沒辦法做出Hello-Kitty的造型便當，也沒有那些新奇可愛的小道具，沒關係！只要運用食物本身的顏色，就能讓餐盤變得跟調色盤一樣、引人注目。

　　孩子偏好有著豐富色彩的食物，紅、橙、黃、綠、黑、白，挑選不同顏色的蔬果互做搭配，例如在一盤綠油油的青菜上，撒上一點彩椒丁；黃澄澄的蒸蛋點綴一些青豆仁及紅蘿蔔丁。簡單的造型設計，也很能吸引小朋友們的注意力，像是把橘瓣或蘋果片做成微笑形狀，或是將玉米粒排成愛心圖樣，相信任何寶貝都會食指大動！

2個祕訣，幫蔬果保留住最好的色澤

　　烹調方法或前置處理沒做好，蔬果漂亮的顏色就會變得黯淡無光，以下幾招幫助媽咪們順利留住蔬果本色，叫孩子胃口大開！

❶有些蔬果切開後很容易因為與空氣接觸而氧化變色，可以在還未烹調或食用前先泡入冷開水、鹽水中或滴入少許檸檬汁，可防止顏色變調，例如蘋果、山藥、馬鈴薯、牛蒡等。

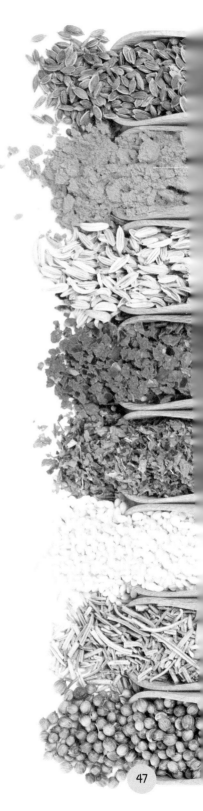

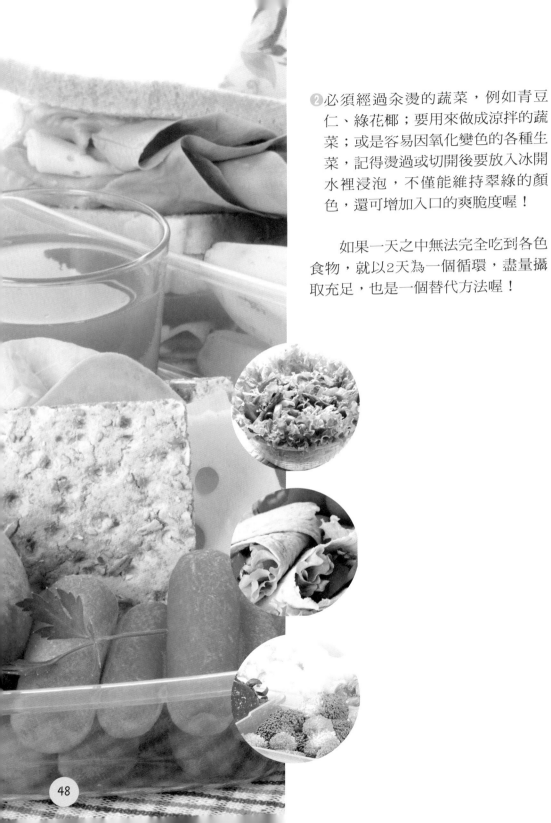

❷ 必須經過汆燙的蔬菜，例如青豆
仁、綠花椰；要用來做成涼拌的蔬
菜；或是容易因氧化變色的各種生
菜，記得燙過或切開後要放入冰開
水裡浸泡，不僅能維持翠綠的顏
色，還可增加入口的爽脆度喔！

　　如果一天之中無法完全吃到各色
食物，就以2天為一個循環，盡量攝
取充足，也是一個替代方法喔！

你的孩子，營養攝取夠均衡嗎？

我們的孩子每天都在吃，但他們究竟吃進多少營養呢？以下問題幫助你檢視小朋友的每日飲食，就可以知道家中寶貝是否都攝取到好營養囉！

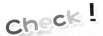

請觀察孩子最近三個月以來的飲食內容，請為下列問題填上最符合現狀的數字。

1：經常　　　2：偶爾　　　3：很少

A 每餐至少都有1份蔬菜或水果？

B 每天至少吃進不同種類的蔬菜及水果共5份？

C 每天至少吃1份綠色蔬菜，例如蘆筍、綠花椰或葉菜類？

D 每天至少吃1份紅色或黃橙色蔬果，如紅蘿蔔、番茄、紅椒、南瓜？

E 孩子每天攝取的澱粉類食物，有一半以上為全穀類，例如燕麥、糙米或全麥製品？

F 油脂中含有單元或多元不飽和脂肪（如橄欖油、芥花油、花生油或堅果類），而非豬油、酥油、人造奶油等飽和脂肪或反式脂肪？

G 每天喝白開水1000c.c.～1500c.c.？

H 每天飲用1.5～2杯乳製品（牛奶、優酪乳）？

I 每天食用的蛋白質，有一半為植物性（豆類及其製品、豆腐），一半為動物性（肉類、魚類）？

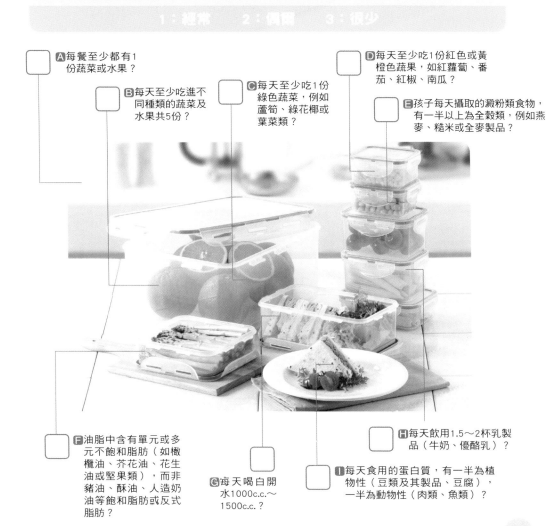

填上1較多者：小朋友的飲食很理想喔！蔬果攝取的種類及份量越多，就能更有效的吃進營養素，及有效對抗病菌。

填上2較多者：現在小朋友的飲食攝取只在及格邊緣，趕快看看還可以為他們的食物做哪些改變！

填上3較多者：目前孩子的飲食不太均衡喔！最好採漸進式的方式調整。

這些必須營養素，讓孩子變高、變壯、智慧高

以下這些必須營養素是能讓身體機能動起來的原料，正確攝取營養加倍！！

	提供的營養素	建議食物	健康提醒
全穀根莖類	碳水化合物，維生素B群、E，纖維質，鉀、鐵、鈣，少部分蛋白質及植化素。	五穀雜糧、燕麥；馬鈴薯、山藥、地瓜；米飯、麵條、麵包、早餐穀片。	是孩子獲得能量的來源，且可產生飽足感。三餐主食裡，至少應有1/3為全穀類。
蔬菜、水果	碳水化合物，維生素C，纖維質，鎂、鉀、鐵、鈣，植化素。	所有的蔬菜、水果皆可。	每天宜選擇不同種類、顏色的蔬果。
豆魚肉蛋類	豐富蛋白質，維生素B群、D，鐵、鋅、鎂。豆類及黃豆製品中含有植化素。	各種豆類；黃豆及製品（豆腐、豆乾）；各種魚類及肉品、蛋類。	當孩子的飲食中肉食機會較多，則宜優先選擇植物性油脂與纖維質含量高的黃豆及其製品。
低脂乳品類	鈣質，蛋白質，維生素A、B2、B12、D，碳水化合物、脂肪。	牛奶、優酪乳、優格、起士，3歲以上的孩子可選擇低脂製品。	是很好的鈣質來源，成長期中的孩子特別需要。
油脂與堅果類	脂肪，包括必須脂肪酸，維生素E、礦物質。	烹調用的油品盡量選擇不飽和油脂類，如橄欖油、葵花油、大豆油等等，並以少量使用為宜。	為均衡攝取，選擇綜合堅果較好。要注意糖及鹽分的含量，選擇調味較少者為佳。

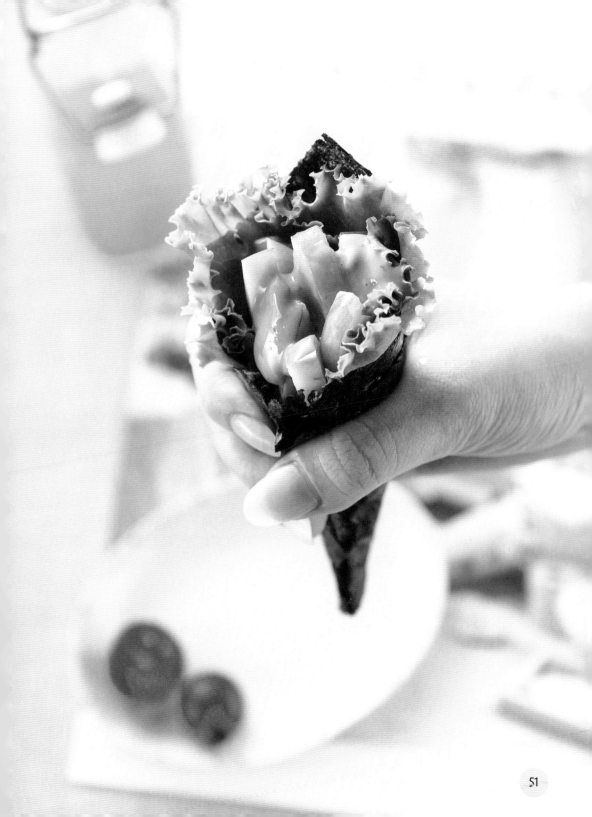

PART 1
01

綠色食材，
幫孩子掃除毒素的環保尖兵

葉綠素是綠色植物用來行光合作用的主色素，因此綠色向來就是大自然的代表色，有著新鮮、清淡、生機、健康的意象；無論在視覺上或營養成分上，都有舒緩緊繃、穩定情緒的作用。

而中國的老祖先認為：青色（綠色）對應四季中的春季，能促進肝氣循環及人體代謝，有益肝臟排毒、補血，還有消除疲勞、明目、提升免疫力等效果。因此中醫主張春天最好能多吃點綠色且帶有酸味的食物，例如青花菜、菠菜、黃瓜、芹菜、奇異果、檸檬、芭樂等等，可養護肝臟又能強化眼睛部位。

綠色食物，營養總體檢

整體來說，綠色蔬果當中普遍含有維生素C、K，礦物質鎂、鉀，以及膳食纖維。植化素則包括 β-胡蘿蔔素、葉綠素、葉黃素、玉米黃素、兒茶素、芹菜素、吲哚等等。

強壯骨骼與牙齒

許多深綠色的蔬菜都含有豐富的鈣質，例如莧菜、地瓜葉、芥蘭菜、油菜、青江菜等等。而高麗菜、菠菜及綠色葉菜類都含有維生素K，對幫助鈣質吸收，強健骨骼有輔助功效。

促進視力健康、保護視網膜

綠色蔬果含大量的植化素，如 β-胡蘿蔔素、葉黃素、玉米黃素等等，具有很強的抗氧化功效，而且還能保護眼睛免受紫外線的損害，幫助視覺正常發育，例如菠菜、青椒、芥藍等。

調整腸胃、預防便秘

大量的纖維素對消化系統特別重要，能讓多餘的食物殘渣及廢物排出

體外，既能清理腸胃道，又能避免毒素殘留在體內。而綠色蔬菜所提供的葉綠素，也有保健腸胃的功能。

保護肝臟、活化造血

深綠色蔬菜，如蘆筍、菠菜中含有豐富葉酸，能維持肝臟及神經組織的正常功能，有利於紅血球的生成、預防貧血。葉綠素則有強化造血、改善血液品質的效果。

而存在於十字花科蔬菜的異硫氰酸鹽（植化素的一種），有助刺激肝臟裡解毒酵素的活性，促進肝臟代謝致癌物質，對排毒、防癌皆有好處。

強健心血管功能

綠色蔬果中擁有十分優秀的抗氧化劑，例如 β-胡蘿蔔素、檞皮素、葉黃素、芹菜素都能清除血管中的自由基，保持血管的良好彈性。

穩定情緒、舒緩壓力

綠色食材中大多含有豐富的維生素C，除了能讓孩子的肌膚白皙更有彈性，還能提升抗壓能力；所含的鎂能讓肌肉放鬆，穩定不安的情緒。所以容易緊張不安、情緒起伏大的孩子，多攝取綠色食物有助於心情穩定、紓解壓力。

綠色食材四季新鮮採買術

市場上綠色的食物以蔬菜最為常見，尤其是葉菜類；另外，有些水果也以綠色的姿態呈現。採買安心蔬果以當季最好！以下是綠色蔬果在台灣本地盛產的月份，提供媽咪們做為採購參考。

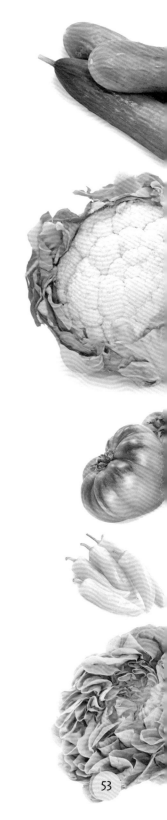

蔬菜類

	1月	2月	3月	4月	5月	6月	7月	8月	9月	10月	11月	12月
菜菜類												
蕃薯葉	★	★	★	★	★	★	★	★	★	★	★	★
A菜	★	★	★	★	★	★	★	★	★	★	★	★
空心菜					★	★	★	★	★	★		
龍鬚菜								★	★	★		
芥菜	★	★										
芥藍菜	★	★	★	★	★						★	
莧菜					★	★	★	★	★			
韭菜花			★	★								
菠菜	★	★	★								★	★
油菜					★	★	★	★	★			
結球萵苣	★	★	★								★	★
高麗菜	★	★	★	★				★	★	★	★	
青花菜	★	★	★	★							★	★
瓜果根莖類												
蘆筍			★	★	★	★						
小黃瓜			★	★	★	★	★	★	★			
青椒						★	★	★	★			
絲瓜			★	★	★	★	★	★	★	★		
山苦瓜				★	★	★	★	★	★			
佛手瓜	★	★	★	★				★	★	★	★	

以10～2月所產最美味。

※★代表盛產月份

54

	1月	2月	3月	4月	5月	6月	7月	8月	9月	10月	11月	12月
豆類												
菜豆			★	★	★	★	★	★	★			
毛豆		★	★	★	★	★	★	★	★	★	★	
豌豆	★	★	★	★					★	★	★	★
皇帝豆	★	★	★	★						★	★	★
甜豆	★	★	★								★	★
四季豆	★	★								★	★	★

水 果 類

	1月	2月	3月	4月	5月	6月	7月	8月	9月	10月	11月	12月	
奇異果						★	★	★	★	★	★		產地為紐西蘭。
青葡萄（綠葡萄）						★	★	★	★	★	★		產地為美國加州。
翠玉蘋果（青蘋果）	★	★	★	★	★	★				★	★	★	產地為美國華盛頓州。
酪梨						★	★	★	★				含豐富的不飽和脂肪酸，適量食用為宜。
青梅			★	★	★								
芭樂	★	★	★	★	★	★	★	★	★				
蜜棗	★	★									★		
檸檬						★	★	★	★	★			

※★代表盛產月份

你的孩子，
最需要這些綠色食物！

大部分的綠色葉菜，因為帶有些許澀味及苦味；料理時間過久還會變得黑黑的，很容易讓小朋友們列為拒絕往來戶。然而，綠色蔬菜的好處多多，只要烹調得當、加上其他顏色蔬果的搭配，相信孩子會漸漸愛上這種清爽的感覺！

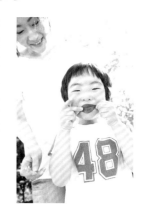

綠色蔬菜
多吃的好處

骨骼強壯
保護視力健康
身材適中
撫平情緒
清理腸胃、促進消化

營養師都說讚的綠色食物

葉菜類

A菜、菠菜、芥藍菜、莧菜、地瓜葉

十字花科蔬菜

綠花椰菜、高麗菜

瓜果蔬菜

青椒、秋葵、蘆筍、小黃瓜、綠苦瓜

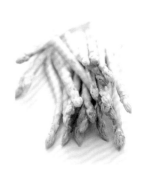

水果類

芭樂、奇異果、青蘋果、酪梨

其他

抹茶（綠茶）

> **Box**
>
> 綠色蔬果大多含有豐富的葉黃素，能維護眼睛的健康、減少視力的衰退，不僅對孩子的視力有益，懷孕中的媽媽多多食用綠色食物，也能強化胎兒的視覺發展。對於常常過度使用眼睛、容易便秘、情緒不穩的小孩而言，綠色食物就是最好的保健品。

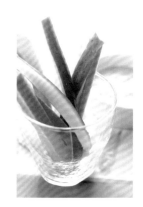

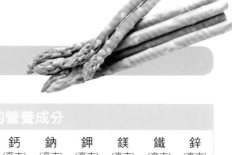

減緩幼兒心跳過快的問題

蘆筍

▶ 功效：有助視力的維護、增加造血

每100公克所含的營養成分												
熱量 (大卡)	膳食 纖維 (公克)	水分 (公克)	維生 素A (視網 醇當 量)	維生 素B$_1$ (毫克)	維生 素B$_2$ (毫克)	維生 素C (毫克)	鈣 (毫克)	鈉 (毫克)	鉀 (毫克)	鎂 (毫克)	鐵 (毫克)	鋅 (毫克)
25	1.8	93	318.3	0.05	0.2	11	20	15	280	16	1.9	0.2

蘆筍是一種高鉀低鈉的蔬菜，幼兒的心跳較快，富含鉀離子的食物是很有幫助的。富含維生素A可以維持上皮細胞膜與視網膜健康；豐富的葉酸參與造血以預防貧血。蘆筍所含的植化素相當多種，β-胡蘿蔔素、葉黃素有助視力的維護，芸香素、槲皮素及花青素都是抗氧化高手，能夠防止脂質過氧化、避免血管阻塞。

蘆筍硬皮削下之後，不妨加水一起熬煮，放涼後即是新鮮無添加的蘆筍汁，生津又止渴。此外，蘆筍久放會出現纖維化現象，因此一時用不完需要冷藏保存時，必須先燙熟再密封放入冷藏或冷凍，烹調時直接取出烹調即可。

讓孩子更愛吃的必學妙招

蘆筍接近根莖部位的纖維較粗，料理前先切除或削掉粗纖維，口感較佳。由於帶有特殊氣味，與其用熱炒方式料理，建議汆燙後放涼，再淋上小孩都愛的美乃滋；或是放進肉片裡捲起、做成壽司手捲，肯定小朋友都喜愛！

POINT

台灣每年的4月～9月是蘆筍的盛產季節，採購時盡量以全綠且外型細短者為佳，這樣的蘆筍鮮嫩且營養價值高。烹調時千萬不要燉煮過度，以免失去蘆筍原有的鮮味。

消暑退火的好幫手

綠苦瓜

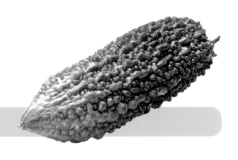

▶ 功效：降低體脂肪、護肝保胃

每100公克所含的營養成分												
熱量 (大卡)	膳食 纖維 (公克)	水分 (公克)	維生 素A (視網 醇當 量)	維生 素B₁ (毫克)	維生 素B₂ (毫克)	維生 素C (毫克)	鈣 (毫克)	鈉 (毫克)	鉀 (毫克)	鎂 (毫克)	鐵 (毫克)	鋅 (毫克)
18	1.9	95	2.3	0.03	0.02	19	24	11	160	14	0.3	0.2

　　苦瓜是夏季盛產的蔬菜，近代科學研究發現它有很多不同的植化素，例如皂素、苦苷素、三草苷等，保健功能受到重視；萃取濃縮苦瓜苷等物質對改善動物的高血脂與控制血糖有幫助。基於健康飲食推廣的角度，苦瓜是夏天可以多吃的保健蔬菜，特別是肥胖的幼童、成年人。

　　苦瓜本身帶有些許苦味，若想改善口感，可在料理前先將裡頭的瓜瓤挖除，放入水中浸泡一下，瀝乾後撒少許鹽略醃、用水洗淨滲出的苦水，然後再進行烹調，就可減輕苦味，怕苦的大人小孩就更容易入口了。

讓孩子更愛吃的必學妙招

　　對許多人而言，苦瓜味苦，通常都是捨棄不吃的。不妨將洗淨、切條如指頭大小的苦瓜以滾水汆燙2分鐘撈起，利用適量的紫蘇梅（含醬汁）、甜菊梅與3～5片甘草涼拌調味，於冰箱浸漬，隔天取出食用，就能大大降低了苦瓜的苦味，老少咸宜。

強健骨骼的祕密武器

菠菜

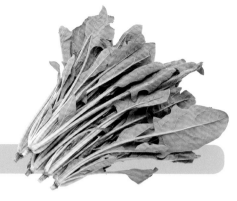

▶ 功效：改善貧血、整腸健胃

每100公克所含的營養成分												
熱量 (大卡)	膳食 纖維 (公克)	水分 (公克)	維生 素A (視網 醇當 量)	維生 素B1 (毫克)	維生 素B2 (毫克)	維生 素C (毫克)	鈣 (毫克)	鈉 (毫克)	鉀 (毫克)	鎂 (毫克)	鐵 (毫克)	鋅 (毫克)
22	2.4	93	638.3	0.05	0.08	9	77	54	460	58	2.1	0.6

　　許多媽媽或幼兒教育者都曾經對天真的孩童說：「要多
吃菠菜喔，你就會像大力水手卜派一樣健壯！」可見菠菜的
營養價值之高。所含的維生素A有助維護明亮的眼睛；維生
素K（一湯匙的熟菠菜約含130～150毫克）可以刺激骨鈣素
形成，幫助鈣、鎂、鉀、鋅、錳等礦物質於骨骼堆積，對孩
童成長相當重要。

　　菠菜營養多多，為保留最多的營養成分，簡單汆燙後直
接食用，或先燙過、漂涼再涼拌來吃都非常理想。而且經過
汆燙，也能減少菠菜本身澀澀的口感；也可加入燙過的金針
菇一起食用，更增添了幾分滑潤。

讓孩子更愛吃的必學妙招

　　菠菜含有較高的草酸，為了避免草酸與當餐食物中的鈣
結合成草酸鈣而排出體外，請記得汆燙1～2分鐘、撈起再
拌炒，如此可以降低草酸的含量。菠菜和豆腐料理要避免同
時攝取即是此一道理，原因是會降低鈣的吸收，而非容易在
體內形成結石。

POINT

　　採買時，以
厚又結實的葉
片、葉緣翠綠且
莖部飽滿者為原
則。回家後再用
報紙包覆後，再
置入冷藏儲放。

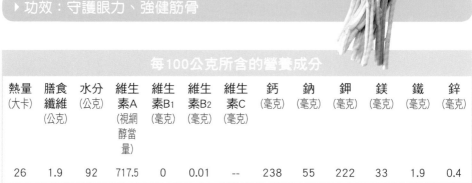

讓眼睛明亮的

芥藍菜

▶ 功效：守護眼力、強健筋骨

每100公克所含的營養成分												
熱量 (大卡)	膳食 纖維 (公克)	水分 (公克)	維生 素A (視網 醇當 量)	維生 素B1 (毫克)	維生 素B2 (毫克)	維生 素C (毫克)	鈣 (毫克)	鈉 (毫克)	鉀 (毫克)	鎂 (毫克)	鐵 (毫克)	鋅 (毫克)
26	1.9	92	717.5	0	0.01	--	238	55	222	33	1.9	0.4

　　芥藍菜是十字花科的蔬菜，具有特殊的含硫植化素，如吲哚類、蘿蔔硫素、異硫氫酸鹽等，可以保護細胞避免癌變。維生素A與 β-胡蘿蔔素相當豐富，葉黃素與玉米黃素也很多，都是預防視網膜病變與守護眼力的好幫手。鈣質更是所有深綠色蔬菜中的佼佼者，一定要多鼓勵孩童攝取喔！

　　芥藍菜烹調後帶有淡淡的苦澀味道，這是因為它所含的有機鹼成分。料理前略微過水汆燙，或是在拌炒時加入少許糖或酒，就能去除。欲增加入口的滑嫩度，除了跟肉絲一塊拌炒外，利用芡汁搭配也是很好的辦法。

讓孩子更愛吃的必學妙招

　　芥藍菜很容易老化、枯黃，建議購買後盡快食用，保存越久則苦味越明顯。處理時先將其洗淨，再將較粗的莖部撕去老化的外皮後斜切，質嫩的口感比較能讓小朋友接受；給更小的孩子食用則切成末與其他食材同煮，以幫助進食。

POINT

　　芥藍菜的含鈣量是蔬果類的前三名，所以吃素或患有乳糖不耐的孩子可以多多攝取。選購時以莖約小拇指粗細者為佳，這樣的芥蘭菜，嫩度、口感都會比較好喔！

避開痘痘危機

青椒（甜椒）

▶ 功效：增強體力、幫助皮膚對抗傷害

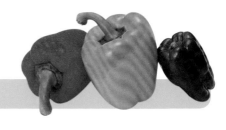

每100公克所含的營養成分											
熱量 （大卡）	膳食 纖維 （公克）	水分 （公克）	維生 素A （視網 醇當 量）	維生 素B$_1$ （毫克）	維生 素B$_2$ （毫克）	維生 素C （毫克）	鈣 （毫克）	鈉 （毫克）	鉀 （毫克）	鎂 （毫克）	鐵 （毫克）	鋅 （毫克）
25	2.2	93	36.7	0.03	0.03	94	11	11	130	11	0.4	0.2

　　青椒其實與紅、橙、黃色的改良種甜椒一樣，在菜餚配色上很受歡迎。所含的抗氧化物質非常多，如維生素C、β-胡蘿蔔素、楊梅素、槲皮素、芹菜素等，都具有相當優秀的功能，能夠幫助身體對抗自由基。非常推薦即將進入青春期的大兒童食用，就能避免將來長出滿臉的青春痘！

　　紅、黃色的甜椒沒有一般青椒所具有的強烈味道，口感較為香甜，且β-胡蘿蔔素、茄紅素的含量略高一籌，因此建議最好加點油拌炒一下，能幫助這兩種營養成分更容易被溶出。

讓孩子更愛吃的必學妙招

　　青椒或各種甜椒的蒂頭凹陷處較難清洗，記得多沖水並用軟刷除去髒污與殘存農藥。青椒中所含的維生素C高於芭樂與奇異果，但維生素C不耐熱，若烹煮太久會失去營養，建議當作生菜食用較佳。

POINT

　　挑選青椒或甜椒時，外皮緊實有光澤，顏色鮮豔且果實碩大、飽滿、結實者為佳。果蒂如果是青綠色的，表示新鮮，若放置過久，果蒂會變褐色，就盡量不要挑選。

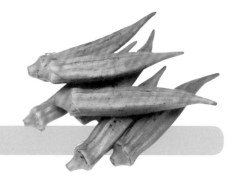

讓視力保持在1.2

秋葵

▶ 功效：顧胃助消化、鈣質好吸收

每100公克所含的營養成分												
熱量 (大卡)	膳食 纖維 (公克)	水分 (公克)	維生 素A (視網 醇當 量)	維生 素B$_1$ (毫克)	維生 素B$_2$ (毫克)	維生 素C (毫克)	鈣 (毫克)	鈉 (毫克)	鉀 (毫克)	鎂 (毫克)	鐵 (毫克)	鋅 (毫克)
40	4.1	89	375	0	0.12	15	104	16	220	54	0.9	0.7

不少人因為秋葵嚐起來黏黏稠稠的特殊口感及氣味，接受度比較低，但秋葵含有豐富的水溶性纖維，其黏稠牽絲的汁液還能保護孩子的腸胃，是很好的食材。另外，秋葵擁有豐富的鈣質，草酸含量又低，對成長中的孩子來說，也是另一個非常理想的補鈣來源。

秋葵特殊的營養就在其中的黏液裡，汆燙時，直接洗淨後、不必切除蒂頭即可下鍋，黏液才不會流失掉；待撈起放涼後再切掉蒂頭。秋葵表皮的絨毛經過碰撞後容易變黑，購回後不可跟其他蔬菜堆疊擺放，另外攤平輕放較佳。

讓孩子更愛吃的必學妙招

快速汆燙後、切除蒂頭再淋上沙拉醬，就是一道爽口料理。給不敢吃或是第一次嘗試的孩子食用時，切成小丁，其橫剖面有如星星的形狀，加入炒飯、義大利麵或是紅橘色的料理中，特別顯眼，小朋友很容易就接受了。

POINT

選購時，盡量挑選十公分以內的秋葵，口感、香味都會較佳。要注意的是，秋葵在經過碰撞摩擦後容易變黑，所以儲存時最好放入保鮮盒或保鮮袋中，避免和其他蔬果一起堆疊、擠壓。

攝取維生素C的最好來源

芭樂（泰國或土芭樂）

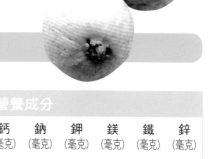

▶ 功效：美白皮膚、穩定情緒

每100公克所含的營養成分												
熱量 (大卡)	膳食 纖維 (公克)	水分 (公克)	維生 素A (視網 醇當 量)	維生 素B₁ (毫克)	維生 素B₂ (毫克)	維生 素C (毫克)	鈣 (毫克)	鈉 (毫克)	鉀 (毫克)	鎂 (毫克)	鐵 (毫克)	鋅 (毫克)
38	5	89	15	0.03	0.01	81	4	5	150	6	0.1	0.2

　　芭樂的抗氧化物質非常多，如維生素C、β-胡蘿蔔素、楊梅素、沒食子酸、芹菜素等。楊梅素能增加細胞對血糖的利用，避免血糖過高，但是千萬別一次吃過量，因為水果裡的果糖本身也會讓血糖上升；另一考量則是芭樂所含的鞣酸吃多了可能會導致便秘。維生素C可協助人體製造膠原蛋白，想讓皮膚白嫩有彈性，芭樂是很好的選擇。

　　一般市售芭樂放置常溫下2～3天就會催熟、呈現軟化情形，想吃香軟芭樂的人買回後可置於室溫。若想維持住芭樂的鮮度及爽脆口感，則購買後可噴灑少許水再用塑膠套包好、冷藏，即可延長保鮮期。

讓孩子更愛吃的必學妙招

　　選購時，媽咪可以採買有機栽種而且是成熟的土芭樂，在果樹上成熟的芭樂特別香甜，最好連果皮種籽一起吃，特別適合3～6歲年幼的孩子；較大的兒童則軟硬皆宜。因為是連果皮一起吃進肚，除去蒂頭後的清洗可要徹底執行才安全喔！

POINT

　　芭樂的選購原則為果型豐滿、未軟化且外皮略為粗糙，而且儲放時，只要溫度不要超過10℃，芭樂就不容易變質喔！

補充滿滿的元氣
奇異果

▶ 功效：皮膚白皙、保護視力

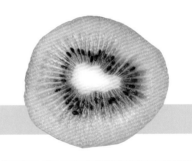

每100公克所含的營養成分												
熱量 (大卡)	膳食 纖維 (公克)	水分 (公克)	維生 素A (視網 醇當 量)	維生 素B1 (毫克)	維生 素B2 (毫克)	維生 素C (毫克)	鈣 (毫克)	鈉 (毫克)	鉀 (毫克)	鎂 (毫克)	鐵 (毫克)	鋅 (毫克)
53	2.4	85	16.7	0	0.01	87	26	6	290	13	0.3	0.1

　　奇異果原產於中國，稱為獼猴桃，後來在紐西蘭大量栽種，才命名為奇異果。它含有豐富的維生素C、β-胡蘿蔔素、葉黃素、玉米黃素等等，除了能讓皮膚白皙柔嫩之外，也是保護視力的極佳選擇。

　　奇異果有綠色、金黃色果肉兩種，通常金黃色奇異果甜度稍高，奇異果是營養密度最高的水果，可以將奇異果放在室溫下2～3天，或是和蘋果一起裝進塑膠袋中催熟存放，待果實較為軟後再食用，但須注意要冷藏在冰箱中。

讓孩子更愛吃的必學妙招

POINT

　　購買奇異果時，要挑選果皮完整無損傷、果實飽滿者，若喜歡酸甜口感，則可選擇較為硬實的奇異果。

　　清洗與進行前處理時，媽咪可以使用軟菜瓜布將外部纖毛去除、沖洗乾淨拭去水分再橫向對切，讓小朋友以小茶匙挖取食用。有過敏體質的幼兒最好先避免選食奇異果，雖然它是很好的水果，但也是比較容易致敏的食物之一。

呵護孩子細緻的皮膚

酪梨

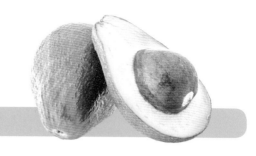

▶ 功效：有助消化、保護腸胃

每100公克所含的營養成分												
熱量 (大卡)	膳食 纖維 (公克)	水分 (公克)	維生 素A (視網 醇當 量)	維生 素B1 (毫克)	維生 素B2 (毫克)	維生 素C (毫克)	鈣 (毫克)	鈉 (毫克)	鉀 (毫克)	鎂 (毫克)	鐵 (毫克)	鋅 (毫克)
58	2.5	84	64.2	0.01	0.02	12	8	4	190	15	0.4	0.3

　　酪梨又稱鱷梨，和一般水果的口感截然不同。所含的油脂相當豐富，適合成長中的兒童，而且都是「好」油，比起奶油、氫化植物油（乳瑪琳）健康多了。所含的植化素，如β-麥胚固醇和阿魏酸能避免膽固醇上升；綠橼酸和沒食子酸可以避免脂質過氧化。因此吃麵包時，以自製酪梨醬來取代奶油會更理想！

　　不是所有水果一買回家就要冰起來喔！酪梨就是其中一種。酪梨必須等到外皮呈現黑色才夠成熟，如果在尚未熟透的綠皮狀態就放進冰箱保存，會因為低溫而持續它未成熟的樣子，就算這時再拿出來置於室溫下催熟，口感也會變差。

讓孩子更愛吃的必學妙招

　　酪梨去皮、切成小塊，放入大碗攪成泥，加入洋蔥碎末（白色或紫色皆可，份量約酪梨的2倍）攪拌，再加入檸檬汁50 c.c.及鹽、糖適量調味即成酪梨醬；想更順口的話可以再加1～1.5湯匙的美乃滋調和。酪梨所含熱量較高，雖然好處不少，但是攝取要節制，才不會變成小胖子喔！

POINT

　　酪梨品質的好壞，決定於含油脂量及成熟度，而成熟度無法由外皮顏色辨別，所以建議用手指在蒂旁邊輕輕壓一下，壓得下去就是熟了。

消除疲勞的健康飲品

抹茶（綠茶茶包）

▶ 功效：預防口臭、提神醒腦

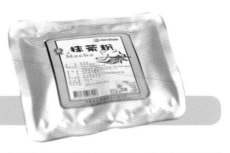

每100公克所含的營養成分												
熱量 (大卡)	膳食 纖維 (公克)	水分 (公克)	維生 素A (視網 醇當 量)	維生 素B1 (毫克)	維生 素B2 (毫克)	維生 素C (毫克)	鈣 (毫克)	鈉 (毫克)	鉀 (毫克)	鎂 (毫克)	鐵 (毫克)	鋅 (毫克)
359	30.8	6.5	416.7	0.35	0.41	14.1	355	6	2068	172	16.5	1.5

綠茶是對抗心血管疾病的健康飲品，茶飲中最為人所知的多酚類就是兒茶素了。此外也有槲皮素、楊梅素、芸香素、芹菜素、山奈酚等多種植化素，具有超優的抗氧化能力！抹茶粉很適合用在乳品調味、醬料融合、或是運用在糕點製作當中。

抹茶很容易吸收濕氣及味道，也會因為光線及濕熱而變質走味。開封後要放在具有遮光效果的密封罐或以兩層密封袋裝好，放在陰涼處，亦可放入冰箱低溫保存。但無論如何，及早食用完畢才是最好的。

讓孩子更愛吃的必學妙招

抹茶粉或綠茶粉是一樣的，只是名稱不同，抹茶一詞應來自日本。粉末是天然的綠色，為了保持它鮮綠的色澤，最忌直接以高溫沖泡，因為葉綠素會遭到破壞！建議沖泡溫度在80℃以下（同綠茶泡法），溫度越高，綠色素受到損壞的速度也會越多。

PART 1
02

白色食材，
抵擋病菌的免疫高手

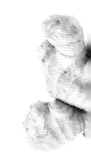

白色，始終給人純淨無瑕、單純寧靜的印象。當植物被埋在地底下，缺乏陽光照射時，就形成了白色的外觀。雖然這是一種不具彩度的顏色，但最大的特色就是和任何顏色都能搭配，具有調和作用。與其他色彩的食材一起放在餐盤上時，特別能襯托出別種食物的美味。

中醫將白色用來對應五臟中的「肺」，也就是呼吸系統；認為多多食用白色食物能養陰潤燥，預防並緩解天氣轉換時的呼吸道不順現象。例如白蘿蔔、山藥、花椰菜、洋菇、白木耳等等，都是滋養肺部的好食材。

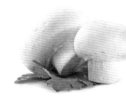

白色食物　營養總體檢

白色食物中含有蛋白質、維生素，以及豐富的多醣體、纖維質。植化素則包括了楊梅素、檞黃素、有機硫化物、大蒜素、檸檬素、木質素、苦瓜苷等。

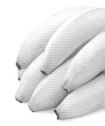

維持胃部健康

白花椰菜、白蘿蔔中的蘿蔔硫素，以及蒜頭的大蒜素，能抑制幽門桿菌的生長。對成年人來說，能預防、治療消化性潰瘍疾病；對小朋友而言，則可防制幽門桿菌感染而造成慢性腹痛或慢性胃炎等症狀。

另外，像是山藥、白蘿蔔當中豐富的消化酵素，能促進消化、提振食欲、強健腸胃功能。最好的吃法是連皮洗淨，磨泥生吃、加進粥品或製成沙拉。

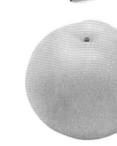

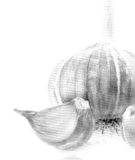

提升免疫功能

　　大蒜是聞起來嗆鼻，帶有強烈氣味的蔬菜，大部分孩子都不愛，但這種味道的來源正是具有抗菌、增強免疫的大蒜素。但經烹煮後容易被破壞，切碎立刻生食最好。

　　給小朋友嘗試時不妨磨成泥少量添加於燙青菜或其他菜餚；也可以將蒜片浸泡在橄欖油裡，用於涼拌蔬菜、撒在義大利料理上，讓孩子可以慢慢適應。

強化心血管

　　存在於洋蔥的槲皮素、山奈酚，以及大蒜裡的艾喬恩、大蒜素，抗氧化效果都很好，能清除血管裡的自由基；並避免壞膽固醇卡在血管壁上，有助增加心血管的健康。

改善便秘

　　洋蔥、香蕉中的寡醣，能使腸道中的好菌大量繁殖，減少壞菌。水梨所含有的果膠、竹筍裡的粗纖維，都是能幫助排便更順暢的營養成分，解決小朋友們很容易發生的便秘問題。

白色食材四季新鮮採買術

　　市場上的白色蔬菜以藏在地底的根莖類及筍類最常見，當季盛產的白色蔬果營養最佳，口感滋味較好、孩子最容易接受！以下是白色蔬果在台灣本地盛產的月份，提供媽咪們做為採購參考。

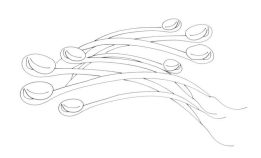

蔬菜類

	1月	2月	3月	4月	5月	6月	7月	8月	9月	10月	11月	12月
花椰菜	★	★	★	★				★	★	★	★	★
茭白筍			★	★	★	★	★	★	★	★		
綠竹筍					★	★	★	★	★			
麻竹筍						★	★	★	★			
箭竹筍					★	★	★	★	★			
桂竹筍				★	★							
苦瓜			★	★	★	★	★	★	★	★		
冬瓜					★	★	★	★	★	★		
杏鮑菇	★	★	★	★	★	★	★	★	★		★	
金針菇	★	★	★	★	★	★	★	★	★	★	★	★
白蘿蔔	★	★	★	★				★	★	★	★	★
山藥	★	★						★	★	★	★	
蓮子					★	★	★	★	★			
大蒜		★	★	★								
洋蔥	★	★	★	★								

水果類

	1月	2月	3月	4月	5月	6月	7月	8月	9月	10月	11月	12月
楊桃	★	★	★	★			★	★	★	★	★	★
水梨						★	★	★	★			
荔枝					★	★	★					
香蕉	★	★	★	★	★	★	★	★	★	★	★	
文旦柚								★	★	★		
大白柚										★	★	

※★代表盛產月份

你的孩子，
最需要這些白色食物！

大部分的白色蔬菜，顏色都呈現白白的、較不具滋味；甚至菇類、洋蔥、大蒜還有特殊的氣味，如果不經搭配、白淨淨的端上桌，恐怕小朋友都會搖頭拒吃。從現在起，趕快為它們找尋鮮艷動人、提升口感的蔬菜伙伴吧！

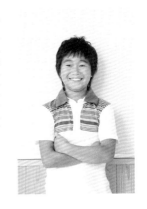

白色蔬菜多吃的好處

減輕疲勞
提升免疫力
強化心肌
保護胃部
緩解呼吸不順

營養師都說讚的白色食物

十字花科蔬菜
花椰菜、白蘿蔔

瓜果蔬菜類
山藥、茭白筍、竹筍、苦瓜、蔥、大蒜、苜蓿芽

水果類
水梨、白桃、香蕉

其它
杏鮑菇、金針菇、雞肉、蛋白、豆腐

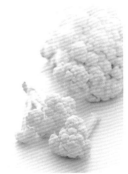

Box

白色食物通常是優質的蛋白質來源，且熱量偏低，相當適合在減肥時食用。白色食物也是鈣質的來源之一，有助於緩解情緒；常見於白色蔬果的檞皮素，則能有效抗氧化及預防過敏。

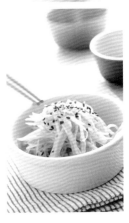

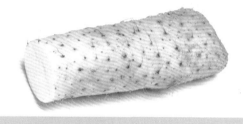

增強免疫力的好幫手

山藥

▸ **功效：幫助吸收、促進食欲**

每100公克所含的營養成分

熱量 (大卡)	膳食 纖維 (公克)	水分 (公克)	維生 素A (視網 醇當 量)	維生 素B1 (毫克)	維生 素B2 (毫克)	維生 素C (毫克)	鈣 (毫克)	鈉 (毫克)	鉀 (毫克)	鎂 (毫克)	鐵 (毫克)	鋅 (毫克)
73	1	82	0	0.03	0.02	4.2	5	9	370	13	0.3	0.3

　　山藥可當作正餐主食，可提供猶如穀類的足夠熱量，亦含有豐富的黏質多醣體、皂苷等等成分，具有增強免疫功能、抑制細胞突變及促使膽汁中的膽固醇經由腸道排出而降低膽固醇的功效；皂苷雖可作為體內生成荷爾蒙的前驅物，但並不是直接產生女性荷爾蒙，所以兒童食用無須擔心。

　　整根的山藥購回後，不妨一次去皮、切塊，再依每次食用份量放入密封袋中分裝，放置冰箱冷凍庫中保存，非常方便使用。烹調時只要取出、不需特別解凍，就能直接下鍋料理。

讓孩子更愛吃的必學妙招

　　未削皮的新鮮山藥可用白報紙包好置於通風處，約可存放一個月。削皮時建議戴上長款塑膠手套以免沾到黏液，引發皮膚發癢不適。購買已削皮、切塊的山藥應盡快食用。山藥本身不具味道，與紅豆或是紅棗、桂圓煮成甜湯，增加甜味後較能吸引孩子的胃口。

POINT

　　營養豐富的山藥，要注意外型是否筆直、粗壯，如果是已經切好的山藥，就選擇切開處呈白色的。

腸道清道夫
白蘿蔔

▶ 功效：提振食欲、促進消化

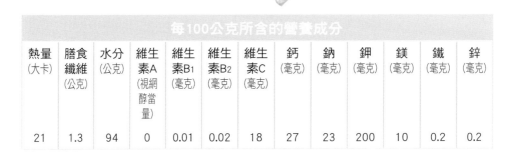

每100公克所含的營養成分												
熱量 (大卡)	膳食 纖維 (公克)	水分 (公克)	維生 素A (視網 醇當 量)	維生 素B1 (毫克)	維生 素B2 (毫克)	維生 素C (毫克)	鈣 (毫克)	鈉 (毫克)	鉀 (毫克)	鎂 (毫克)	鐵 (毫克)	鋅 (毫克)
21	1.3	94	0	0.01	0.02	18	27	23	200	10	0.2	0.2

白蘿蔔也是十字花科的蔬菜，和紅蘿蔔分屬不同家族。它含有槲皮素、木犀草素和異硫氫酸鹽等植化素，能幫助腸道更健康，預防消化道腫瘤。白蘿蔔具有獨特的芳香氣味，刷洗乾淨後直接磨成泥狀，加點柴魚醬油做為沾醬，口感清爽香甜，有助提振食欲、促進消化。

白蘿蔔非常有份量，同時也是耐儲存的蔬菜，如果無法一次烹調完畢，記得保存時要先從根部將蘿蔔葉切除，以免根部加速萎縮；再以白報紙包好、切口封好放置冰箱冷藏，即可維持約10～14天的鮮度。

POINT

挑選白蘿蔔時，最好挑選表皮光滑、根鬚少且根部圓厚者為佳，但摸起來要有一定的硬度，軟軟的表示鮮度不足。食用前最好不要先清洗，用報紙包裹並放入冰箱冷藏。

讓孩子更愛吃的必學妙招

膳食纖維雖不如其他葉菜類豐富，但以中醫觀點來看，白蘿蔔可以療脹消食，食用煮熟的白蘿蔔可以促進腸蠕動，幫助穢氣從腸道排出，有利改善脹氣或便秘。推薦蘿蔔燉肉料理，既能增進食欲又可幫助消化。

免疫力再升級

洋蔥

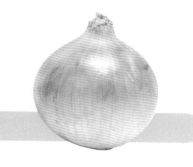

▶ 功效：強健骨骼、降低氣喘發作率

每100公克所含的營養成分											
熱量(大卡)	膳食纖維(公克)	水分(公克)	維生素A(視網醇當量)	維生素B_1(毫克)	維生素B_2(毫克)	維生素C(毫克)	鈣(毫克)	鈉(毫克)	鉀(毫克)	鎂(毫克)	鐵(毫克)	鋅(毫克)
41	1.6	89	0	0.03	0.01	5	25	0	150	11	0.3	0.2

　　洋蔥含有特殊的有機硫化物及鉻，正餐作為蔬菜食用，能提升血糖的利用率。槲皮素與山奈酚兩種植化素對於防癌具有相互協同的效果；而這兩種植化素也都是很好的抗氧化物質，能夠清除血管中的自由基，讓孩子的免疫力再升級！

　　除了黃皮的白色洋蔥外，另有一種紫紅色的洋蔥，水分含量較多、口感清脆，但辛辣味較重，很常被用來做成西式沙拉；適合快炒或紅燒料理，搭配肉類一起烹調也不錯。

讓孩子更愛吃的必學妙招

　　剝除外皮對切兩次成四等份後，將洋蔥浸泡於水中，再分別將1/4的洋蔥逐一切絲，可以避免媽媽們邊切洋蔥邊流眼淚。因為其具有嗆辣風味，逆著紋路切開再泡水，可減低強烈味道。切末後與絞肉或蛋汁混合料理，便能提高小朋友的接受度。

POINT

　　春夏季是洋蔥產量最豐的時期，不僅品質好價格又便宜。而且燉煮後的洋蔥口味香甜，又富含營養素，加上只要放置在通風陰涼處並維持乾燥，就能常保新鮮，是很適合採購的蔬菜。

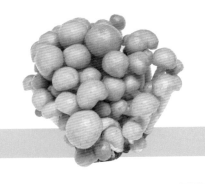

讓免疫系統動起來

蠔菇（蕈菇類）

▶ 功效：活化免疫系統、有助發育

每100公克所含的營養成分												
熱量 (大卡)	膳食 纖維 (公克)	水分 (公克)	維生 素A (視網 醇當 量)	維生 素B1 (毫克)	維生 素B2 (毫克)	維生 素C (毫克)	鈣 (毫克)	鈉 (毫克)	鉀 (毫克)	鎂 (毫克)	鐵 (毫克)	鋅 (毫克)
25	2.9	93	0	0.02	0.08	1	1	8	260	14	0.8	0.7

　　蕈菇類含有豐富的膳食纖維，可促進腸蠕動、改善便秘；多醣體則是提高免疫力、預防癌症發生的強力營養素。菇類的鋅含量在蔬果類當中算是很豐富的，建議成長中的兒童，特別是即將進入青春期的大孩子們經常食用，對肌肉及腦部的發育都很有益處。

　　欲冷藏保存菇蕈類食材，必須先檢查是否有潮濕，以乾布或紙巾吸乾水分再加以密封保存，可維持較好的鮮度。烹調前只要將表面土屑清洗乾淨即可，過度清洗或泡水過久都會影響鮮味。

讓孩子更愛吃的必學妙招

　　乾燥香菇在烹調前，須先用水浸泡10分鐘適度泡發，才能將香菇的鮮味釋放出來，但切勿浸泡過久，以免鮮味流失。

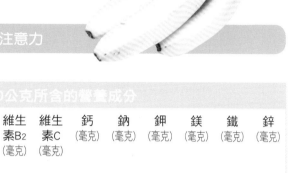

跟便秘說掰掰

香蕉

▶ 功效：刺激腸蠕動、提高注意力

每100公克所含的營養成分												
熱量 (大卡)	膳食 纖維 (公克)	水分 (公克)	維生 素A (視網 醇當 量)	維生 素B1 (毫克)	維生 素B2 (毫克)	維生 素C (毫克)	鈣 (毫克)	鈉 (毫克)	鉀 (毫克)	鎂 (毫克)	鐵 (毫克)	鋅 (毫克)
91	1.6	74	2.3	0.03	0.02	10	5	4	290	23	0.3	0.5

　　香蕉是低鈉高鉀的水果，質地柔軟、風味香甜，因此是幼兒早期嘗試副食品時常被選用的好食物。香蕉中豐富的果寡糖，是增加腸道中有益菌的主要營養；當有益菌繁殖良好時，就會在腸道中產生有機酸以刺激腸蠕動，所以香蕉才會被視為是改善便秘的良方。

　　香蕉熟了還是得放冰箱，雖然外皮會變黑，但不會影響果肉的甜美。來不及吃完就引來惱人的小果蠅。在成熟過程中會釋放一種氣體，叫做「乙烯」。乙烯會加速水果的成熟和老化，若將一般蔬菜、水果與此類水果放在一起，就容易提早老化、腐爛。

讓孩子更愛吃的必學妙招

　　想要好好入睡的人，在睡前兩小時喝一杯香蕉牛奶是很有幫助的。此飲品所含的色胺酸可以幫助人體合成血清素，而血清素會讓人放鬆、容易入睡。不過，每100公克的香蕉熱量較其他水果高，需要控制體重的孩子，吃香蕉時一定要有所節制，避免過量。

POINT

　　選購時，以果型整齊、大小適中，且沒有壓傷，果實飽滿結實者為佳，若出現斑點即應盡快食用。置於陰涼通風處儲放即可，放冰箱冷藏反而容易讓果皮起斑點或變褐黑色等病變。

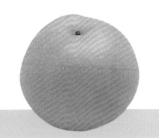

保護孩子的呼吸道

水梨

▶ 功效：潤腸通便

每100公克所含的營養成分												
熱量 (大卡)	膳食 纖維 (公克)	水分 (公克)	維生 素A (視網 醇當 量)	維生 素B1 (毫克)	維生 素B2 (毫克)	維生 素C (毫克)	鈣 (毫克)	鈉 (毫克)	鉀 (毫克)	鎂 (毫克)	鐵 (毫克)	鋅 (毫克)
40	1.6	89	0	0.01	0.01	5	3	12	110	5	0.2	0.2

　　水梨含有豐富的果膠，在腸道中能降低食物中的膽固醇被吸收，進而改變膽汁成分、增加膽固醇的排泄。果膠也具有吸水的能力，可以潤腸通便。有便秘困擾的人可以吃些帶皮水梨，搭配喝水以改善症狀。

讓孩子更愛吃的必學妙招

　　水梨含有大量水分，味道香甜，小朋友接受度很高。在中醫《本草通玄》一書中有記載：「生者清六腑之熱，熟者滋五臟之陰。」夏天生吃水梨很好，但時序入秋後，加點川貝與冰糖燉成梨盅，則對孩子的呼吸道有極佳的保養效果。

POINT

好的水梨通常果型端正、色澤光亮、表皮的果點分布均勻，而保存時要記得先以報紙包裝後放入冰箱，取出冰箱後要盡快食用，以免變質。

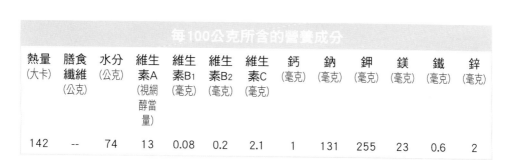

富含優質蛋白質

雞肉

▶ 功效：促進發育、強化肌膚彈性

每100公克所含的營養成分											
熱量 (大卡)	膳食 纖維 (公克)	水分 (公克)	維生 素A (視網 醇當 量)	維生 素B₁ (毫克)	維生 素B₂ (毫克)	維生 素C (毫克)	鈣 (毫克)	鈉 (毫克)	鉀 (毫克)	鎂 (毫克)	鐵 (毫克)	鋅 (毫克)
142	--	74	13	0.08	0.2	2.1	1	131	255	23	0.6	2

　　雞肉富含優質蛋白，容易消化吸收，可以幫助生長發育。每100公克含有色胺酸226毫克，這種必須胺基酸可以幫助製造血清素，達到舒緩緊張、降低焦慮情緒的功效。所含的B群如維生素B₁₂及菸鹼素，可使腦部中樞神經與末稍神經功能正常，達到多方舒壓的效果。

　　市售的雞肉分為土雞、肉雞兩種。肉雞不愛運動、生長速度快，因此肉質較軟嫩，適合烤、炸方式的料理。土雞肉則蛋白質含量較高，脂肪略少；具有咬勁、耐咀嚼，適合長時間燉煮的料理，例如燉湯、燻雞等等。

讓孩子更愛吃的必學妙招

　　雞肉無論是用來清蒸、煮湯、炒食、油炸、燒烤都很適合，孩子也都會很捧場，不過建議媽媽們還是多以蒸煮方式料理，口感較清爽。用來煮湯前必須先汆燙去除血水、腥味及雜質；以雞胸肉料理時，可煮熟後剝成絲狀，方便小朋友嚼食。

POINT

　　選購雞肉時，除了要認明合格標章，也要注意外觀須呈現淡紅色且帶有光澤、肉質要有彈性，而且氣味也不能太濃，才是新鮮的雞肉。

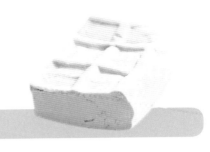

素食者最佳的蛋白質來源

豆腐（傳統）

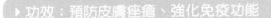

▶ 功效：預防皮膚痤瘡、強化免疫功能

每100公克所含的營養成分												
熱量 (大卡)	膳食 纖維 (公克)	水分 (公克)	維生 素A (視網 醇當 量)	維生 素B1 (毫克)	維生 素B2 (毫克)	維生 素C (毫克)	鈣 (毫克)	鈉 (毫克)	鉀 (毫克)	鎂 (毫克)	鐵 (毫克)	鋅 (毫克)
88	0.6	81	0	0.08	0.04	0	140	2	180	33	2	0.8

　　豆腐容易消化吸收，不會造成心血管負擔，是非常優質的植物性蛋白食物。所含的大豆卵磷脂對神經、血管與大腦的發育都有幫助。傳統豆腐因製程與嫩豆腐不同，所含有的鈣質是嫩豆腐的10倍，因此對於成長中的兒童來說，在飲食中供應傳統豆腐較佳。

　　一般市面上較常見的有板豆腐及嫩豆腐兩種，因為製程的不同，板（傳統）豆腐的組織空隙較大，容易吸收湯汁；質地也較為紮實，烹調時不容易碎裂，適合滷煮、紅燒。軟嫩滑順的嫩豆腐則可用來做涼拌或需要快速入味的料理。

讓孩子更愛吃的必學妙招

　　購買豆腐以一餐食用之需求為宜，因為豆腐是容易腐敗的食材。如果真有未碰水、料理的豆腐，建議先以重物略壓出水分，切成適當大小的方塊，裝進密封容器再放入冷凍庫存放，如此一來就成了凍豆腐，下次烹調時加進湯品或燴煮、紅燒料理中，又是另一番口感！

POINT

　　因為豆腐易腐壞，所以買非盒裝豆腐時，要注意新鮮度及水質、容器是否乾淨，而盒裝豆腐若外包裝膨起即表示不新鮮，切勿選購。

紅色食材，
能量活力的來源

紅色，讓人聯想到熱情、活力、溫暖、喜慶，是一種非常強烈的顏色，也常被用來做為警示、注意的代表色。因此，紅色的食物在視覺上也具備吸引目光、引發食慾的作用。而這種鮮豔色澤正是植物裡含有茄紅素的證明，例如番茄、西瓜、紅肉葡萄柚。

在傳統中醫觀點中，則認為紅色食物屬於五行中的「火」，具有較多的陽氣能量，對應五臟中的「心」。而這個系統又掌管血液循環，因此有溫熱身體、補氣、生血及預防心血管疾病的功效。

紅色食物　營養總體檢

紅色的蔬果含有較為豐富的維生素A、C、E，以及鐵、鉀等礦物質。植化素則以茄紅素最具代表性，花青素、檞皮素、兒茶素這一些類黃酮素的含量也不少。

防癌、抗氧化

維生素A、C、E本身就是很強的抗氧化成分，加上多種植化素，例如草莓及蔓越莓中的鞣花酸、紅甜椒及蘋果（外皮）裡的檞皮素，都能阻止自由基所引發的癌變，或加速致癌物質排出體外，預防過氧化疾病及癌症的發生。

補充鐵質、活化造血功能

紅鳳菜、紅莧菜、櫻桃、草莓、紅棗中含有很不錯的鐵質，有益人體造血功能的健全。雖然植物鐵的吸收利用率不如動物性食物當中的血基質鐵，但做為素食寶寶補鐵的來源也很理想。

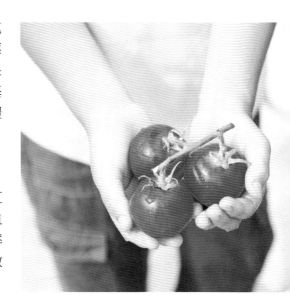

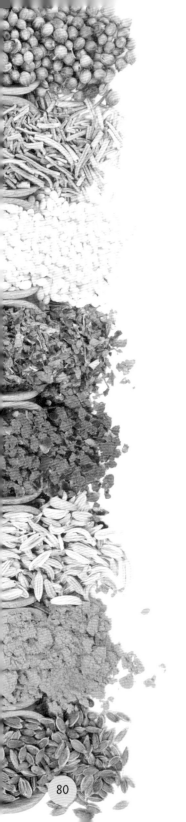

保護皮膚、緩解發炎

　　茄紅素的抗氧化效用很強，同時也能防止紫外線對皮膚形成的傷害。而草莓、紅甜椒含有的維生素C相當豐富，有助於膠原蛋白的合成，讓經常在戶外活動的孩子們擁有健康有彈性的肌膚；另外，維生素C也有減輕發炎反應，保護並修復細胞的功效。

增進心臟健康

　　從孩子還小時好好養護心血管的健康，長大後罹患這一類疾病的機率就能降低。像是茄紅素對抑制壞膽固醇氧化便很有效果；蘋果、櫻桃中的酚酸及類黃酮素，紅甜椒、紅鳳菜所含的檞皮素、楊梅素及芹菜素，都能保護我們的心臟及血管。

四季紅色食材，這樣選購，媽媽最安心

　　嬌豔欲滴的紅色蔬果食材，味道大多鮮甜。其中又以越成熟、顏色越紅豔的，營養成分也最充足。像是黑柿番茄在市場上販賣時多以綠色外皮呈現，買回後多放幾天，等顏色變紅了再吃，無論口感或是茄紅素成分都會更好喔！

　　以下是紅色蔬果在台灣本地盛產的月份，提供媽咪們做為採買參考。

蔬菜類

	1月	2月	3月	4月	5月	6月	7月	8月	9月	10月	11月	12月
紅莧菜						★	★	★	★	★		
紅鳳菜	★	★	★	★	★	★						
黑柿番茄	★	★	★	★	★							★
紅甜椒	★	★	★	★	★						★	
甜菜根	★										★	★
紅心地瓜						★	★	★	★	★		
新鮮紅棗							★	★				

水果類

	1月	2月	3月	4月	5月	6月	7月	8月	9月	10月	11月	12月	
西瓜					★	★	★						
草莓	★	★	★	★	★	★							
紅蘋果									★	★	★	★	
小番茄	★	★	★	★	★	★					★	★	
櫻桃				★	★	★							此為美國加州主要產季。
蔓越莓					★	★	★	★	★	★			此為美國主要產季。
紅葡萄柚										★	★		
紅龍果							★	★	★				
紅石榴											★	★	

※★代表盛產月份

你的孩子，
最需要這些紅色食物！

大部分的紅色蔬果，因為具有光彩奪目的外觀，小朋友都能輕易吃下肚。除了單吃之外，用它來做為其他顏色菜餚的配色，特別能引起食欲。如果要用紅色蔬菜替成長中的孩子補充鐵質，別忘了還要同時攝取含有豐富維生素C的水果喔！

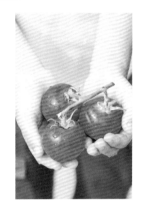

紅色蔬菜
多吃的好處

增加食欲
防治感冒
強化心血管
活化造血
保護肌膚、減緩發炎

營養師都說讚的紅色食物

蔬菜類
紅莧菜、紅甜椒、紅甜菜、番茄

水果類
西瓜、草莓、紅蘋果、櫻桃、蔓越莓、紅葡萄柚

其他
枸杞、紅豆、紅棗

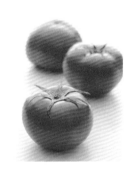

Box

紅色蔬果因為能活化造血，維生素C、鐵質等營養素豐富，被視為冬天禦寒的首選，容易感冒、面色蒼白的孩子可以多多攝取紅色植物，就能漸漸回復好氣色。此外，紅色食物在視覺上刺激食欲，能使胃口不好的孩子胃口大開。

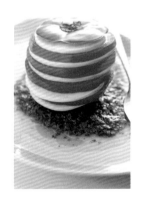

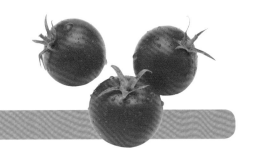

過重孩子的低卡蔬果

番茄

▶ 功效：利尿消腫、健胃消食

每100公克所含的營養成分												
熱量 (大卡)	膳食 纖維 (公克)	水分 (公克)	維生 素A (視網 醇當 量)	維生 素B1 (毫克)	維生 素B2 (毫克)	維生 素C (毫克)	鈣 (毫克)	鈉 (毫克)	鉀 (毫克)	鎂 (毫克)	鐵 (毫克)	鋅 (毫克)
25	1.2	92.9	842	0.02	0.02	21	18	7	210	10	0.3	0.2

番茄因為蘊含有豐富的茄紅素，因而在許多健康食物排行榜中都是名列前茅的。建議選擇呈現紅色、成熟的品種，可以獲得較高量的茄紅素。而它的低卡路里、高纖維、多水分的特性，非常適合提供給食量大、體重過重的孩童當餐間點心。

番茄品種眾多，既可當水果也是蔬菜的一種，口感風味亦各有不同。肉質肥厚、口味較酸的黑柿番茄很適合燉煮或做成番茄醬汁；較甜較硬的桃太郎番茄及牛番茄，切片夾進三明治或漢堡中，或是做成沙拉都很理想。

讓孩子更愛吃的必學妙招

脂溶性的茄紅素適合使用油脂調理後熬煮，或加入堅果食材打成果汁。這是因為藉由火力及機械原理破壞組織，而讓茄紅素溶出後更容易被消化吸收。如非現打，要注意市售番茄汁因為添加額外的鹽、糖或蜂蜜，需特別小心選擇並酌量飲用。

POINT

每年11月到隔年6月是番茄的盛產期，建議選購果實飽滿，色澤均勻無裂痕或病斑者。顏色偏青的番茄可放於室溫，但如果已經轉紅，即可冷藏。

鐵質的超級來源
紅莧菜

▶ 功效：保護眼睛、鞏固牙齒

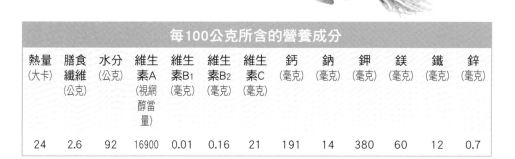

每100公克所含的營養成分												
熱量 （大卡）	膳食 纖維 （公克）	水分 （公克）	維生 素A （視網 醇當 量）	維生 素B1 （毫克）	維生 素B2 （毫克）	維生 素C （毫克）	鈣 （毫克）	鈉 （毫克）	鉀 （毫克）	鎂 （毫克）	鐵 （毫克）	鋅 （毫克）
24	2.6	92	16900	0.01	0.16	21	191	14	380	60	12	0.7

　　說到鐵質含量豐富，菠菜絕對是大家第一個想到的蔬菜。然而，紅莧菜的鐵含量可是遠遠超過菠菜的喔！它的口感軟嫩，適合乳牙生長未齊全的小小朋友；而豐富的胡蘿蔔素還可以兼顧眼睛及皮膚需要的營養。

　　莧菜易栽培，抵抗病蟲害的能力非常強大，因此相比之下是較少使用農藥的一種蔬菜。無論燙煮、涼拌、電鍋水蒸、清炒、煮湯羹或粥品，入口皆滑嫩且容易吸收消化；亦可加入其他蔬果做成莧菜果汁，營養多多。

讓孩子更愛吃的必學妙招

POINT

　　紅莧菜在挑選時要以莖肥厚細緻、鮮而不萎為原則，並先用報紙包覆後才能放入冰箱冷藏，以免凍傷。

　　一般孩子比較不愛吃的菜莖部位，媽媽們不妨切小丁，運用在炒飯當中，別有一番風味！而加入少許蒜瓣、鮗仔魚清炒，或與菇類、肉片煮湯，都能吃出紅莧菜清甜單純的好味道。

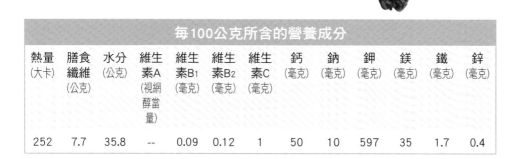

補血養氣的天然維生素

紅棗

▶功效：保護眼睛、鞏固牙齒

每100公克所含的營養成分												
熱量 (大卡)	膳食 纖維 (公克)	水分 (公克)	維生 素A (視網 醇當 量)	維生 素B1 (毫克)	維生 素B2 (毫克)	維生 素C (毫克)	鈣 (毫克)	鈉 (毫克)	鉀 (毫克)	鎂 (毫克)	鐵 (毫克)	鋅 (毫克)
252	7.7	35.8	--	0.09	0.12	1	50	10	597	35	1.7	0.4

　　有「天然維他命」之稱的紅棗在傳統食療上可說是明星級的食材，功用包含提升精神、補養體力、益氣養血等。最重要的是它口味甘香，天然的鮮甜用來加進雞湯裡、煮甜品、熬湯方，不但很對味，還可以讓料理少用一些鹽，離三高遠一點。

　　目前我們在市面上買到的紅棗大部份產自大陸地區，想要吃到正港的台灣紅棗，苗栗公館鄉是其主要產地，既有可供鮮食的品種，也有加工製成的紅棗乾。至於台灣新鮮紅棗盛產季，則在7月中至8月底。

讓孩子更愛吃的必學妙招

　　跟黃耆、紅棗或桂圓沖泡出健康茶飲，可以取代以糖、奶精或添加調味（色）劑、果漿調製成的飲品。此外，除了與肉類、湯品烹調之外，洗淨後去籽，加入麻糬或核桃蒸煮，就是一道營養、特別，孩子鐵定愛吃的點心。

POINT

　　每年7月～8月底是台灣紅棗的盛產季，選擇上以蒂頭紅色、外皮光亮為佳，不要挑選帶有青色果皮或大塊褐斑者。紅棗乾則挑選顏色鮮艷、外皮光亮粒小皮薄者為宜。

免疫力100%提升

草莓

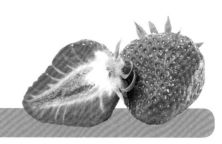

▶ 功效：健胃補腦、促進肌膚新陳代謝

每100公克所含的營養成分												
熱量 (大卡)	膳食 纖維 (公克)	水分 (公克)	維生 素A (視網 醇當 量)	維生 素B1 (毫克)	維生 素B2 (毫克)	維生 素C (毫克)	鈣 (毫克)	鈉 (毫克)	鉀 (毫克)	鎂 (毫克)	鐵 (毫克)	鋅 (毫克)
40	1.8	89	33	0.01	0.06	66	14	18	180	13	0.5	0.2

草莓的特殊香氣、鮮紅色澤，一向是讓孩子們無法抗拒的超級水果！除了其中的果膠與纖維素可以幫助腸胃蠕動之外，也含有豐富的維生素C、鞣花單寧酸與酚類等抗氧化物，各種營養素相輔相成，能增加小朋友們的抵抗力。

要挑選好吃的草莓，不用刻意選個頭特別大顆的。原則上，以顏色越紅，且整顆都紅透、白色部份越少者；且表皮的小黑籽分布較均勻的草莓，甜度通常會比較高，也越香甜可口。

POINT

挑選新鮮草莓時，以色澤鮮紅、個體飽滿、白色部分越少越好為挑選目標。而且草莓皮薄，要小心擦撞或擠壓，所以最好放在保鮮盒中冷藏，並盡快食用完畢。

讓孩子更愛吃的必學妙招

攝取時以新鮮、現買現吃最好。它跟煉乳、鮮奶及優格類等酸酸甜甜口感的食材都很對味，是可以讓人胃口大開的水果料理。只是要記得：食用前需仔細清洗，最好可以排除農藥殘餘危險性的來源，才能放心的讓孩子們大快朵頤！

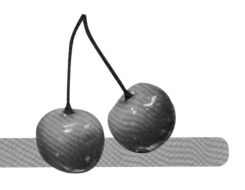

補充元氣的紅寶石

櫻桃

▶ 功效：提升免疫力、補充鐵質

每100公克所含的營養成分												
熱量 (大卡)	膳食 纖維 (公克)	水分 (公克)	維生 素A (視網 醇當 量)	維生 素B1 (毫克)	維生 素B2 (毫克)	維生 素C (毫克)	鈣 (毫克)	鈉 (毫克)	鉀 (毫克)	鎂 (毫克)	鐵 (毫克)	鋅 (毫克)
78	1.5	80	12	0.01	0.05	12	15	4	220	11	0.3	0.1

　　櫻桃可以說是吃的保養品，它能保養活力、精力與免疫力，原因就在於其多元的維生素、礦物質與植化素。只是適量適補、過量則成了毒，像是腸胃消化力較弱、血糖偏高或體重偏重的孩童可要酌量食用，避免一下子吃太多、反而造成負擔了。

　　給小小朋友吃櫻桃時，最怕他們給櫻桃核噎住了！為了更安全方便的食用，現在有各種款式的櫻桃去核（籽）器可供媽咪們做選擇，輕鬆就能將果核和櫻桃果肉分離開來，可更安心！

讓孩子更愛吃的必學妙招

　　選購時最好以連有果蒂、色澤鮮豔，表皮飽滿無裂痕、帶著綠梗者為優；通常顏色越黑紅的口感也較甜。沒有要吃的部份不要清洗，密封好之後放置冰箱保存，才能延長儲存時間。

POINT

　　硬度高的櫻桃較為新鮮，挑選時以果肉飽滿有彈性、外表紅潤且無爆痕者為佳。櫻桃怕碰撞，建議放入保鮮盒再進冰箱冷藏儲放。

預防泌尿道感染

蔓越莓

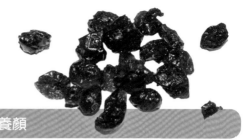

▶ 功效：避免細菌沾附胃壁、美白養顏

每100公克所含的營養成分												
熱量 (大卡)	膳食 纖維 (公克)	水分 (公克)	維生 素A (視網 醇當 量)	維生 素B1 (毫克)	維生 素B2 (毫克)	維生 素C (毫克)	鈣 (毫克)	鈉 (毫克)	鉀 (毫克)	鎂 (毫克)	鐵 (毫克)	鋅 (毫克)
46	4.6	87.13	60	0.012	0.02	13.3	8	2	85	6	0.25	0.1

說到蔓越莓，它可是水果中的紅寶石！除了含有豐富抗氧化素外，不能忽略的就是前花青素對泌尿道提供的優勢，據研究指出，一天2杯蔓越莓果汁能減少婦女反覆性泌尿道感染的機率。但一般市售蔓越莓果汁為改善酸澀口感，會添加過量糖份或甜度較高的果汁，注意要選擇純度較高者。

新鮮的蔓越莓雖然含有較完整的維生素C，不過在台灣不易購買到。透過食用烘乾的蔓越莓果乾，倒也不失為攝取花青素及纖維質的好辦法。不過，果乾由於體積縮小許多，相對之下熱量也變高，少量食用即可。

讓孩子更愛吃的必學妙招

天氣炎熱時，鮮紅的蔓越莓加上生菜、水果可以作成沙拉或蔬果汁，清爽又開胃；氣候寒冷時則可以依喜好搭配花茶或中藥材，如黃耆、枸杞、西洋蔘等泡茶、放保溫瓶飲用；甚至蛋糕、餅乾、發糕等等麵點，也可以加入蔓越莓乾來提味呢！

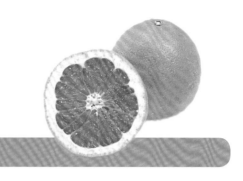

幫助燃燒脂肪

紅葡萄柚

▶ 功效：幫助排便、加快新陳代謝

每100公克所含的營養成分												
熱量 (大卡)	膳食 纖維 (公克)	水分 (公克)	維生 素A (視網 醇當 量)	維生 素B1 (毫克)	維生 素B2 (毫克)	維生 素C (毫克)	鈣 (毫克)	鈉 (毫克)	鉀 (毫克)	鎂 (毫克)	鐵 (毫克)	鋅 (毫克)
36	1.2	90.9	467	0.05	0.01	38	21	7	60	9	0.1	0.1

　　是低卡卻營養豐富的水果，適合過重、血脂異常及經常大魚大肉的孩子攝取。不過，因為其中的黃酮類會抑制肝臟對藥物的代謝，導致部分藥品的藥效加強，例如鼻塞、過敏時所用的抗組織胺。因此服藥期間如果無法確認，最好避免同時攝取。

　　很多人不習慣葡萄柚略帶酸澀的口感，其實只要在食用果肉時將接近果皮的白色部份切除乾淨就可以改善了！紅葡萄柚的果肉較甜，很適合直接食用，如果採買到較酸的，加入蜂蜜或其他水果打成果汁飲用也不錯。

讓孩子更愛吃的必學妙招

　　紅色果肉的葡萄柚口感多汁鮮甜，搭配海鮮類食物烹調，可以去腥、提味；當小朋友有受寒現象卻還沒感冒時，及早與老薑、黑糖熬煮後趁熱飲用，也可以改善身體的不適症狀喔！

POINT

　　台灣的葡萄柚分為紅肉種與白肉種兩類，選購時以表皮光滑細緻、果型豐圓者為佳。

排除身體多餘水分

紅豆

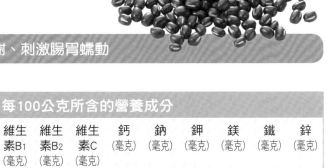

▶ 功效：幫助新陳代謝、刺激腸胃蠕動

每100公克所含的營養成分												
熱量 (大卡)	膳食 纖維 (公克)	水分 (公克)	維生 素A (視網 醇當 量)	維生 素B₁ (毫克)	維生 素B₂ (毫克)	維生 素C (毫克)	鈣 (毫克)	鈉 (毫克)	鉀 (毫克)	鎂 (毫克)	鐵 (毫克)	鋅 (毫克)
323	12.3	12.6	0	0.43	0.1	2.4	115	3	988	177	9.8	3.8

廣泛運用在糕餅、點心類食物的紅豆，因口感綿密而深受喜愛。其中大量的纖維與鐵質，是幫助腸胃蠕動及擁有蘋果光般好臉色的關鍵營養！至於中醫則認為紅豆有利水、消腫的功效，適量攝取可以排除身體多餘的水分。與紫米是好搭檔，一起熬煮成甜湯做為小朋友的下午點心很合適！

紅豆不易煮爛，若非使用壓力鍋，則必須先泡水。因為品種及天氣溫度不一，泡水時間也不一定，一般只要泡到紅豆體積膨脹2～3倍即可。中間記得換水2～3次，以免豆子發酵，煮出來的味道就會變差了。

POINT

購買時可以注意紅豆的外表的顏色是否鮮艷、飽滿圓實，及有無雜質、霉味等；真空或袋裝的紅豆只要放在陰涼的通風處即可儲放。

讓孩子更愛吃的必學妙招

煮熟、炒乾再磨碎、加點糖做成豆沙後非常百搭，與薏仁、麵包鬆餅、饅頭、粽子、甜品、鮮奶組合都很美味。媽咪們可以運用甜菊葉的甜度DIY低糖配方，來取代市售高糖或以鹼處理過的紅豆湯，讓孩子吃得更安心！

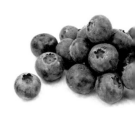

PART 1
04

藍紫色食材，
抗氧化叫它第一名

神祕、憂鬱、浪漫、高貴，帶有一點魔幻風格，正是藍紫色的象徵。葡萄、紫甘藍、茄子、紫山藥、紫色莓果，這些食物所穿上的紫色外衣，其實蘊含了一個重要的營養—來自天然的色素「花青素」。

由於紫色跟黑色為相似色，在中醫裡對應五行為「水」，臟器則為「腎」。能增強腎氣及生殖系統，對養顏、抗衰老、防癌都有效用。

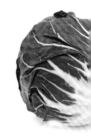

藍紫色食物　營養總體檢

這一類的蔬果含有維生素A、C，及鐵質等等營養成分。植化素部分則以花青素、前花青素含量最可觀，亦含有山奈酚、楊梅素、白藜蘆醇等類黃酮素；綠原酸及阿魏酸等多酚類。

守護眼睛

特有的花青素對孩子的眼睛十分有益，它能防止自由基對眼睛的傷害，強化微血管的彈性；在消除眼部疲勞、預防視力減退及視網膜病變各方面皆有功效。

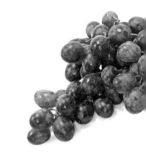

增進記憶力及大腦功能

存在於藍莓、葡萄籽中的花青素，是幫助大腦能免於自由基、病毒攻擊的營養；而葡萄或紅酒中的白藜蘆醇也可以對腦部形成一種保護作用，皆有益於提升大腦功能，加強思考及記憶能力。

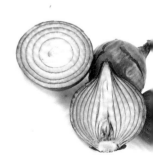

強化腸胃道、預防便秘、促進泌尿系統健康

　　藍莓、葡萄中所含有的果膠成分，能吸收水分、使糞便變軟容易排出，解除便秘的困擾，並改善腸胃功能。桑葚能增進胃液分泌，加速腸道蠕動，亦有助潤腸通便。此外，紫地瓜、紫高麗菜、紫菜中的膳食纖維，當然更是排除宿便的好幫手，蘊含的花青素能抑制尿道細菌茲生。

四季藍紫色食材，這樣選購，媽媽最安心

　　市場上的藍紫色蔬果種類雖不像其他顏色來得多，但只要看到當季所產的，下手買回家準沒錯！以下是藍紫色蔬果在台灣本地盛產的月份，提供媽咪們做為採購參考。

	1月	2月	3月	4月	5月	6月	7月	8月	9月	10月	11月	12月	
茄子					★	★	★	★	★	★	★	★	
紫高麗菜	★	★	★									★	此為台灣產季，其他時間大多為美國進口。
紫山藥	★	★									★	★	
紫地瓜				★	★	★	★	★	★				
芋頭	★	★									★	★	

	1月	2月	3月	4月	5月	6月	7月	8月	9月	10月	11月	12月
紫葡萄	★					★	★	★	★	★	★	
桑葚			★	★								
藍莓					★	★	★	★	★	★		

※★代表盛產月份

你的孩子，
最需要這些藍紫色食物！

大部分的紫色蔬菜，像是不具味道的茄子、山藥，或是纖維較粗的紫高麗菜，如果從baby時期就缺乏供應，到了幼兒期很多孩子就不愛吃了；但它們卻是能保護身體的絕佳食物。建議媽媽們不妨把這些蔬菜改變一下造形，並做為餐盤上的配角，一定可以為孩子的食欲、健康加分！

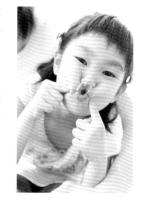

藍紫色蔬菜
多吃的好處

促進消化
守護視力
增進記憶力
強健骨骼
維護泌尿系統健康

營養師都說讚的藍紫色食物

蔬菜類
茄子、紫高麗菜、海帶、紫菜

水果類
紫葡萄、桑葚、藍莓

其他
黑糯米（紫米）、紫山藥、紫地瓜

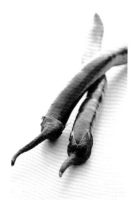

Box

藍紫色食物美麗的顏色來自於花青素，而花青素是非常強力的抗氧化劑，不僅能降低體內維生素C、E的消耗，還能抑制發炎及過敏，促進皮膚健康、預防近視。對於常常過度使用眼睛、壓力偏大的孩子而言，藍紫色食物就是他最好的選擇喔！

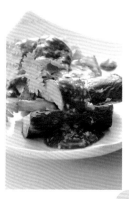

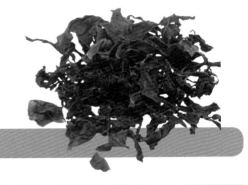

打下健康的地基

海帶

▶ 功效：疏通宿便、促進成長發育

每100公克所含的營養成分												
熱量 (大卡)	膳食 纖維 (公克)	水分 (公克)	維生 素A (視網 醇當 量)	維生 素B₁ (毫克)	維生 素B₂ (毫克)	維生 素C (毫克)	鈣 (毫克)	鈉 (毫克)	鉀 (毫克)	鎂 (毫克)	鐵 (毫克)	鋅 (毫克)
15	3	95	375	0	0	--	87	606	11	14	0.2	0.1

豐富的碘對於成長發育中、新陳代謝旺盛的孩子們，是不可或缺的營養因子。大量的可溶性纖維對於腸胃及心臟、血管，都有加分效果，可以為孩子日後的飲食習慣打下健康的地基。包括海帶芽、海茸、海帶絲、海帶片、海帶根及昆布等異曲同工的食材，讓料理更具變化性。

可採買新鮮海帶或經過乾燥的昆布均可；選購新鮮海帶時要注意，一般還未煮的海帶應具有嫩度及彈性，若還未烹煮摸起來卻已經黏黏糊糊的話，表示海帶已經變質了，千萬不可再食用。

讓孩子更愛吃的必學妙招

軟嫩的海帶芽非常適合孩子的牙口，可以取代味精、砂糖來當成天然的增鮮祕方。與柔嫩的豆腐、鮭魚煮湯或以和風醬涼拌，都非常營養好吃，可以滿足每一張挑剔的嘴！

補血又能整腸的紫色寶石

紫葡萄

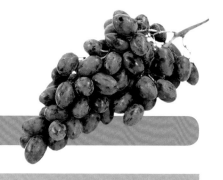

▶ 功效：提升腦機能、防止細胞老化

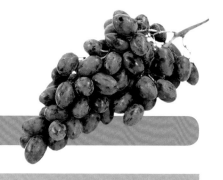

每100公克所含的營養成分												
熱量 (大卡)	膳食 纖維 (公克)	水分 (公克)	維生 素A (視網 醇當 量)	維生 素B1 (毫克)	維生 素B2 (毫克)	維生 素C (毫克)	鈣 (毫克)	鈉 (毫克)	鉀 (毫克)	鎂 (毫克)	鐵 (毫克)	鋅 (毫克)
68	0.5	83.2	63	0.02	0.02	5	4	11	130	6	0.3	0

　　酸甜、多汁的葡萄深受孩子們喜愛，含有豐富的葡萄醣、果糖，可以快速吸收、補充精神與體力，還有葡萄多酚、類黃酮、花青素等多種抗氧化素；而其中的白藜蘆醇是近年來廣受探討的抗氧化新星。台灣研究甚至顯示巨峰葡萄的抗氧化力堪可比擬桑葚、芭樂等等優質水果呢！

　　有套袋的葡萄，其果皮會佈滿均勻、具有保護作用的白色果粉，食用前只需將整串葡萄沖水去除灰塵即可，不必刻意將果粉洗淨。但若是果皮在下緣處有不均勻的點狀白漬，那就是用藥後所殘留的藥斑，則務必要清洗乾淨才安全。

讓孩子更愛吃的必學妙招

　　除了試吃之外，採買時可以挑選紫黑色、果實硬朗、果粒疏鬆、果粉均勻且皮不好剝除的，重量則不用刻意挑選大串、大粒，以一串8～12兩，每顆約10公克的為優。如果蘊藏抗氧化精華的葡萄皮無法被孩子接受的話，葡萄乾、新鮮葡萄汁也是另類選擇。

POINT

　　葡萄的產季約在每年的6月～8月，果皮表面完整無損傷、果實飽滿且握在手中不軟不硬者，就是好品質的葡萄喔！

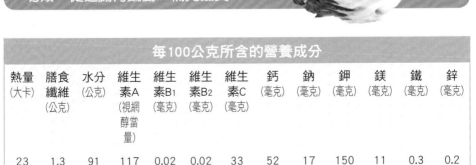

保護胃黏膜

紫高麗菜

▶ 功效：促進腸胃蠕動、補充鐵質

每100公克所含的營養成分												
熱量 (大卡)	膳食 纖維 (公克)	水分 (公克)	維生 素A (視網 醇當 量)	維生 素B1 (毫克)	維生 素B2 (毫克)	維生 素C (毫克)	鈣 (毫克)	鈉 (毫克)	鉀 (毫克)	鎂 (毫克)	鐵 (毫克)	鋅 (毫克)
23	1.3	91	117	0.02	0.02	33	52	17	150	11	0.3	0.2

　　高麗菜是營養價值極高的蔬菜，也因為味道鮮甜，小朋友都很容易接受。而它的好朋友－紫高麗菜，鮮豔的紫色正是花青素的外在呈現色，除了抗氧化的效果之外，也含有保護胃黏膜的營養元素。在美國防癌協會所建議的30種防癌蔬果裡，就有它的蹤跡哦！

　　生食紫高麗菜時難免略帶菜味，可在切絲後灑鹽略抓一下，不但能保持漂亮顏色，也能減輕生辣味。另外，紫高麗菜用來炒煮，時間一久顏色會變得灰紫，烹調時，可添加少量的醋或檸檬汁，便能保持亮麗原色。

POINT

紫高麗菜以初秋種品質為最佳，盡量挑選球體蓬鬆葉片完整、帶清脆感者，而且剛買回家的時候，別急著放入冰箱，先放在通風處2～3天，讓農藥完全揮發。

讓孩子更愛吃的必學妙招

　　因為口感偏硬、清脆，因此通常都用於沙拉中，使料理顏色更多元。也可以將它切細絲後泡冰水，再搭配甜甜的玉米粒、穀麥片等等，減低青菜特殊的氣味。而搭配酸甜的梅子類一起調理，更有助軟化纖維，增加滑順口感。

防止視力退化
紫地瓜

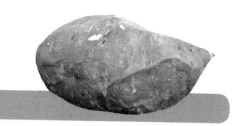

功效：補充鈣質、提高肝功能

每100公克所含的營養成分												
熱量 (大卡)	膳食 纖維 (公克)	水分 (公克)	維生 素A (視網 醇當 量)	維生 素B₁ (毫克)	維生 素B₂ (毫克)	維生 素C (毫克)	鈣 (毫克)	鈉 (毫克)	鉀 (毫克)	鎂 (毫克)	鐵 (毫克)	鋅 (毫克)
124	2.4	69	1520	0.07	0.02	13	34	44	290	28	0.5	0.3

在國外有「太空保健食品」之稱，因外型及色澤的緣故，又被稱為芋仔甘藷。除了一般地瓜的營養成分，如澱粉、纖維素及礦物質等營養成分之外，更多了紫色原料的抗氧化素，是營養密度很高的根莖類食物，也是既可以吃飽也可以吃「巧」的好東西。

紫地瓜的纖維含量高，甜度不像一般的黃肉或紅肉地瓜來得高，但它鮮豔的顏色卻是最天然的染色劑。蒸煮後壓成泥狀揉進麵糰裡，做成各式麵點；或是加點地瓜粉、太白粉做成地瓜圓，就是色香味俱全的最佳點心了！

讓孩子更愛吃的必學妙招

營養豐富的紫地瓜不宜水煮，因為原本漂亮的顏色會變得灰黑、不吸引人。建議可以切塊跟白飯烹調，熱熱吃、軟綿香甜，還能增加主食中的營養素；吃不完的部分還可以搭配燕麥、薏仁、松子、腰果、核桃及鮮奶打成五穀堅果奶，就成了孩子們最健康的早餐。

POINT

選購紫地瓜時，以外型寬胖厚實者為佳。避免選擇已遭外力壓迫而斷裂的地瓜。購回後最好放在陰涼乾燥通風處，若是受潮發芽，就不適合再食用。

拯救孩子的惡視力

桑葚

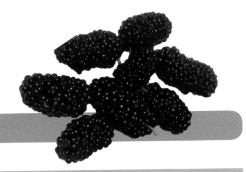

▶ 功效：提升食欲、保護視力

每100公克所含的營養成分												
熱量 (大卡)	膳食 纖維 (公克)	水分 (公克)	維生 素A (視網 醇當 量)	維生 素B1 (毫克)	維生 素B2 (毫克)	維生 素C (毫克)	鈣 (毫克)	鈉 (毫克)	鉀 (毫克)	鎂 (毫克)	鐵 (毫克)	鋅 (毫克)
43	1.7	87.68	25	0.029	0.101	36.4	39	10	194	18	1.85	0.12

桑葚是古代皇帝御用的補品，在傳統中醫使用上十分廣泛，對皮膚、免疫力、心血管及眼睛都有不小的助益。酸酸甜甜的味道有開胃效果，打成果汁後還是強力的腸胃清道夫，有助腸道暢通。由於鮮果的採收期僅兩個月，盛產時節可買來製成果醬，延長賞味期。

採買桑葚時挑選顏色呈深紫紅色接近黑紫色的較好。由於桑葚表皮極薄，取用或放置時都要特別小心；沖洗時盡量用浸洗的方式將灰塵及雜屑洗去，要趁鮮生食的話，最後再用冷開水沖洗一次即可。

POINT

　　選購桑葚時，要以肉豐厚實、顏色呈現深紫紅色近黑色，沒有發霉腐爛或是擠壓的痕跡為挑選原則。因保存不易，可以將沒吃完的桑椹煮成果醬或浸泡成果醋、果酒。

讓孩子更愛吃的必學妙招

　　成熟的桑葚色澤黑紫，甜度高，攪打成汁、搭配麥芽糖做成蜜餞或果醬，就成了無防腐劑、糖精、色素或其他添加物的天然健康點心。不過，因屬性偏寒，還是得依體質適量攝取，以免造成孩子們小小腸胃的負擔。

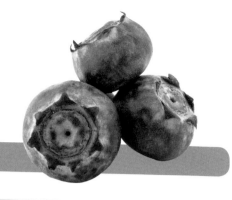

讓記憶力UP！

藍莓

功效：維持好眼力、增強抵抗力

每100公克所含的營養成分											
熱量 (大卡)	膳食 纖維 (公克)	水分 (公克)	維生 素A (視網 醇當 量)	維生 素B1 (毫克)	維生 素B2 (毫克)	維生 素C (毫克)	鈣 (毫克)	鈉 (毫克)	鉀 (毫克)	鎂 (毫克)	鐵 (毫克)	鋅 (毫克)
57	2.4	84.21	54	0.037	0.041	9.7	6	1	77	6	0.28	0.24

　　被美國時代雜誌推薦為十大健康食品之一的藍莓，可以幫助眼睛的視紫質再生而維持良好視力，也有保護皮膚與增加身體抵抗力的效果。國外的動物實驗中也顯示：有餵養藍莓的老鼠記憶力跟運動表現都比較優秀。同時也是老少咸宜又好吃的健康食品。

　　嬌嫩的藍莓不耐久放，如果買回後不馬上食用，可清洗乾淨後、密封放入冷凍庫以延長保存時間；亦可加點檸檬汁及適量的砂糖小火熬煮成濃稠的果醬。煮果醬時若使用的是冷凍藍莓，則必須先解凍再進行熬煮。

讓孩子更愛吃的必學妙招

　　新鮮攝取或添加於沙拉提味，是最能保持營養不流失的最佳方式；而搭配優酪乳、牛奶、香蕉打汁飲用，或調味後運用於糕點、果醬、冰淇淋裡，美妙滋味保證讓小朋友們一口接一口！

POINT

　　想要採購新鮮藍莓，要找果皮光澤平滑、果肉堅實飽滿。顏色帶紅的藍莓表示尚未成熟，但可應用在烹調上。買回家後，要儘速將藍莓放置冰箱冷藏，並食用完。

PART 1
05

黃橘色食材，
強化視力的超級營養

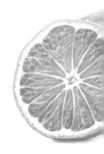

黃橘色系是一種溫暖有活力的象徵，有著豐碩秋收的自然意象，因此這一類食物也讓人特別有富含健康成分、味道香濃的聯想；很有引發食欲的效果。它們的外觀，同樣也是來自所含有的天然色素，例如類黃酮及葉黃素等等。

依據中醫理論，黃橘色蔬果屬五行中的「土」，對應「脾」。因脾主運化，人體的五臟六腑都有賴脾胃的滋養，因此多吃南瓜、木瓜、地瓜等黃色食物，有益內臟運作，能益氣健脾、增強腸胃功能，補充元氣並調節新陳代謝。

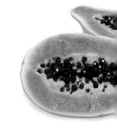

黃橘色食物　營養總體檢

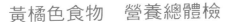

地瓜、玉米、南瓜這一類黃橘色食物，除了含有大量複合碳水化合物、植物蛋白，也含有豐富的維生素A；其他如柑橘類及木瓜則另外富含維生素C成分。寶貴的植化素包括：β-胡蘿蔔素、茄紅素、葉黃素、玉米黃素、對香豆酸、阿魏酸等。

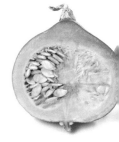

維護眼睛健康

黃橘色的蔬菜如南瓜、地瓜、胡蘿蔔，都含有非常優異的維生素A；加上其中的β-胡蘿蔔素也是維生素A的前驅物；另外還有葉黃素、玉米黃素等等，都能為視網膜提供良好的防護，保護孩子的眼睛免受紫外線的傷害，進而達到提升視力。

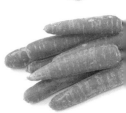

強化免疫力

在黃橘色的天然蔬果植物中，除了具備有抗氧化三大元

素－維生素A、C、E之外，普遍含有的胡蘿蔔素，以及存在於木瓜、芒果、胡蘿蔔中的β-隱黃素，都是很強的抗氧化素，能快速修復DNA，讓身體有更好的防禦力，並遠離癌症威脅。

改善消化系統

中醫裡所說的益氣健脾的功效，在營養素分析裡也可以得到印證。鳳梨及木瓜當中的酵素，可以幫助食物中的蛋白質被分解利用，提高人體的吸收率，做為飯後水果十分適合。

此外，地瓜、柿子、柳丁也有豐富的膳食纖維，能好好掃除腸道中的廢物及有害物質，增進消化功能，避免便便不順。

有助強化骨骼

雖然在黃橘色的蔬果中，我們並沒有看到鈣的含量特別突出。但它特有的β-隱黃素，卻能刺激成骨細胞的活性，增加骨質的合成，對於預防骨質流失、強壯骨骼也具有效用。

黃橘色食材四季新鮮採買術

市場上的黃橘色蔬菜以根莖類最常見，因為耐儲運，所以有些種類在非盛期也有冷藏貨或進口品可供應，全年都能買到。以下是黃橘色蔬果在台灣本地盛產的月份，提供媽咪們做為採購參考。

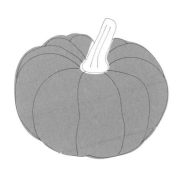

蔬菜類

	1月	2月	3月	4月	5月	6月	7月	8月	9月	10月	11月	12月
金針					★	★	★	★	★	★		
韭黃		★	★									
嫩薑					★	★	★	★	★	★		
玉米	★	★	★	★					★	★	★	★
南瓜	★	★	★	★	★	★	★					
胡蘿蔔	★	★	★	★							★	
黃地瓜	★	★	★	★						★	★	★
馬鈴薯	★	★										
花生							★	★				

水果類

	1月	2月	3月	4月	5月	6月	7月	8月	9月	10月	11月	12月
鳳梨					★	★	★	★				
柳丁	★										★	★
芒果					★	★	★	★				
桶柑	★	★	★	★								
茂谷柑	★	★	★								★	★
椪柑									★	★	★	
金棗		★	★	★								
枇杷	★	★	★	★	★						★	★
木瓜								★	★	★	★	★
哈密瓜						★	★					
葡萄柚								★	★	★	★	★
柿子									★	★	★	
百香果	★	★	★				★	★	★	★	★	★
水蜜桃						★	★	★				

※★代表盛產月份

你的孩子，
最需要這些黃橘色食物！

大部分的黃橘色蔬果，都具有香甜的氣息，孩子大多能接受。雖然它們所提供的胡蘿蔔素非常有益健康，但一時吃得過多可能會導致小朋友的手腳變得黃黃的。所幸這些天然色素會慢慢自行消退，媽咪別擔心！不過，還是要適量食用喔！

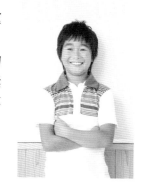

**橘黃色蔬菜
多吃的好處**

維護視力健康
補充元氣
增強腸胃
活化造血
調節新陳代謝

營養師都說讚的黃橘色

蔬菜類
金針、胡蘿蔔、鳳梨

水果類
鳳梨、柳丁、芒果、柑橘、葡萄柚、木瓜、哈密瓜

根莖類
地瓜、南瓜

穀物及豆類
黃豆、小米、糙米、燕麥、玉米

其他
鮭魚、蛋黃

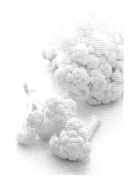

Box

不良的飲食結構與習慣是誘發孩子近視的原因之一，而橘黃色食物大多含有葉黃素及維生素A，有助於視力的維護。此外，豐富的維生素C、β-胡蘿蔔素，都可以幫孩子提高細胞免疫力，不僅能預防感冒，就算感冒了也能加快康復的速度。

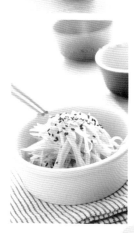

天然酵素助消化
鳳梨

▶ 功效：減緩發炎、增進食欲

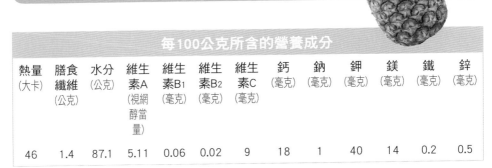

每100公克所含的營養成分												
熱量 (大卡)	膳食 纖維 (公克)	水分 (公克)	維生 素A (視網 醇當 量)	維生 素B1 (毫克)	維生 素B2 (毫克)	維生 素C (毫克)	鈣 (毫克)	鈉 (毫克)	鉀 (毫克)	鎂 (毫克)	鐵 (毫克)	鋅 (毫克)
46	1.4	87.1	5.11	0.06	0.02	9	18	1	40	14	0.2	0.5

鳳梨含有天然的消化成分－鳳梨酵素，如同木瓜酵素一般，能分解蛋白質，幫助消化，促進食欲，很適合飯後食用。酵素也可減緩發炎症狀引起的不適感。

亦含有阿魏酸、綠原酸等植化素；阿魏酸可以減低紫外線的傷害，對於長時間需待在戶外活動的小朋友，鳳梨是很不錯的點心選擇。

挑選鳳梨，原則上以果皮金黃帶點綠色的較好，若果皮上的稜目過紅或過黃，要注意觀察頂端的冠芽及稜目上的苞片有無枯萎。鮮度較好的鳳梨，果目應是飽滿突起且具有亮度，冠芽、苞片及果柄沒有萎凋或發霉狀態。

讓孩子更愛吃的必學妙招

有許多小朋友懼怕吃鳳梨，原因在於舌頭碰觸後常有感覺被「咬」及口腔發癢的不舒服感覺。建議切好後浸泡於淡鹽水中，減少對口腔黏膜產生的刺激。

鳳梨與肉類一起烹煮或醃肉時加入鳳梨泥，可使肉質變得軟嫩好入口。製備甜點（如果凍）時，因新鮮鳳梨的酵素成分會破壞凝膠結構而無法成形，可改選用罐頭鳳梨。

POINT

鳳梨外表越紅就表示越甜，若外皮為青綠色則表示尚未成熟。如果鳳梨買回家沒有立即食用，一定要倒立存放在陰涼通風處，若是已經切下的果肉吃不完，可以暫時冷藏，但仍要儘早吃完。

南瓜

功效：提升免疫力、健脾暖胃

每100公克所含的營養成分

熱量（大卡）	膳食纖維（公克）	水分（公克）	維生素A（視網醇當量）（毫克）	維生素B1（毫克）	維生素B2（毫克）	維生素C（毫克）	鈣（毫克）	鈉（毫克）	鉀（毫克）	鎂（毫克）	鐵（毫克）	鋅（毫克）
64	1.7	82	874.6	0.12	0.03	3	9	1	320.1	14	0.4	0.4

含有豐富的維生素A，可溶性纖維、葉黃素、鈣、鉀，以及幼兒必需的胺基酸等等。上述營養成分及植化素可以提升兒童的免疫能力，預防感冒病毒的侵入。以中醫的觀點來看，南瓜味甘、性溫，具有健脾暖胃、消痰止咳的功能。

南瓜也是耐久放的食材之一，一般來說，置放於室內陰涼處，約可存放半個月之久。食用前將表面刷洗乾淨，去除囊籽後，保留外皮直接切塊用來烹煮，可克服瓜肉久煮軟爛的特性，而且連皮一起食用，口感更加軟Q呢！

讓孩子更愛吃的必學妙招

若家中寶貝不怎麼喜歡南瓜味道時，建議媽咪可以加入洋蔥、起司、牛奶、黑胡椒等味道稍重的食材來搭配製作成南瓜饗點，例如南瓜海鮮濃湯、南瓜起司餅、南瓜咖哩飯；或是代替馬鈴薯，加入絞肉及調味料油煎製成南瓜可樂餅，就能馬上打開孩子的味蕾。

POINT

應挑選外觀完整、顏色呈淡褐色者，這樣的外觀表示其吸收了充足養分，口感也會比較好。只須放在陰涼或乾燥的通風處儲存即可。

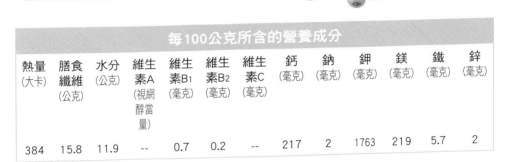

有助幼兒腦部的成長發育

黃豆

功效：強化骨骼、增強成長發育

每100公克所含的營養成分												
熱量 (大卡)	膳食 纖維 (公克)	水分 (公克)	維生 素A (視網 醇當 量)	維生 素B1 (毫克)	維生 素B2 (毫克)	維生 素C (毫克)	鈣 (毫克)	鈉 (毫克)	鉀 (毫克)	鎂 (毫克)	鐵 (毫克)	鋅 (毫克)
384	15.8	11.9	--	0.7	0.2	--	217	2	1763	219	5.7	2

　　蛋白質裡含有大部份人體所需的必需胺基酸，其蛋白質利用率相近於肉類。所含的脂肪有50%為亞麻油酸，是維持生理功能不可或缺的必需脂肪酸，此一成分身體不能合成僅能由食物獲得。而卵磷脂則有助於嬰幼兒神經系統及腦細胞發育。使用黃豆或其製品取代一餐的肉類，既健康又環保！

　　以黃豆為原料製成的豆製品很多，如豆漿、豆腐、豆干等，皆為很好的植物性蛋白質來源。正常的豆製品，外觀應呈現淡淡的黃色；若顏色過於白皙，可能是添加了俗稱雙氧水的過氧化氫，而達到漂白效果。

讓孩子更愛吃的必學妙招

　　可加入米飯中烹煮成黃豆飯，或是熬煮黃豆排骨湯，都能嚐到黃豆清香的好味道。不過，黃豆較不易快速煮熟，建議以低濃度的鹽水（2杯水約500 c.c.，再加5公克食鹽）浸泡一晚後再烹調，不但可減少烹煮時間，也能讓口感更適合小朋友食用。

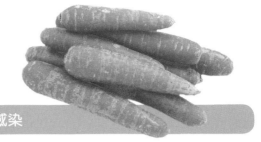

提升皮膚抵抗力

胡蘿蔔

▶ 功效：保護視力、預防呼吸道感染

每100公克所含的營養成分												
熱量 (大卡)	膳食 纖維 (公克)	水分 (公克)	維生 素A (視網 醇當 量)	維生 素B₁ (毫克)	維生 素B₂ (毫克)	維生 素C (毫克)	鈣 (毫克)	鈉 (毫克)	鉀 (毫克)	鎂 (毫克)	鐵 (毫克)	鋅 (毫克)
38	2.6	90	10011.9	0.03	0.04	4	30	79.3	290.9	16.1	0.4	0.3

　　胡蘿蔔所含有的豐富 β-胡蘿蔔素，是其他蔬果無法媲美的。適量的攝取胡蘿蔔不僅可以保護兒童視力，還能增強皮膚的抵抗力，預防呼吸道感染。除 β-胡蘿蔔素外，亦含有葉黃素、β-隱黃素、茄紅素等等植化素，對保護寶貝們的心臟功能也有很強的效用。

　　很多人都會將胡蘿蔔加其他水果打成果菜汁飲用，但生食胡蘿蔔不但無法吸收到其中的胡蘿蔔素，它獨特的分解酶還會破壞水果的維生素C，如果要製作果汁飲用，事先蒸熟再打成汁較好。

讓孩子更愛吃的必學妙招

　　早期胡蘿蔔的腥味較重，近幾年多次改良過的品種則美味許多。胡蘿蔔常被小朋友列為不喜愛的食物之一，原因就在於它的特殊氣味，建議以熟食方式提供，或是改變原本的形狀，例如將胡蘿蔔打汁拌於麵粉中製成水餃皮或煎餅。增加變化性，以漸進式方式給予，小寶貝自然而然就能接受。

POINT

　　購買時，選擇顏色鮮豔、表皮光滑、形狀勻稱結實的品項，如果胡蘿蔔買回來時已經清洗過，可用乾報紙包起放入塑膠袋中，再移置冰箱冷藏。

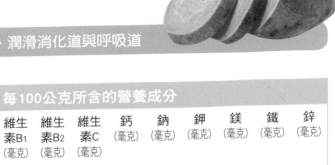

對抗發炎

地瓜

功效：增加飽足感、潤滑消化道與呼吸道

每100公克所含的營養成分												
熱量 (大卡)	膳食 纖維 (公克)	水分 (公克)	維生 素A (視網 醇當 量)	維生 素B1 (毫克)	維生 素B2 (毫克)	維生 素C (毫克)	鈣 (毫克)	鈉 (毫克)	鉀 (毫克)	鎂 (毫克)	鐵 (毫克)	鋅 (毫克)
123.9	2.4	69.1	1518.5	0.07	0.03	13	34	44	289.7	28	0.5	0.3

又名甘藷、蕃薯、紅薯，含β-胡蘿蔔素、咖啡酸、綠原酸及槲皮素等植化素。其白色汁液含有黏液蛋白，為膠原及黏多糖類物質組成，對人體具有特殊的保護力，能潤滑消化道與呼吸道，對抗發炎反應。豐富的膳食纖維可增加大便體積，降低小兒便秘的發生機率；也可增加飽足感，有助於胖孩子們控制體重。

馬鈴薯如果出現芽眼就不能吃，那發了芽的地瓜可以嗎？雖然地瓜不像馬鈴薯發芽後會產生有害人體的毒素，削掉後還是可以吃的，不過無論營養及味道、口感都會大打折扣了。

讓孩子更愛吃的必學妙招

地瓜含有氧化酵素，經由胃酸作用後會產生二氧化碳，導致脹氣、放屁。為減少不適情形發生，可將地瓜切塊後浸泡鹽水、加以蒸煮。因味道香甜，受到大部分孩子的喜愛，早上蒸一小條地瓜當早餐；或是切塊與白飯一起煮，輕鬆快速就能享受它的美味與益處。

POINT

選購地瓜時，別忘了要注意型體是否完整、豐碩，外表有無黑色斑點或被蟲蛀過的痕跡，若是已經發芽的地瓜就千萬不要選！回家後只要將其放在陰暗、涼爽的通風處，就能存放約一個星期。

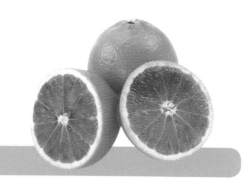

緩解感冒不適
柳丁

▶ 功效：預防皮膚乾燥、暢通腸道

每100公克所含的營養成分												
熱量 (大卡)	膳食 纖維 (公克)	水分 (公克)	維生 素A (視網 醇當 量)	維生 素B1 (毫克)	維生 素B2 (毫克)	維生 素C (毫克)	鈣 (毫克)	鈉 (毫克)	鉀 (毫克)	鎂 (毫克)	鐵 (毫克)	鋅 (毫克)
43	2.3	88	--	0.06	0.04	38	32	10	120	12	0.2	0.1

又名柳橙，富含維生素C、生物類黃酮。如遇寶貝發燒、喉嚨痛可吃柳橙補充維生素C緩解不適。另外，它的膳食纖維在水果界中排名至少在前五名之內，也是預防便秘的好水果。因此，建議媽咪們在打成果汁時，千萬別為了寶貝飲用的便利而濾掉最寶貴的膳食纖維哦！

要挑選好吃的柳丁，可觀察外型有如蛋形飽滿，顏色呈現均勻的鮮黃色；果皮光滑帶有亮度、毛孔細小；手握柳丁，感覺皮薄的，且拿在手上重量沉的，口感較多汁。

讓孩子更愛吃的必學妙招

柳橙的盛產季節為10月至翌年2月，國內雖有生產不同品種，但仍以卵型柳橙為主，也就是俗稱的「雞蛋丁」，甜度高、微酸口感極佳。除了直接食用、榨汁外，也可用來入菜、製作餐點，例如香橙雞排、橙汁排骨、香橙蛋糕等，保證小朋友都會喜愛的。

POINT

在挑選柳丁時，原則上以深橙黃色、果皮油胞細緻光滑、果肉飽滿有彈性為佳品；如果沒有要馬上食用就不要清洗，先放入紙袋或塑膠袋後，再放入冰箱冷藏。

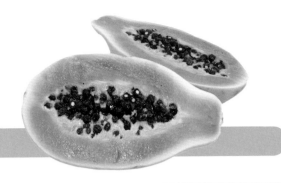

分解蛋白質

木瓜

功效：健脾胃、助消化

每100公克所含的營養成分												
熱量 (大卡)	膳食 纖維 (公克)	水分 (公克)	維生 素A (視網 醇當 量)	維生 素B1 (毫克)	維生 素B2 (毫克)	維生 素C (毫克)	鈣 (毫克)	鈉 (毫克)	鉀 (毫克)	鎂 (毫克)	鐵 (毫克)	鋅 (毫克)
52	1.7	85	41	0.03	0.4	74	18	4	220	12	0.2	0.2

木瓜含有 β-胡蘿蔔素，以及維生素A、B、C、鉀、木瓜酵素、β-隱黃素、茄紅素等等。木瓜酵素能分解蛋白質並有助消化作用，對消化不良的兒童相當有助益；還可幫助分解肉食，減輕腸胃的工作量。此外，木瓜中的水溶性纖維有促進腸道蠕動的功能，幫助幼兒排便順暢。

不是在主要產季生產的木瓜，有時候在靠近果皮處容易發生苦味，這時只好切掉此一部位的果肉了。而就算木瓜很香甜，加了鮮奶打成汁後也不宜久放，同樣會有苦澀味，還是吃新鮮、吃當季最好。

讓孩子更愛吃的必學妙招

挑選木瓜以果皮細緻且光滑，綠中帶黃，外表無瘀傷、發霉及腐爛為佳。熟成的木瓜會由果梗的地方開始軟化，可作為食用依據。一般而言，秋冬之際的木瓜品質佳、甜度也較高。

POINT

採買木瓜時，選擇果皮清淨有光澤、果型端正飽滿、散發香氣者為佳。只要放在室內陰涼處即可存放，當果皮起斑點或變褐黑色時，要盡快食用完畢。

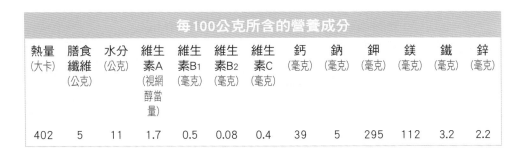

增加腸道益菌
燕麥

▶ 功效：促進腸道蠕動、排除體內廢物

每100公克所含的營養成分												
熱量 (大卡)	膳食 纖維 (公克)	水分 (公克)	維生 素A (視網 醇當 量)	維生 素B1 (毫克)	維生 素B2 (毫克)	維生 素C (毫克)	鈣 (毫克)	鈉 (毫克)	鉀 (毫克)	鎂 (毫克)	鐵 (毫克)	鋅 (毫克)
402	5	11	1.7	0.5	0.08	0.4	39	5	295	112	3.2	2.2

　　水溶性纖維具有降低血中壞膽固醇及三酸甘油脂的功效，對心血管相當有益。在加工過程中保留較多燕麥麩皮，相較於其他穀類製品，擁有更大量的膳食纖維，能改善腸道內細菌叢生態，有助益菌生長，增加糞便體積、促進腸道蠕動，加速體內廢物排除，幫助孩子們「嗯嗯」更順利！

　　由於燕麥的健康好處近年來廣為人知，市面上的燕麥產品也越來越多，例如燕麥奶、三合一即溶燕麥等。建議盡量食用完整的燕麥粒或燕麥片，像是加入米飯裡一起烹煮較好，可免除市售產品可能添加的糖、奶精、增稠劑等等物質。

讓孩子更愛吃的必學妙招

　　目前市面上有許多燕麥加工產品，如燕麥片、穀片、麥精，可用來做成寶貝的早餐並搭配牛奶或雞蛋，就成為既豐富又營養的餐點。也可利用燕麥片做成各式的鹹甜點，像是燕麥餅干、鬆餅、奶酪等等。

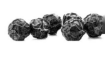
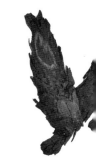

PART 1
06

黑色食材，
平衡身心的魔術師

黑色，常帶給人一種肅穆、權威、神祕且沉著的感覺。而蔬果的黑色來自其中含有的大量花青素，包括黑豆、黑芝麻、香菇等；通常也有著味道香濃的特色，經適當搭配能提升香氣、增進食欲。

中醫主張黑色食物入腎。「腎為先天之本」，掌管人體的生長發育、生殖、泌尿等等功能，同時也跟神經、骨骼、造血、免疫、內分泌都有密切關係。因此多吃黑色食物能養腎、調整生理功能，還有烏髮、延緩衰老的功效。

黑色食物　營養總體檢

黑色食物含有蛋白質、胺基酸、亞麻油酸、粗纖維，維生素B群、E以及鈣、鐵等多種營養。豐富的植化素有：花青素、檞皮素、山奈酚、綠原酸、阿魏酸等等。

提升大腦及代謝功能

一般而言，植物性的黑色食物如黑芝麻、黑豆、核桃，比起其他顏色含有較多脂肪酸，而且大多為不飽和的脂肪酸。這是有助腦部及神經系統發育的必要營養；還能幫助飽和脂肪酸及膽固醇代謝，防止血液中的膽固醇沉積。對孩子的智力發展及保護心血管均有好處。

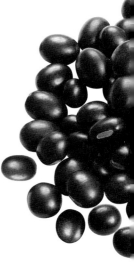

增強免疫系統

黑色食物裡含量相當高的維生素E，本身就有促進免疫系統功能，保護細胞免受自由基破壞的功效。香菇中的多醣體則可抑制腫瘤、增加細胞免疫力。而豐富的植化素像是花

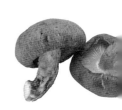

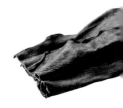

青素、槲皮素等等,也都能夠強化細胞,去除活性氧,抑制體內致癌物質的生成。

潤澤肌膚

蛋白質、脂肪、胺基酸等營養成分,在黑色食物裡的含量都比別種顏色的食物較多。這些營養都是促進皮膚及肌肉發展的關鍵;花青素與含有維生素C食物一起攝取可以增加皮膚的光滑度、避免老化;槲皮素則能保護皮膚不受紫外線傷害。

改善並預防便秘

黑色食物中富含的亞麻油酸能潤腸通便,緩解便秘現象,例如黑芝麻。像黑棗梅、黑木耳均含有豐富的膳食纖維,加上黑木耳的植物膠質,這些都是能促進胃腸蠕動的營養成分。除了能幫助輕鬆排便之外,還能減少脂肪的吸收,對胖孩子來說也是很理想的食物。

四季黑色食材,這樣選購,媽媽最安心

市場上的黑色蔬果選擇性較少,不妨增加穀豆類的食物做為補充。以下是黑色蔬菜在台灣本地盛產的月份,提供媽咪們做為採購參考。

	1月	2月	3月	4月	5月	6月	7月	8月	9月	10月	11月	12月
黑木耳	★	★	★	★	★	★	★	★	★	★	★	★
鮮香菇			★	★	★	★	★	★	★	★		
牛蒡	★	★								★	★	★
栗子							★	★	★			
龍眼								★	★			
黑豆	★	★	★									★

以龍眼曬製成的桂圓幾乎全年皆可購買。

※★代表盛產月份

你的孩子，
最需要這些黑色食物！

黑木耳、香菇或是海參這一類黑色食物，因為其貌不揚，本身味道也不討喜，孩子的接受度普遍不高。不妨用來做為餐盤上的小配角，並善加調味、烹調，讓小朋友先從少量開始適應，讓黑色食物為抵抗力再加上一層防護罩！

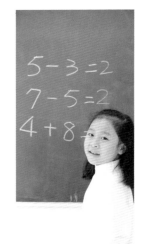

**黑色蔬菜
多吃的好處**

增強免疫
潤澤肌膚
調整生理功能
提升大腦及代謝功能

營養師都說讚的黑色食物

穀物及豆類
黑芝麻、黑豆

蔬果類
黑木耳、香菇、黑李、桂圓、

海鮮、肉類
海參、鱔魚

其他
核桃、栗子

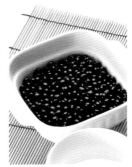

Box

黑色食品對孩子而言營養豐富，含有大量蛋白質、胺基酸、維生素等營養素，其中所含的不飽和脂肪酸有助腦部及神經系統發育，而豐富的蛋白質、胺基酸都是促進皮膚及肌肉發展的關鍵，並有助皮膚抵抗外在的傷害。

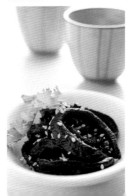

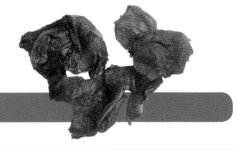

趕走疲勞的良方

桂圓

功效：降低疲勞、穩定情緒

每100公克所含的營養成分												
熱量 (大卡)	膳食 纖維 (公克)	水分 (公克)	維生 素A (視網 醇當 量)	維生 素B₁ (毫克)	維生 素B₂ (毫克)	維生 素C (毫克)	鈣 (毫克)	鈉 (毫克)	鉀 (毫克)	鎂 (毫克)	鐵 (毫克)	鋅 (毫克)
265	2.5	19.1	0	0.03	0	0.4	72	9	1300	53	1.5	0.8

　　俗稱龍眼乾，是豐富鉀含量的食材來源。由於鉀在人體內有掌管神經傳導，並提供氧氣給腦部的功能，所以若能攝取到充足的鉀，人就比較不容易發生倦怠、疲勞感。中醫認為它屬「上火」食物，由於味道香甜、很容易讓人一口接一口，要小心孩子別吃太多了，以免引發口乾舌燥的現象。

　　用桂圓熬煮甜湯或粥品時，若想保留桂圓脆嫩的口感，則最好等到快起鍋前5分鐘再加進去一起滾煮即可，這樣桂圓咀嚼時也仍會帶有本身的香氣與甜味。

讓孩子更愛吃的必學妙招

　　現在的小朋友常用含糖飲料來取代白開水，如何減少飲料的給予、增加水分攝取，似乎是每個媽咪頭痛的課題。不妨利用低熱量的桂圓茶來代替飲料，補充流失的水分；也可以與肉品一起熬煮，增加料理甜甜的口感。另外龍眼乾因為多以手工剝殼、曝曬製成，選購時需注意是否混有雜質。

> **POINT**
>
> 桂圓以外皮粉粉且薄，果粒大又富彈性者為選購目標。只要放在陰涼通風處就可以儲放，也可選擇放入冰箱中冷藏。

腸道保衛隊

黑李

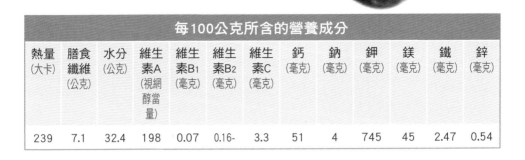

▶ 功效：協助身體代謝、預防及改善便秘

每100公克所含的營養成分												
熱量 (大卡)	膳食 纖維 (公克)	水分 (公克)	維生 素A (視網 醇當 量)	維生 素B1 (毫克)	維生 素B2 (毫克)	維生 素C (毫克)	鈣 (毫克)	鈉 (毫克)	鉀 (毫克)	鎂 (毫克)	鐵 (毫克)	鋅 (毫克)
239	7.1	32.4	198	0.07	0.16-	3.3	51	4	745	45	2.47	0.54

又稱黑布李、黑布崙，含有豐富的維生素與礦物質成分，例如護眼大功臣－維生素A、協助身體代謝的維生素B群，以及鈣、鐵、鉀等礦物質。此外，為數可觀的膳食纖維及果膠，可是保健腸道、清除宿便、預防及改善便秘的最佳法寶喔！

讓孩子更愛吃的必學妙招

黑李味道甘甜柔美，口感甚佳，相信孩子們都會很愛！除了當成水果食用，還可以做成各種甜點及果醬；亦可切成小丁加入早餐穀片裡，或是和其他蔬果作成沙拉輕食，都能達到適量補充營養的目的。

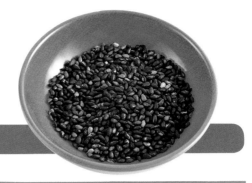

讓骨骼強健、頭髮烏黑的小祕密
黑芝麻

功效：降低發炎、穩定情緒

每100公克所含的營養成分												
熱量 (大卡)	膳食 纖維 (公克)	水分 (公克)	維生 素A (視網 醇當 量)	維生 素B1 (毫克)	維生 素B2 (毫克)	維生 素C (毫克)	鈣 (毫克)	鈉 (毫克)	鉀 (毫克)	鎂 (毫克)	鐵 (毫克)	鋅 (毫克)
517	16.8	6.4	0	0.84	0.25	1.2	1456	4	527	318	24.5	2.5

含有豐富的鈣質，每100公克就能提供超過成人所需的量，因此非常適合正在發育的小朋友們。另外，黑芝麻也是維生素E豐富的食材來源，這也是一種天然的抗氧化劑，能使身體細胞不受自由基的損害。其特殊的黑色外皮含有多酚類及單寧類物質，有助提升免疫、保護細胞。

黑芝麻及其製品與空氣接觸過久容易氧化，購回且拆封後最好放冰箱冷藏並盡快吃完。若發現已不具芝麻香氣反而發出油耗味，表示已經氧化變質了，這時可千萬不要再食用囉！

讓孩子更愛吃的必學妙招

炒過、研磨過的黑芝麻，除了風味較佳之外，也利於人體腸道的吸收，因此食用芝麻粉會比芝麻粒的營養來得更好。雖然黑芝麻營養豐富，但它屬油脂類，不建議多吃。另外，市售的黑芝麻醬，通常添加過多糖分及油脂，選購前要看清楚營養標示，以免吃進過多熱量。

> **POINT**
>
> 選購的原則為粒型飽滿完整、無雜質、無油耗味者，但因為其成分富油脂，容易氧化，所以最好放在密封以保持乾燥。

對腦部及心臟都相當有益

核桃

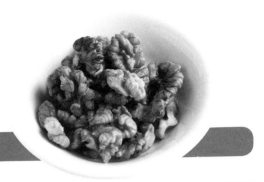

▶ 功效：降低發炎、穩定情緒

每100公克所含的營養成分												
熱量 (大卡)	膳食 纖維 (公克)	水分 (公克)	維生 素A (視網 醇當 量)	維生 素B1 (毫克)	維生 素B2 (毫克)	維生 素C (毫克)	鈣 (毫克)	鈉 (毫克)	鉀 (毫克)	鎂 (毫克)	鐵 (毫克)	鋅 (毫克)
680	5.5	3.1	5.6	0.47	0.11	1	74	10	434	153	2.8	2.7

含有豐富的礦物質—鋅，是促進膠原蛋白合成並使生長器官正常發育的重要物質，還能增強免疫力。其中的蛋白質大部分屬於容易被消化吸收的優質蛋白；富含的油脂也以亞麻油酸及次亞麻油酸等不飽和脂肪酸為主，對小朋友的大腦發育、降低發炎很有益處。

核桃、杏仁、花生這一類富含油脂的種子食物，從外觀較難得知是否新鮮，唯一可供判斷就是用鼻子聞聞看。因含有大量脂肪的關係，要是不夠新鮮，就會產生難聞的油耗味；事先宜選擇密封包裝者，可免因潮濕而變質。

讓孩子更愛吃的必學妙招

市售的核桃因為額外添加了糖分、食鹽及調味料，所以通常小朋友的接受度都較佳。其實自己買生核桃加以烘烤至油脂滲出，口感天然、又不會造成身體的負擔。除可整顆食用外，將核桃壓碎，直接灑在烹調好的菜餚上，又能增添另一番風味！

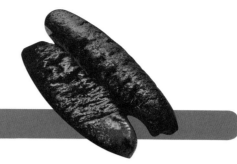

富含高生理價值的蛋白質

海參

功效：呵護皮膚、強筋健骨

每100公克所含的營養成分												
熱量 (大卡)	膳食纖維 (公克)	水分 (公克)	維生素A (視網醇當量)	維生素B1 (毫克)	維生素B2 (毫克)	維生素C (毫克)	鈣 (毫克)	鈉 (毫克)	鉀 (毫克)	鎂 (毫克)	鐵 (毫克)	鋅 (毫克)
28	--	93.1	20	--	--	--	55	91	2	30	0.4	0.3

海參每100公克的蛋白質含量約有7克，而這些蛋白質又以膠原蛋白為主。鼓勵小朋友可以多加攝取的原因，除了海參的熱量低（每100公克為28大卡）、脂肪含量也低之外；其含量豐富的膠質，對孩子們強壯筋骨、滋潤皮膚很有幫助。

購買乾海參來泡發需要花上好幾天的功夫，建議可向有信譽的商家購買水發海參，使用上較方便。選購時聞起來帶有大海天然的鹹腥味，且軟硬度均勻適中者，品質較佳。

讓孩子更愛吃的必學妙招

在烹調海參這類的食材，因為內部常藏有泥沙，所以食用前務必要用清水沖泡洗淨，以免影響口感。如果家中小寶貝不喜歡吃，可將海參切成絲，並搭配其他食材的味道並使用勾芡調味，海參吃起來就比較有滋味了，例如煮成羹湯或海鮮濃湯，味道吮指。

POINT

現在市面上的海參大多是被製成乾貨販售，如果要購買已經發好的海參，記得買回後要多加沖洗，且盡快烹煮食用。

Part 2

想要吃對營養，
爸媽一定要認識這30種植化素

　　我們這幾年常聽到的「彩虹飲食」，不只是因為繽紛色彩對人的食欲特別有提振效果，更重要的是：蔬果當中的五顏六色，蘊藏了它最寶貴的成分－「植化素」。

　　想要讓孩子吃對營養、更健康，這些植化素爸媽一定要先認識！

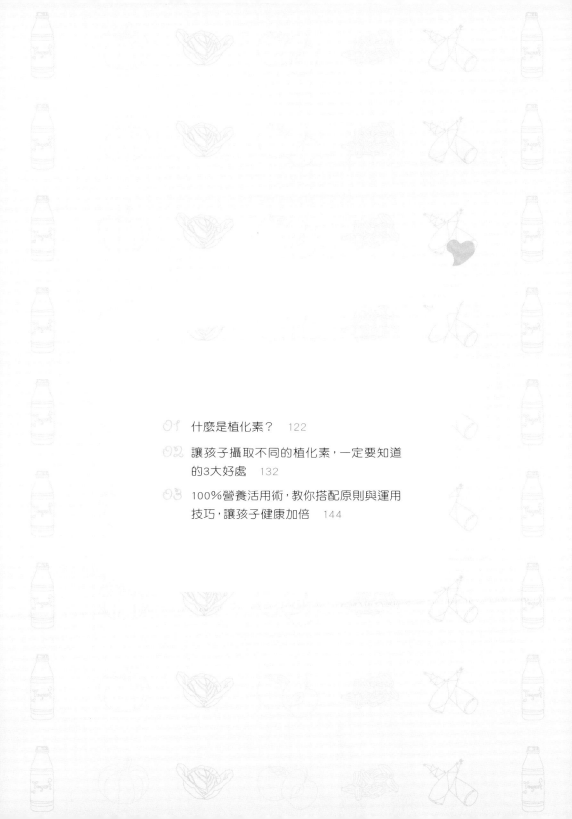

PART 2

01

什麼是植化素？

葡萄的紫色、番茄的艷紅色、南瓜的橙黃色等，除了提供賞心悅目的色彩、讓人忍不住要把它買回家之外，你知道嗎？這些顏色的形成其實是來自一種超級健康的營養元素喔！

我們經常聽到日常飲食裡要多吃蔬菜、水果，無非是為了攝取它們所擁有的豐富維生素及礦物質，另外，還有一種特殊的天然化學物質－植化素，到底什麼是植化素？本章有最詳盡的解說。

啟動人體自癒力的營養新星

植化素原來是植物本身用來防禦外來環境的傷害、驅趕蟲鳥攻擊或抵抗細菌、病毒的成分，也讓每種植物各自擁有特殊的顏色與氣味。近幾年來則發現，蔬果中的植化素對加強人體的免疫力、預防疾病、對抗老化及腫瘤、癌症有很好的功效，而且顏色越鮮豔亮麗的含量也越豐富。

植化素不像礦物質、維生素一樣：一旦缺乏就會產生特定的疾病，或影響身體機能的正常運作；因此它並不含在營養學家所定義的營養素之中，目前也未訂定出應攝取的劑量。但是，科學家卻發現它抗氧化、消除自由基的功能強大，可以使我們更強壯、不易生病，也能輔助其它維生素發揮功效。

因此，這些存在自然界已久的植物生化素，直到21世紀終於成為令人矚目的營養新星。到目前為止，科學家已經發現一萬種以上的植化素，而一種植物裡可能就含有上百種不同的植化素；相似顏色的蔬果所具有的功能也大致類似。因此，每天若能讓孩子均衡攝取多種不同顏色的蔬果，基本上就能得到不同功效的植化素，以下針對不同的植化素家族，給予全面解析。

類黃酮家族

包含我們常聽到的花青素、兒茶素等等，都是屬於類黃酮家族，這些營養素因為有促進血管健康的優點，最初被稱為維生素P。為酚類化合物中的一種，酚類化合物又是植物生化素當中最大的一群家族。

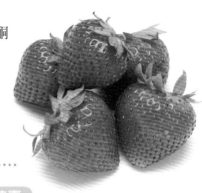

類黃酮素也稱為「生物類黃酮素」，在防止細胞受到氧化（即抗氧化）及抗癌方面有強大的效果；還能幫助維生素C更能發揮效用，以下就讓我更瞭解這個家族，對我們健康到底有哪些幫助吧！

1.花青素

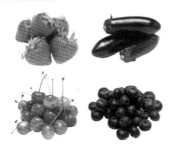

對身體好的功效：
❶是非常強力的抗氧化劑，能減少體內維生素C、E的消耗。
❷改善循環系統，促進皮膚健康。
❸抑制發炎與過敏，慢性發炎者應多攝取。
❹對抗輻射，預防近視。

這些食物含量多：
主要來自於紫色和紅色的蔬果，例如：櫻桃、茄子、葡萄、藍莓、草莓、蔓越莓等。

2.兒茶素

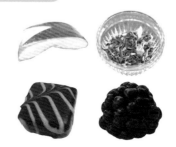

對身體好的功效：
❶對抗氧化，提升免疫力。
❷抑制病菌、修復細胞。
❸預防流行性感冒。

這些食物含量多：
綠茶中最多，蔬果則存在於紅色的蘋果、蔓越莓、柿子中，黑巧克力也是來源之一。

3.槲皮素

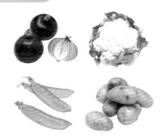

對身體好的功效：

❶可掃除自由基，減緩發炎症狀。

❷因可抑制組織胺產生及分泌，故可改善治療過敏現象。

❸能抑制癌細胞生長，降低肺癌及攝護腺癌發生率。

這些食物含量多：

在各色蔬果中皆有，如蘋果、洋蔥、萵苣、馬鈴薯、小番茄、豌豆、花椰菜、燕麥、綠豆等。

4.芸香素

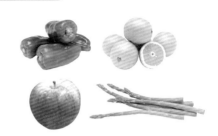

對身體好的功效：

❶抗氧化高手之一，還可以減少體內維生素C的消耗。

❷能減輕發炎症狀，促進傷口癒合。

❸可強化血管彈性，避免稍一碰撞就形成瘀青了。

這些食物含量多：

存在於綠色、紅色及橙黃色的蔬果中，例如蘋果（皮）、青椒、蘆筍、柳丁、柑橘類、葡萄柚等。

5.芹菜素

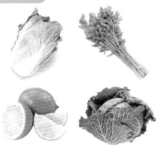

對身體好的功效：

❶可以抑制腫瘤細胞的複製週期而達到抗腫瘤效果。

❷能抑制發炎，達到降火氣、鎮靜的功效。

❸有助於抑制血小板凝集，使血管保持暢通，增加循環系統的健康。

這些食物含量多：

如芹菜、萵苣、大白菜、小白菜、檸檬、柳橙等。

6.檸檬黃素

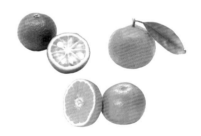

對身體好的功效：

❶具有減緩數種病毒複製的功效，進而緩解感冒症狀。

❷可抗氧化，清除過氧亞硝基陰離子，避免細胞受傷害。

❸降低膽固醇，保護心血管及心臟。

這些食物含量多：

較常出現在柑橘類水果中，維生素C含量較高的蔬果通常也含有檸檬黃素，例如檸檬、橘子、柳橙等。

7.山奈酚

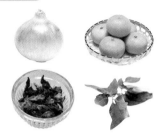

對身體好的功效：
❶可修補受損細胞，保持DNA及細胞膜的完整。
❷能避免壞膽固醇被氧化、黏在血管壁上，保持血管彈性。
❸與含有槲皮素的蔬果一起食用，打擊癌細胞更有力。

這些食物含量多：
在所有顏色的蔬果中幾乎都找得到，如洋蔥、花椰菜、地瓜葉、蘋果、葡萄、柑橘類等，紅茶、綠茶及銀杏中也有。

8.木犀草素

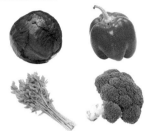

對身體好的功效：
❶消滅血管中的自由基，抑制癌細胞。
❷降低過敏反應。
❸有對抗發炎及抗菌的效果。

這些食物含量多：
主要分布於紅色及綠色蔬菜中，如：菠菜、芹菜、青花菜、高麗菜、萵苣、紅甜椒等。

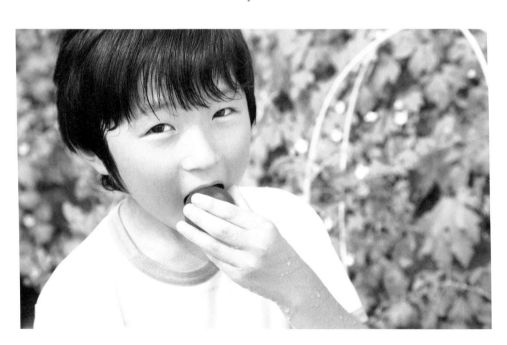

類胡蘿蔔素家族

包含茄紅素、β-胡蘿蔔素以及葉黃素等等，都是屬於類胡蘿蔔素家族成員之一喔。植物當中所含的類胡蘿蔔素有600種之多，但我們的飲食裡只有約50種。所有類胡蘿蔔素都是脂溶性的，大多呈現黃色、紅色及橙色。

各種類胡蘿蔔素之間有合作作用，與維生素C等抗氧化物質結合後更能發揮出強大效用。而某些類胡蘿蔔素會在人體內轉化成維生素A，保護皮膚及眼睛健康。

1.茄紅素

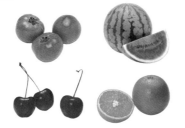

對身體好的功效：
❶是很強力的抗氧化物質，可修補人體受損的細胞。
❷除預防男性攝護腺癌，目前研究也指出可預防卵巢癌、肺癌、消化道癌症、乳癌。
❸新鮮番茄經加熱後才能由細胞壁中溶出茄紅素，加點橄欖油吸收率更好。

這些食物含量多：
多出現於紅色的蔬果中，例如：番茄（茄紅素最大的來源，又以熟透的番茄中含量最多）、西瓜、紅葡萄柚等。

2.β-胡蘿蔔素

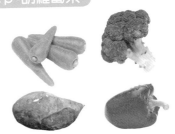

對身體好的功效：
❶是維生素A的主要來源。
❷維護表皮及黏膜的健康。
❸能保護視網膜，可預防或改善夜盲症、乾眼症。
❹加速DNA的修復速度。

這些食物含量多：
紅、橘黃、深綠色的蔬果裡含量多，例如紅蘿蔔、紅椒、芒果、地瓜、木瓜、菠菜、茼蒿、青花菜等。

3.β-隱黃素

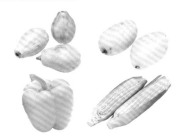

對身體好的功效：
❶能在人體內轉換成維生素A，但其轉換率比β-胡蘿蔔素略遜些。
❷去除活性氧，防止癌細胞的發生。
❸在一些動物實驗中發現，可抑制骨質的流失並刺激骨細胞合成骨質。

這些食物含量多：
大多存在於橘黃色蔬果中，例如：玉米、黃甜椒、芒果、木瓜、橘子、柳橙等。

4.玉米黃素

對身體好的功效：
❶人體無法自行產生，必須從蔬果中攝取。
❷有很好的親水性，可進入眼部的視網膜及黃斑部，維持視力健康。
❸預防假性近視，減緩眼部疲勞。

這些食物含量多：
可在綠色、橙色蔬菜中找到，如：柿子、南瓜、玉米、菠菜等。

5.葉黃素

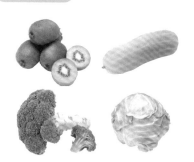

對身體好的功效：
❶人體無法製造，必須從食物中攝取。
❷保護視網膜，防止視網膜提早老化。
❸可抓住血管中的自由基，達到保護心血管的功能。

這些食物含量多：
最常見於綠色的蔬果，如：芥藍菜、菠菜、青花菜、蘆筍、萵苣、奇異果等。

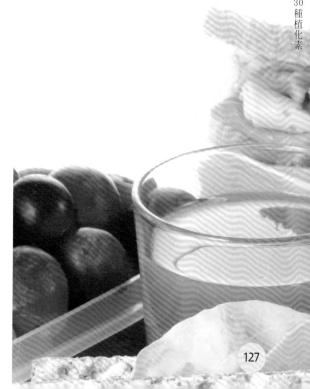

有機硫化物家族

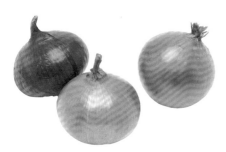

　　因為含有「硫」的成分，有些會具有較強烈的特殊味道，能驅趕昆蟲，也有良好的殺菌功效，例如大蒜中的蒜素。與維生素B一起攝取，還能促進血液循環及新陳代謝，包括麩胱甘肽、吲哚都是這個家族成員之一喔！

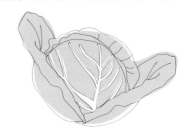

1.麩胱甘肽

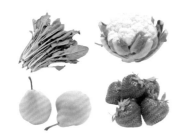

對身體好的功效：
❶動物性的肉類、奶類亦可攝取到。
❷強化肝臟中的麩胱甘肽-S轉移酵素功能，可協助肝臟解毒。
❸能保護正常細胞，發揮抗氧化功能。
❹加上維生素C、E的協助，穩定性更高，運作得更好。

這些食物含量多：
存在於各色蔬果中，例如蘆筍、花椰菜、菠菜、酪梨、草莓、柳橙等。

2.硫氰酸鹽

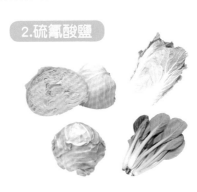

對身體好的功效：
❶可將致癌物質轉化成較低毒性而排出體外，抑制腫瘤細胞。
❷有動物研究顯示，異硫氰酸鹽與薑黃素合併可加強抑制前列腺癌細胞的生長。
❸讓蔬菜具有特殊氣味及些許澀味。

這些食物含量多：
主要來自於十字花科綠色蔬菜中，例如花椰菜、高麗菜、大白菜、芥菜等。

3.吲哚

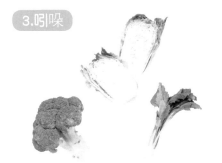

對身體好的功效：
❶降低癌症的發生率。
❷抑止膽固醇吸收，保護心血管。
❸屬於水溶性營養素，水煮過久會流失；以蒸或汆燙方式料理最好。

這些食物含量多：
主要存在綠色蔬菜中，如花椰菜、大白菜、小白菜、芥藍菜、高麗菜、蕪菁等。

4.大蒜素

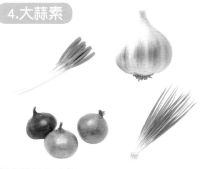

對身體好的功效：
❶可預防脂肪積聚在血管壁上，預防粥狀動脈硬化。
❷因為能抑制幽門螺旋桿菌的生長，故可消炎、抗菌。
❸增進腸胃蠕動、幫助消化，可改善慢性胃病，預防潰瘍。
❹蒜素不太穩定，會隨時間分解；加熱也會被破壞，故不宜久煮或存放太久。

這些食物含量多：
主要存在於大蒜、青蔥、洋蔥等。

5.蘿蔔硫素

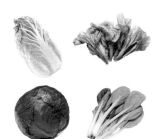

對身體好的功效：
❶預防致癌物質生成，降低癌症風險。
❷可避免血栓，保護心臟。
❸消滅幽門螺旋桿菌，預防消化性潰瘍疾病。

這些食物含量多：
主要見於十字花科色蔬菜中，例如花椰菜、大白菜、小白菜、芥菜、高麗菜等。

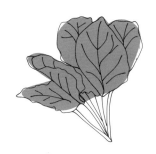

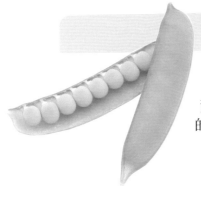

其他常見種類

除了上述種類之外，其實皂素、檸檬苦素、薑黃素等等，也都是對身體好的植化素，可以幫孩子的健康更加分喔！

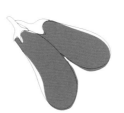

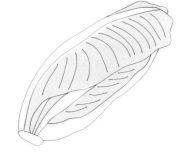

1.β-麥胚固醇（植物固醇類）

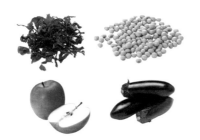

對身體好的功效：

❶身體無法自行合成，需由飲食當中獲得。
❷與膽固醇結構相似，於腸道形成競爭性抑制而降低膽固醇的吸收。

這些食物含量多：
除了存在於橙色和綠色的新鮮蔬果外，未加工過的堅果、種籽中含量豐富，如黃豆、酪梨、豌豆、玉米、南瓜籽等。

2.檸檬苦素

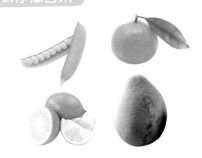

對身體好的功效：

❶可抑制肝臟中的Apo-B蛋白質，降低膽固醇。
❷增加肝臟中的麩胱甘肽-S轉移酵素的活性，進而將體內致癌物排出體外，抗腫瘤、癌症。

這些食物含量多：
具有強烈苦澀味，大多存在於水果種籽及果皮中，例如柳丁、橘子、葡萄柚、柚子、檸檬等。

3.皂素

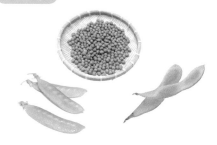

對身體好的功效：

❶必須完全煮熟再食用，以免腸胃道不適。

❷可與腸道中的膽汁及膽固醇結合，以減少膽固醇被吸收回血液中，同時抑制癌細胞。

❸可活化免疫力，抗發炎。

這些食物含量多：

大多存在豆莢中，例如黃豆、豌豆、四季豆、荷蘭豆、扁豆等。

4.薑黃素

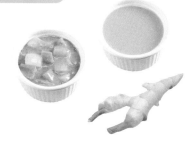

對身體好的功效：

❶即製作咖哩的重要原料。

❷捕捉並抑制自由基，有效抗氧化。

❸活化大腦，提高記憶力。

❹保護胃黏膜，強化腸胃健康。

這些食物含量多：

富含薑黃素的來源有咖哩、黃芥末、薑等。

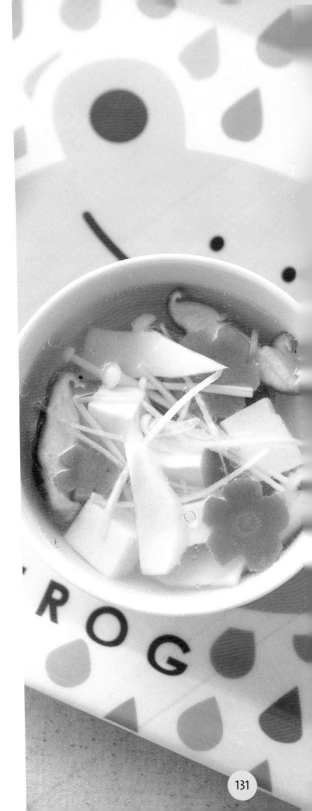

PART 2
02
讓孩子攝取不同的植化素，一定要知道的3大好處

根據一項兒福團體的調查報告中發現，國內約有33%的11～14歲學生，每個禮拜有獨自外食的機會，高達63%的孩子有亂吃、偏食、偏愛零食或厭食等等不當的飲食行為。如果跟家人相聚時又以外食居多的話，那麼攝取到新鮮蔬果的量可能就會嚴重缺乏！

現代的生活環境、壓力因子比起過去有很大的不同，身體各部位都需要更強力的保護，此時蔬果裡的植化素就扮演了很重要的角色，千萬不可忽視！

好處1：成為抗氧化高手

所謂的氧化反應每天都在細胞裡發生，包括能讓孩子的身體產生能量。但是某些比較強烈的氧化作用則會破壞細胞，導致疾病。

小朋友體內當然也有對抗這些活性氧的物質，但隨著外在環境的改變，抗氧化物質不夠用，以及部份抗氧化物質人體也無法自行製造。因此，從蔬果飲食中多多攝取，才是提高免疫力、減少生病機率的理想方式。而大部分的植化素都擁有這種捕捉自由基、保護細胞膜的作用。

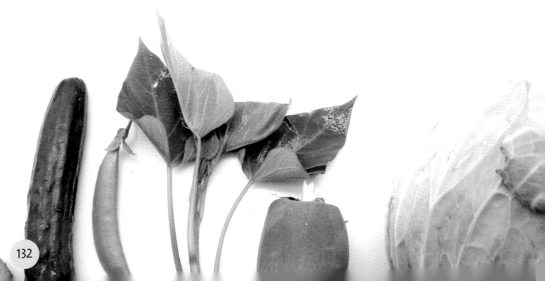

好處2：減少氣喘、過敏發生率的小尖兵

木犀草素經動物研究後，被認為有止咳祛痰、舒緩支氣管、強化呼吸系統、減緩氣喘發作的功能。它是類黃酮家族裡的一份子，存在於芹菜、高麗菜、菠菜、花椰菜及萵苣等蔬菜中。

同屬於類黃酮家族的槲皮素，則是能抑制身體分泌組織胺，降低孩子打噴嚏、鼻塞、眼睛發癢等等過敏反應。蔬菜中以洋蔥含量最多；水果則可多吃蘋果，並盡量保留外皮食用。

好處3：抵抗細菌、病毒的戰士

植化素最原始的功能之一就是幫助植物本身對抗病毒、細菌及真菌，擔任免疫系統的角色。因此在人體裡也能阻止細菌、病毒侵害、附著在健康細胞上，避免健康細胞也跟著一起生病。可以說它就是一種天然的抗生素，不過它不像抗生素一樣：碰到細菌攻擊時，將體內的好菌與壞菌同時撲殺；植化素既能分辨，還能對抗病毒與黴菌，也沒有抗藥性的問題。

具有代表性的植化素包括：蔓越莓、柿子、蘋果中的兒茶素；葡萄（主要存在於葡萄皮及籽）、桑葚裡的白藜蘆醇；山藥、青椒及柑橘類水果所含有的芸香素等等。

Knowledge 大進擊！

讓孩子服用維他命丸，也能完整補充蔬果營養嗎？

不吃蔬果，光用綜合維生素補充錠來攝取營養是不OK的。綜合維生素雖然可以用來補充維生素，但裡頭並不包含五顏六色蔬果中所含有的植化素，因為大多數的植化素存在於蔬果的外皮及籽等等部位。要得到蔬果的完整營養，一定要吃下充足的新鮮水果份量才行喔！

此外，要額外讓小朋友攝取營養保健品時，要注意各種劑量相加不可超過每日最大攝取量。也就是若服用了綜合維他命，又同時吃下含有維他命A的保健品，維他命A的攝取很可能就過量了。長期下來不但無法更健康，還會對身體造成危害！

孩子到底要吃多少蔬果量才算足夠？

根據一項針對國小營養午餐的問卷調查指出，有7成的學校，午餐裡的蔬菜僅0.5份，而廚餘剩最多的也是蔬菜，可見爸媽幫孩子補充足量的蔬果就變得格外重要。爸媽們！你的孩子每天吃的蔬果量及格嗎？先來check一下吧！

Check！

以下表格請依小朋友的現況填寫數字，最後再加總計算得分。

「很少」：每週少於1天　　「偶爾」：每週1～2天
「經常」：每週3～5天　　「總是」：每週多於5天

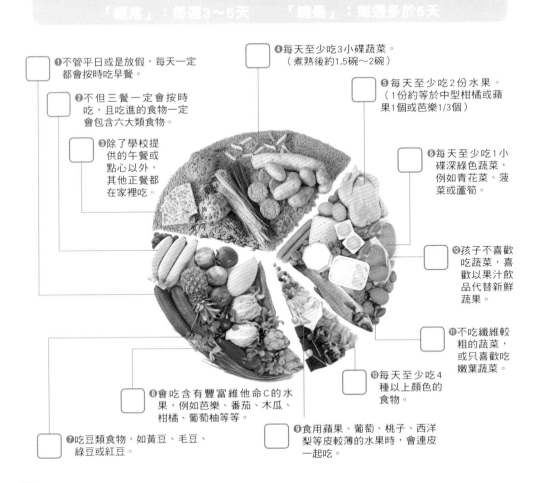

❶不管平日或是放假，每天一定都會按時吃早餐。

❷不但三餐一定會按時吃，且吃進的食物一定會包含六大類食物。

❸除了學校提供的午餐或點心以外，其他正餐都在家裡吃。

❹每天至少吃3小碟蔬菜。（煮熟後約1.5碗～2碗）

❺每天至少吃2份水果。（1份約等於中型柑橘或蘋果1個或芭樂1/3個）

❻每天至少吃1小碟深綠色蔬菜，例如青花菜、菠菜或蘆筍。

❼吃豆類食物，如黃豆、毛豆、綠豆或紅豆。

❽會吃含有豐富維他命C的水果，例如芭樂、番茄、木瓜、柑橘、葡萄柚等等。

❾食用蘋果、葡萄、桃子、西洋梨等皮較薄的水果時，會連皮一起吃。

❿每天至少吃4種以上顏色的食物。

⓫不吃纖維較粗的蔬菜，或只喜歡吃嫩葉蔬菜。

⓬孩子不喜歡吃蔬菜，喜歡以果汁飲品代替新鮮蔬果。

★計分方式：

　　1～10題答「總是」得4分；「經常」得3分；「偶爾」得2分；「很少」得1分。

　　11～12題答「很少」得4分；「偶爾」得3分；「經常」得2分；「總是」得1分。

★得分：

36～48分

太棒了！你的孩子飲食很健康喔！請繼續保持下去。

24～35分

看來孩子的蔬果攝取量還是不太足夠，只要再改正一些飲食習慣，就能更均衡了！

12～23分

哇，很不理想耶！小朋友的蔬菜水果吃得實在太少了，要趕快想辦法增加唷！

（以上部分問題設計摘錄自國立台北教育大學衛生保健組評估量表）

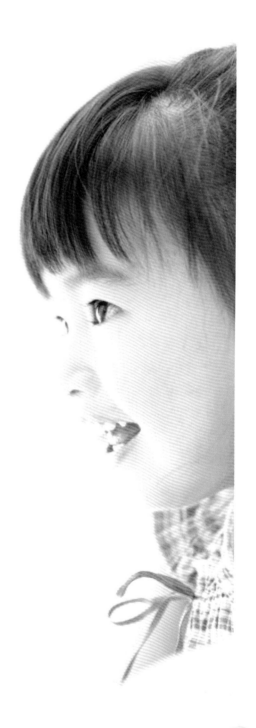

每天遵守「蔬果579」原則，確保孩子健康成長

過去衛生署曾提倡「天天五蔬果」的概念，但隨著生活習慣的變化，現在則是以臺灣癌症基金會及美國癌症協會所建議的「蔬果579」及「彩虹原則」來做為健康飲食的準則囉！

什麼是【蔬果579】？攝取原則是什麼？

　　蔬果579可不是指某一種飲料喔！它是孩子「每天應該要吃下的蔬果份量」，且根據年齡不同，需要吃的量也會不一樣。

	蔬菜份數	水果份數	總計份數
6歲以下學齡前兒童	3	2	5
6歲以上兒童/女性	4	3	7
男性	5	4	9

　　至於，每種食物份量該怎麼算？媽媽們只要把自己的拳頭握起來，或是用家裡吃飯的小碗（容量約 240c.c.）來盛裝，就是一份的大小了。
　　蔬菜1份：生重約 100 公克，即生菜1碗，煮熟後約0.5～0.7碗。
　　水果1份：約 3～4 兩，即1個拳頭或1碗。
　　除此之外，每天攝取的蔬果應包含各種不同顏色的種類各一份，這就是所謂的「彩虹原則」；並且應將各色蔬果平均分配到每一餐食用。多元化的攝取不僅增添孩子用餐時的新鮮感，也能均衡吃到各種營養。

必學3招，讓孩子吃到最完整的植化素

　　要讓孩子充分享受植化素所帶來的健康好處，除了要增加新鮮蔬果的攝取量，以下幾招也要趕快學起來，吃對方式才能讓效果更加倍！

第 ① 招　多樣化的飲食內容

　　各種蔬菜水果的豐富色彩，正是來自於多樣的植物化學成分。而且每種食物所含的營養成分不完全相同，增加飲食的多樣性，就能獲得不同種類的植化素。每天為孩子從各色食物裡各挑一樣來補充吧！

第 ② 招　正確烹調保留營養

　　一般來說，蔬菜水果中的營養素在過度存放、浸泡或加熱，都會慢慢的流失。所以多會建議盡量以生吃、清蒸、水煮、快炒等等方式來烹調。不過，植化素的攝取則有例外。

　　像是類胡蘿蔔素家族的食物能耐高溫，且所含的植化素是油溶性的，料理過反而比生食要好。像是紅蘿蔔、番茄生吃時，就攝取不到裡頭所含的植化素了。而酚酸類家族的植化素卻會因加熱受到破壞，所以必須要快速烹調。

第 ③ 招　盡量連皮帶籽吃

　　許多植化素存在於果皮及籽當中，例如蘋果皮裡的槲皮素、葡萄皮與籽的前花青素等等。可是我們通常在都會先幫孩子削皮、去籽切好，這樣一來，大部分的植化素都被捨棄掉了。其他像是南瓜的皮籽、芭樂籽、柳丁渣，也含有豐富的營養及纖維。

　　只要將外皮徹底清潔，並選擇當季盛產的種類，某些蔬果整顆食用，或者連皮帶籽打成飲品咕嚕喝下，效果更顯著！

保持最完整的營養，爸媽必學蔬果正確清潔＆處理術

　　想讓孩子吃進最棒的營養，該怎麼做才不會反而將農藥吃下肚呢？其實運用家裡的自來水，就能有理想的清潔效果啦！

　　以下根據不同的蔬果種類，一步步教你清洗、處理，跟著營養師一起做吧！

蔬菜的正確清潔&處理術

　　蔬菜先以清水粗略清洗後，放在洗菜籃裡用流水（打開水龍頭後呈現一條細細的小水流量即可）連續沖洗10分鐘，最後以大量清水再洗一次。尤其是生菜及帶皮吃的水果一定要徹底清洗乾淨。

葉 菜 類（包括：小白菜、青江菜、油菜等）

❶ 接近根部約1公分處先切除，這裡最容易聚集農藥。
❷ 一葉葉剝開用流水沖洗乾淨，尤其接近根部的地方要特別注意。
❸ 烹煮前切成適當大小，放入滾水快速燙煮或油炒即可。

包 心 菜 類（包括：大白菜、青花菜、高麗菜等）

❶ 買回家後放置室溫下通風處存放2～3天，可使多餘農藥分解揮發。
❷ 剝除容易殘留農藥的外葉，再一一剝開葉片。
❸ 將菜葉放在流水下沖洗。
❹ 切成適當大小，快速燙煮或油炒便可食用。

根 莖 蔬 菜 類（包括：芹菜、蔥、馬鈴薯、地瓜等）

❶ 以海綿或軟毛刷，將蔬菜放在流水下刷洗外皮。
❷ 以削皮刀刮除外皮。
❸ 再次以流水沖洗乾淨。
❹ 此類食材較耐久煮，切成適口大小後很適合用來燉煮。

瓜 果 豆 類 蔬 菜（番茄、茄子、甜椒、胡瓜、苦瓜、甜豆、四季豆）

❶ 表面有凹凸處可搭配海綿或軟毛刷，置於流水下輕輕刷洗。
❷ 不須去皮的甜椒、茄子及小黃瓜、豆類等食材（甜椒、茄子去除果蒂，豆莢類撕除老筋），再次以流水沖洗乾淨。
❸ 大黃瓜、瓠瓜等瓜果，削除薄薄一層外皮、切適當大小後即可烹煮。

水果的正確清潔&處理術

去皮水果（包括香蕉、木瓜、柑橘類等）

❶ 以流動清水將外皮清洗乾淨。（可配合海綿刷洗）

❷ 擦乾水分後，剝除外皮即可。

❸ 需要削皮的水果，如水梨、柿子，只須削除薄薄一層表皮即可。

連皮食用水果（葡萄、聖女小番茄、草莓等）

❶ 成串的葡萄先用剪刀一顆顆剪下。將這類水果放入濾水籃裡。

❷ 放在水龍頭下以流動的水輕輕搓洗乾淨。

❸ 小番茄及草莓等需要去除蒂頭的，摘除後再次用水沖洗。

貼心叮嚀

這類水果雖然是去除外皮才食用，但為避免剝皮時手上殘留有果皮的農藥及污垢，事先沖洗乾淨再去皮最好。

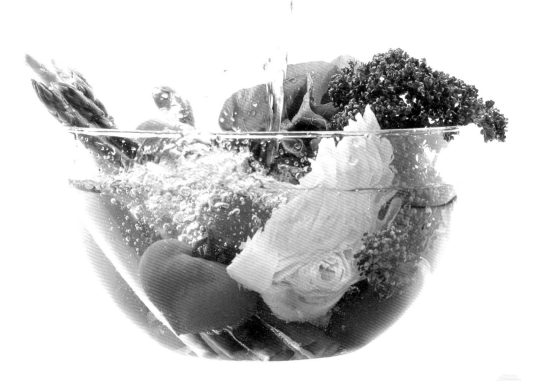

蔬果清洗料理錯誤，營養大NG！

不正確的處理方式，會破壞蔬果裡的營養。想讓孩子無毒、健康吃進新鮮蔬果，以下錯誤做法千萬要避免！

洗菜該不該浸泡 Q&A

Q 洗菜時應該長時間浸泡，才能把農藥徹徹底底稀釋出來嗎？

A 蔬果在水裡浸泡過久，可貴的維生素、礦物質等等營養都會跟著流失。建議不要浸泡，而是改用流動的清水持續沖洗，才能將蔬果中的水溶性農藥通通去除。

烹煮時間要多久 Q&A

Q 常常聽長輩說烹煮時間要夠久，才能把食物上的寄生蟲殺光光？

A 其實大部分的蔬菜，都不耐久煮，且一旦食物經過長時間的烹煮，其中的營養成分就會跟著大量流失，應該要避免。應以快炒方式，最能保存營養。

炒菜時到底要不要加蓋 Q&A

Q 網路上傳說煮菜要加蓋燜煮，這樣才能不讓營養流失？

A 炒菜時最好不要蓋蓋子，因為蔬菜上的農藥經過加熱後，大部份會被分解、隨水蒸氣蒸發掉，所以烹煮時不要馬上加上鍋蓋喔！

洗菜時要不要加鹽 Q&A

Q 很多媽媽在洗菜時會加一瓢鹽，這樣做到底對還不對？

A 水溶性農藥只需用水就能沖洗乾淨，沒有必要換成鹽水；油溶性農藥不溶於水，所以改用鹽水也不見得能洗得較乾淨，還是用流動清水就可以了。而且，鹽水濃度太濃的話，反而容易因為滲透壓過高、使得農藥滲入蔬果裡。

安全蔬果哪裡買？爸媽必學的4大採購祕訣

光滑無瑕的水果、青翠的蔬菜，是不是看起來特別可口？但這些看似漂亮的蔬果，真的「尚青」嗎？

如何不用花大錢，就能買到最營養、好吃的蔬果，而且還不用擔心農藥殘留的問題？爸媽們！學會以下的基本採買功，就能讓孩子、讓家人安心吃，並且獲得最原始的營養！

祕訣① 選擇當季蔬果

當季的蔬果不但盛產、價格便宜，而且也長得最健康。蔬果每輪到自己的生長季節時，抵抗力就比較強，相對病蟲害少；加上便宜價格，噴灑農藥反而增加農民成本，因此使用農藥或殘留的可能性也大幅降低。

儘管有越來越多種類的蔬果，幾乎全年都能在市場上見到他們的蹤跡。但如果蔬果在不屬於它的生產季節栽種生產，就需要靠較多的農藥來保護。因此選擇合時令的水果蔬菜，才是避免農藥殘存最根本的辦法。

像是夏天就少吃大白菜、白蘿蔔或高麗菜；冬天氣候寒冷、蟲害少，種類及產量都很不錯，就是可以多吃蔬食的時節。

祕訣② 某些蔬果要注意

豆莢、瓜果類的蔬果在清潔上要格外注重。豌豆莢、四季豆、敏豆、菜豆或是小黃瓜、胡瓜等屬連續採收的蔬菜，因為其成熟部位及開花階段都在同一株作物上，農民在採收時會取大而成熟的，未成熟的部份為避免蟲害會噴灑農藥；在採收期未到之前，累積的農藥就很可觀了。這一類蔬果雖然在口感及味道上都討人部分孩子的喜愛，但食用的比例上還是要多多注意才行！

此外，颱風前後搶收的蔬菜盡量少買少吃，因為這些葉菜通常安全採收期還沒過就被搶先收割下來，農藥殘存的機率也相對提高。

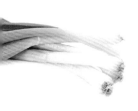
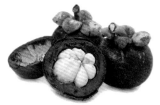
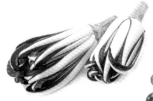
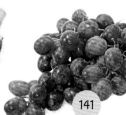

還有，高經濟價值的蔬果，如櫻桃、草莓，為了增加賣相，通常農藥使用也較多，最好購買產地較有保障者。至於購買有機蔬果，雖是另一種選擇，但為免有機產地遭到周圍環境用藥的污染，食用前仔細清洗還是比較安全。

祕訣③　支持本土蔬果

從國外進口的蔬果因為有長途運送的問題，一般來說都需要添加防腐劑來延長保存，有藥劑殘留的疑慮。因此，建議多選擇本地所產的種類。

現在很流行所謂的農夫市集，很多本土小農堅持種植無毒、安全，且對環境友善的蔬果，有空逛逛這些市集，找尋自己信賴的店家，也是一個好選擇喔！

祕訣④　安全認證，選擇蔬果更安心

採買時，挑選經過認證或檢驗的蔬果，可以減低食用時的風險。以下幾個認證標章，均經由政府把關通過，媽媽們選購時可要睜大眼睛瞧囉！

・吉園圃安全標章

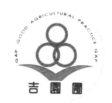

這是在制訂農藥「安全採收期」及「最高殘留容許量」後，所申請使用的安全標章，如果發現購買的蔬果包裝上有此一標籤，代表蔬果的農藥殘留量是在容許範圍內的。

不過，這不表示沒有農藥問題喔！還是需要在食用前仔細清潔，才能健康吃下肚。

・ CAS優良食品標誌

這是優良農產品證明標章的簡稱。經CAS驗證的食品品項包括肉品、冷凍食品、果汁、米、生鮮食用菇、蛋品、生鮮截切蔬果、水產品、生鮮蔬果等等，總共17大類。表示這些食物從原料取得、加工環境、保存、運輸等等，均符合衛生檢驗標準。

而為了方便消費者辨識，只要是合格的有機農產品，除了有機檢驗機構的證明標章外（如MOA、TOPA、FOA、TOAF等），也會同時加註CAS的標誌。

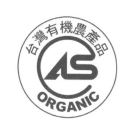

‧食品GMP認證標章

代表了產品具有「良好作業規範」及「優良製造標準」，由食品製造業者自主管理，以確保食品在製造、包裝及儲運過程的衛生與安全。

目前國內的食品GMP制度結合了ISO及HACCP兩種國際食品衛生安全認證系統。目前認證的食品種類有：乳品、麵條類、黃豆加工食品、肉類加工食品、粉狀嬰兒配方食品、冷藏調理食品等等共27項。

‧鮮乳標章

這張可愛的小牛貼紙，貼紙上標註有冬、夏期品及容量別，是政府每個月向酪農收購的合格生乳量及實際產製的鮮乳量的核發標章。

由於是行政院農委會所認證推薦的，因此可做為是否為純正國產鮮乳的判別標準。

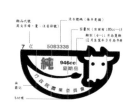

‧健康食品標章

想為孩子另外補充健康食品時，必須認明這張綠色橢圓形的標章，表示是經過衛生署審查通過、法定認可的；沒有標示的則會被視為一般食品，所標示的保健功效並不被認可。

因此，購買保健食品時，除了看清楚包裝上標示的健康功效外，是否有衛署健食字號及此一標章，也很重要喔！

100%營養活用術，教你搭配原則與運用技巧，讓孩子健康加倍

或許你已經知道紅蘿蔔裡的維生素A能保護孩子的眼睛，但你知道嗎？當它與富含蛋白質的豬肉一起燉煮後，更能幫助提升小寶貝的免疫力喔！

不同的食物裡含有不一樣的營養成分，保健功效也各自不同。只要搭配得宜，營養素之間就能相輔相成，增加吸收利用率，健康效果更加乘！

維生素A的搭配原則

維生素A對孩子的生長發育有重大作用，能幫助維持正常視覺，以及免疫系統、生殖系統、皮膚黏膜的健康，也參與了骨骼有機膠原及硫酸軟骨素的合成，是骨骼鈣化、強化牙齒發育的重要營養素。

一般來說，5歲以下的幼兒會因為飲食偏差而攝取量不夠、比較容易發生維生素A缺乏的問題。如果三餐裡已含有足夠維生素A的話，爸媽們並不需要特別為孩子補充維生素A的營養補充品。

維生素A為脂溶性營養素，不溶於水，所以要搭配脂肪含量多的食物或油脂一起食用，讓身體吸收維生素A的效率更好。例如核桃、杏仁、花生等各種堅果；或是橄欖油、亞麻油、芝麻油等等。但幼兒不用刻意補充，以免過量。

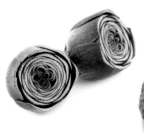
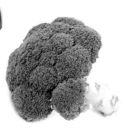
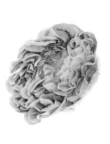
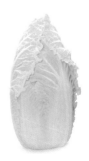
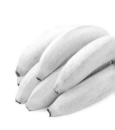

食物來源

多存在於黃綠蔬菜及黃色水果中，如紅蘿蔔、地瓜、南瓜、菠菜、芒果；動物性食物則有魚肝油、動物肝臟、小魚乾、牛奶、奶製品、蛋類。

需要量

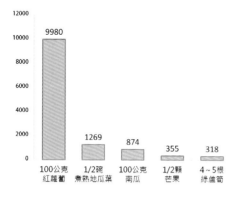

年齡	每日建議攝取量「RE/視網醇當量」
1～3歲	400
4～6歲	400
7～9歲	400
10～12歲	500

100公克紅蘿蔔＝9980 RE
1/2碗煮熟地瓜葉＝1269 RE
100公克南瓜＝874 RE
1/2顆芒果＝355 RE
4～5根綠蘆筍＝318 RE

★資料來源：行政院衛生署食品藥物管理局。

Point 營養師教你聰明搭配

【維生素A＋維生素D】＝幫助維生素A吸收，預防夜盲症、保護眼睛

食物配對：黃、綠色蔬菜＋蛋類、乳製品或動物肝臟

【維生素A＋維生素E】＝防止維生素A氧化，加強抵抗力

食物配對：豌豆、紅蘿蔔、青花菜、地瓜＋未精製穀類、堅果、種籽油

【維生素A＋蛋白質】＝預防感染，增強抗病力

食物配對：深橘色、黃色、紅色和綠色的蔬果＋蛋、牡蠣、蝦、豬肉、動物肝臟

維生素B群搭配原則

　　維生素B群是協助能量代謝營養素的輔因子，它能幫助身體代謝，將攝取的營養素轉化為身體所需的能量。如果B群不足，無法扮演輔酶的角色，這時就會覺得虛弱無力。

　　維生素B群是指各種不同的維生素B，彼此會產生協同作用，能調節新陳代謝，維持孩子皮膚及肌肉的健康，增強免疫系統及神經系統功能，還有緩和情緒的作用。

　　由於所有的維生素B都是水溶性維生素，所以必須每天藉由飲食中補充，多餘的維生素B則會隨尿液排出體外。

　　含有B群的食物非常廣泛，各類蔬菜、水果、奶、蛋、豆、魚、肉及堅果類中都有。要特別注意的是，維生素B12主要存在於動物性食物中，如果是連奶蛋都不吃的素寶寶，容易有缺乏問題。

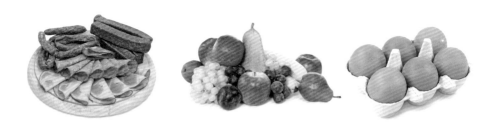

食物來源
- B1：多存在於全穀類食物如糙米、燕麥、玉米等及瘦肉中。
- B2：牛奶、奶蛋製品、肝臟、蛤蜊和深綠色蔬菜皆有豐富含量。
- B6：瘦肉、肝臟、高麗菜、蛋豆類、小麥胚芽、燕麥及花生等堅果類。
- B12：存在於動物性食物如牛豬雞肉、蛤蠣、魚類、奶蛋及其製品。
- **葉酸**：主要存在深綠色蔬菜如菠菜、青花菜，橘黃色蔬菜如紅蘿蔔、南瓜中，肝臟、豆類、全麥及堅果類也含有葉酸。

需要量

維生素B1

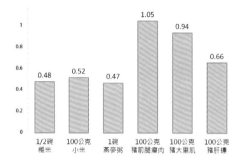

年齡	每日建議攝取量〈mg /毫克〉
1～3歲	0.6
4～6歲	0.8～0.9
7～9歲	0.9～1
10～12歲	1.1

1/2碗糙米＝0.48〈mg /毫克〉
100公克小米＝0.52〈mg /毫克〉
1碗燕麥粥＝0.47〈mg /毫克〉
100公克豬前腿瘦肉＝1.05〈mg /毫克〉
100公克豬大里肌＝0.94〈mg /毫克〉
100公克豬肝腱＝0.66〈mg /毫克〉

維生素B2

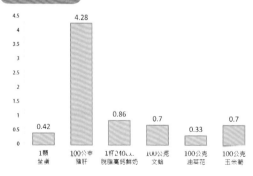

年齡	每日建議攝取量〈mg /毫克〉
1～3歲	0.7
4～6歲	0.9～1
7～9歲	1～1.2
10～12歲	1.2～1.3

1顆全蛋＝0.42〈mg /毫克〉
100公克豬肝＝4.28〈mg /毫克〉
1杯240c.c.脫脂高鈣鮮奶＝0.86〈mg /毫克〉
100公克文蛤（肉）＝0.7〈mg /毫克〉
100公克油菜花＝0.33〈mg /毫克〉
100公克玉米筍＝0.7〈mg /毫克〉

維生素B6

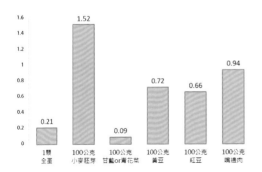

年齡	每日建議攝取量〈mg /毫克〉
1〜3歲	0.5
4〜6歲	0.6
7〜9歲	0.8
10〜12歲	1.3

1顆全蛋＝0. 21〈mg /毫克〉
100公克小麥胚芽＝1.52〈mg /毫克〉
100公克甘藍或青花菜＝0.09〈mg /毫克〉
100公克黃豆＝0.72〈mg /毫克〉
100公克紅豆＝0.66〈mg /毫克〉
100公克嘴邊肉＝0.94〈mg /毫克〉
100公克豬肝＝1.32〈mg /毫克〉

維生素B12

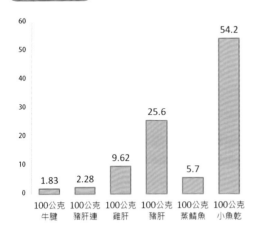

年齡	每日建議攝取量〈μg /微克〉
1〜3歲	0.9
4〜6歲	1.2
7〜9歲	1.5
10〜12歲	2〜2.2

100公克牛腱＝1.83〈μg /微克〉
100公克豬肝腱＝2.28〈μg /微克〉
100公克雞肝＝9.62〈μg /微克〉
100公克豬肝＝25.6〈μg /微克〉
100公克蒸鯖魚＝5.7〈μg /微克〉
1個拳頭大（100公克）小魚乾＝54.2
〈μg /微克〉
1顆雞蛋＝1.11〈μg /微克〉

葉酸

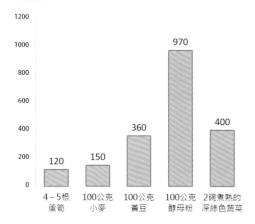

年齡	每日建議攝取量〈μg/毫克〉
1～3歲	170
4～6歲	200
7～9歲	250
10～12歲	300

4～5根蘆筍＝120〈μg/微克〉
100公克小麥＝150〈μg/微克〉
100公克黃豆＝360〈μg/微克〉
100公克酵母粉＝970μg
2碗煮熟的深綠色蔬菜＝400〈μg/微克〉

★資料來源：行政院衛生署食品藥物管理局。

Point 營養師教你聰明搭配

【維生素B2＋蛋白質】＝提供好能量，預防口腔、口角發炎

食物配對：奶類、動物肝臟、酵母、全麥穀類、綠葉蔬菜＋魚肉、蛋類、豬肉、雞肉

【維生素B1＋醣類】＝促進生長，提供能量

食物配對：米糠、未精製過的小麥、燕麥、花生、豬肉＋馬鈴薯、地瓜、南瓜、玉米、蘋果

【維生素B6＋鎂】＝維護牙齒健康，安定神經、預防躁動

食物配對：動物肝臟、全麥麵粉、大豆、葵花籽、鮪魚、鮭魚、紅蘿蔔＋檸檬、葡萄柚、玉米、核果種籽類、深綠色蔬菜、蘋果

維生素C搭配原則

　　它是促進膠原蛋白生成，保護骨骼及皮膚健康，幫助傷口癒合的營養素。維生素C幾乎存在於新鮮蔬果裡，因此飲食裡缺乏新鮮食物的人，就比較會發生牙齦出血、瘀血等症狀，骨骼也不容易強韌。

　　此外，它也是一種抗氧化劑，能提高人體的免疫力。當孩子生病時攝取的維生素C越多，復原也越快；平日多攝取，可增加抗病力。

　　雖然，我們在大多數的蔬菜及水果中都可以發現維生素C的蹤影，但它卻非常容易因為加熱而被破壞，也會因為溶於水而流失。為保留最多的維生素C，要避免過度的清洗、浸泡或烹調，最好是以生菜沙拉或大火快炒的方式食用。另外，放置過久的水果，維生素C含量也會降低，所以購回或洗淨切開後要趁新鮮吃，才能攝取到較完整的營養。

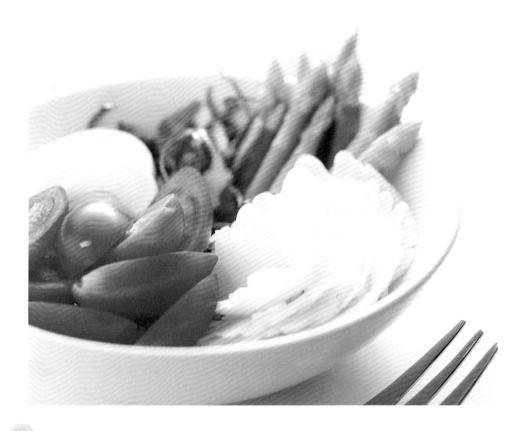

食物來源：
柑橘類、聖女小番茄、莓類、綠葉蔬菜、苦瓜、青椒、花椰菜、馬鈴薯、地瓜（蔬菜以生吃較能攝取到，其中又以甜椒較適合生食）。

需要量

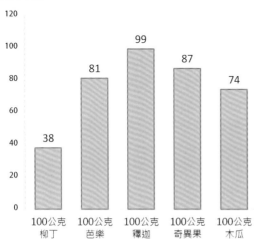

年齡	每日建議攝取量〈mg /毫克〉
1～3歲	40
4～6歲	50
7～9歲	60
10～12歲	80

100公克柳丁＝38 mg
100公克芭樂＝81 mg
100公克釋迦＝99 mg
100公克奇異果＝87 mg
100公克木瓜＝74 mg

★資料來源：行政院衛生署食品藥物管理局

Point 營養師教你聰明搭配

【維生素C＋維生素E】＝抗氧化效果加乘，避免病毒感染

食物配對：生菜、甜椒（生吃）、草莓、新鮮番茄＋核桃、杏仁等堅果類、小麥胚芽、全麥製品

【維生素C＋鐵】＝預防貧血，促進成長發育

食物配對：柳丁、橘子、奇異果＋穀類、木耳、紫菜、菠菜

【維生素C＋類黃酮】＝加強膠原蛋白生長，對抗發炎與病毒

食物配對：各色甜椒、檸檬、芭樂、櫻桃、柑橘類＋洋蔥、茄子、芹菜、葡萄柚、番茄

維生素D搭配原則

　　它是協助調節體內鈣平衡及幫助鈣質吸收的營養成分，對組成、維持骨骼的健康很重要。

　　維生素D是一種脂溶性維生素，存在於部分的天然食物裡；另一種來源則是日照。人體在受到陽光充足的照射後，能在體內轉化、合成變成維生素D，所以平時好天氣時應讓孩子多從事戶外活動。

　　維生素D之所以被認為是促進骨骼生長的元素之一，是因為它有幫助身體吸收鈣、磷等營養素的功用。要是人體缺少維生素D，即使攝入了大量的鈣質，吸收、利用的效果也會不好，容易產生蛀牙、軟骨症、小兒佝僂症。想讓孩子的生長發育更理想，適度的紫外線照射、合成，加上攝取維生素D食物，會產生很好的加乘效果。

食物來源：雞蛋、豬肝、鴨肉、鮭魚、秋刀魚、魚肝油、黑木耳、日曬乾香菇、植物性奶油、奶類。

需要量

以日照來說，每天照射10～15分鐘即可達到一日所需攝取量，照射時間可分次，不需一次曬足。

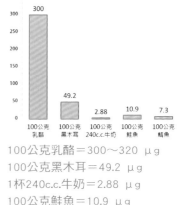

100公克乳酪＝300～320 μg
100公克黑木耳＝49.2 μg
1杯240c.c.牛奶＝2.88 μg
100公克鮭魚＝10.9 μg
100公克鯖魚＝7.3 μg

★資料來源：USDA 國家營養素資料庫。

年齡	每日建議攝取量〈μg /微克〉
1～12歲	5

Point 營養師教你聰明搭配

【維生素D＋鈣】＝留住鈣質，強化骨骼

食物配對：肉類、沙丁魚、鯖魚、動物肝臟、蛋黃＋芥藍菜、莧菜、紅鳳菜、花椰菜、小魚乾、蝦米

維生素E搭配原則

　　維生素E是組成細胞核的必需營養，能保護身體細胞；一旦缺乏時，我們體內的必須脂肪酸就會受到氧氣的破壞，所以它也是非常強大的抗氧化劑之一，能幫助清除體內的自由基。

　　它屬於脂溶性維生素，可以預防血管內的血液凝固，促進血液循環，是保護人體血液、神經系統及眼睛細胞等正常運作不可或缺的元素，能幫助傷口癒合，保持肌膚潤滑的功用。

　　維生素E廣泛存在於食物中，又以植物性食物居多，而且它能貯存在體內所有器官組織中，只要遵守均衡飲食原則就不會有缺乏的情況。

食物來源：糙米、堅果、花生、小麥胚芽、植物油。

需要量

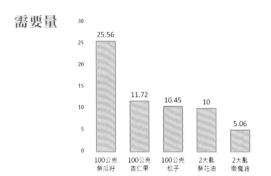

★資料來源：行政院衛生署食品藥物管理局

年齡	每日建議攝取量〈mg α-T.E〉
1～3歲	5
4～6歲	6
7～9歲	8
10～12歲	10

100公克葵瓜籽＝25.65 mg α-T.E
100公克杏仁果＝11.72 mg α-T.E
100公克松子＝10.45 mg α-T.E
2大匙葵花油＝10 mg α-T.E
2大匙橄欖油＝5.06 mg α-T.E

Point 營養師教你聰明搭配

【維生素E＋維生素C】＝減低自由基對視網膜的傷害，保護眼睛

食物配對：杏仁、花生（花生醬）、小麥胚芽、大豆＋柑橘類水果、番石榴、甜椒、花椰菜、番茄、草莓

【維生素E＋硒】＝抗氧化，保護細胞

食物配對：苦茶油、橄欖油、深綠色蔬菜、杏仁、葵花籽＋瘦肉、海鮮類、大蒜、蔥、草菇、全穀類、玉米

鈣質搭配原則

眾所周知，鈣質是人體裡構成骨骼及牙齒的重要成份，也是促進肌肉收縮、心臟跳動及血液凝固機能的營養素。此外，它還能調節神經的傳導功能，協助鬆弛神經、穩定情緒。

在攝取鈣質的同時，某些會加速鈣質流失的壞習慣也要一併戒除，才能有效補鈣。像是經常外食的孩子，肉食、高脂肪食物吃太多，鈉、動物性蛋白攝取都有偏高現象，這些都將干擾鈣質的吸收能力；或是不運動，特別喜歡喝可樂、碳酸飲料的話，因為其中的磷含量偏高，造成體內鈣磷不平衡，將增加骨鈣的釋出，並經由尿液排出體外。

日常飲食中，口感吃起來有點澀澀的蔬菜，例如菠菜、蘆筍、莧菜、竹筍，裡頭所含有的草酸，也會阻礙鈣的吸收並排出體外，除了適量食用外，用汆燙的方式也能有助除去草酸。

另外，鈣質吸收率要更好，一定要讓孩子充分從事戶外運動，利用日曬幫助維他命D的生成。

←食物來源：黑芝麻、紫菜、小魚乾、牛奶、起士、黃豆、傳統豆腐、綠葉蔬菜。

←需要量：

年齡	每日建議攝取量〈mg /毫克〉
1〜3歲	500
4〜6歲	600
7〜9歲	800
10〜12歲	1000

1杯240c.c.鮮奶＝250 mg
2塊五香豆乾＝230 mg
1大匙小魚乾＝221 mg
1大匙蝦米＝50 mg
1/2碗干絲＝100 mg
2大匙黑芝麻粉＝100 mg
1/2碗（100 公克）深色蔬菜＝100 mg

★資料來源：行政院衛生署食品藥物管理局

POINT 營養師教你聰明搭配

【鈣＋維生素K】＝增加鈣吸收、幫固傳本

食物配對：奶製品、魩仔魚、蛤蜊、海鮮＋波菜、高麗菜、小黃瓜、四季豆、奇異果、酪梨

膳食纖維搭配原則

膳食纖維是指無法被人體腸道消化酵素所分解的植物性多醣類及木質素。它能使腸道好菌繁殖，不但可增進腸道蠕動，排便更順暢；也能減少腸道毒素停留，是促進排毒的好東西。

其中，它又分為水溶性與非水溶性兩種。一般食物裡都有包含。水溶性纖維是指果膠類的物質，像是蒟蒻、或是海藻、昆布、燕麥、薏仁、蘋果等等。在溶於水後會形成果凍狀，帶走壞膽固醇。而非水溶性纖維多存在於根莖類蔬菜、糙米及全穀食物，它不溶於水，但是在吸附水分後體積會變大，能增加飽足感並增加糞便排出。

現在很多小朋友都有便秘問題，父母們都很須要讓他們多多攝取富含膳食纖維的食物，並喝足水量，就能幫助糞便軟化、解決腸胃大事。

◆ 食物來源：豆類、糙米、五穀雜糧、地瓜、木耳、紫菜、芭樂、蘋果、奇異果、柑橘。

100公克昆布＝28.4g
100公克小薏仁＝5.5g
1/2碗煮熟木耳＝6.5g
1/2碗煮熟地瓜＝3.1g
100公克紅豆＝12.3g
1/2顆芭樂＝4.2g
200公克木瓜＝3.4g

★資料來源：行政院衛生署食品藥物管理局。

◆ 需要量：行政院衛生署建議，國人每日應攝取25～35克的膳食纖維。以年齡來看，小朋友的年齡再加上5公克即為應攝取量。

POINT 營養師教你聰明搭配

【膳食纖維＋維生素B群】＝阻礙醣類及脂肪的吸收、有利代謝、預防

食物配對：燕麥、薏仁、蘋果、草莓、柑橘類＋豬瘦肉、糙米

鐵的搭配原則

　　是製造紅血球的主要成份之一，也是合成身體血紅素、肌紅素的物質。當人體缺乏鐵質時，除了會有貧血及氧供應不足之外，我們細胞的能量也會出現問題，所以就會有倦怠、暈眩、呼吸急促、心悸或臉色蒼白等現象，大大降低外在表現及耐力。正在成長中的孩子，需要大量的鐵質，若有缺鐵情形，對身高、骨骼肌肉的生長發育都會有不良影響。

　　此外，缺鐵也會導致送達腦部的氧氣不夠充足，大腦的思考會變得遲緩。以兒童來說，注意力、記憶力、認知力，種種與學習相關的能力都會發生障礙。

　　燕麥、蕎麥等全穀類，以及豆類、核果種籽食物；口感澀澀的蔬菜；茶或咖啡，其植酸、草酸、單寧酸與鐵質結合後，都會降低鐵質的吸收率。可避免一起食用，或是蔬菜先汆燙後再吃，都能改善；以柳橙汁、檸檬汁等富含維生素C的果汁佐餐，對人體吸收鐵質也有助益。

　　要特別注意的是，吃素食的兒童，鐵質來源均為非血基質鐵，加上飲食裡的蔬菜及豆類較多，可能會是比較缺乏鐵質的族群。

➡ **食物來源**：瘦牛肉、雞、魚類、豬肝、牡蠣、芝麻、紫菜、紅豆、黑豆、酵母、小麥胚芽。

➡ **需要量：**

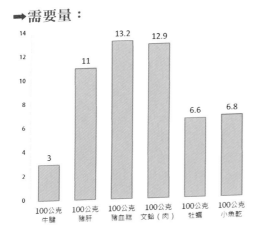

年齡	每日建議攝取量 〈mg /毫克〉
1～3歲	10
4～6歲	10
7～9歲	10
10～12歲	15

100公克牛腱＝3 mg
100公克豬肝＝11 mg
100公克豬血糕＝13.2 mg
100公克文蛤（肉）＝12.9 mg
100公克牡蠣＝6.6 mg
100公克小魚乾＝6.8 mg

★資料來源：行政院衛生署食品藥物管理局

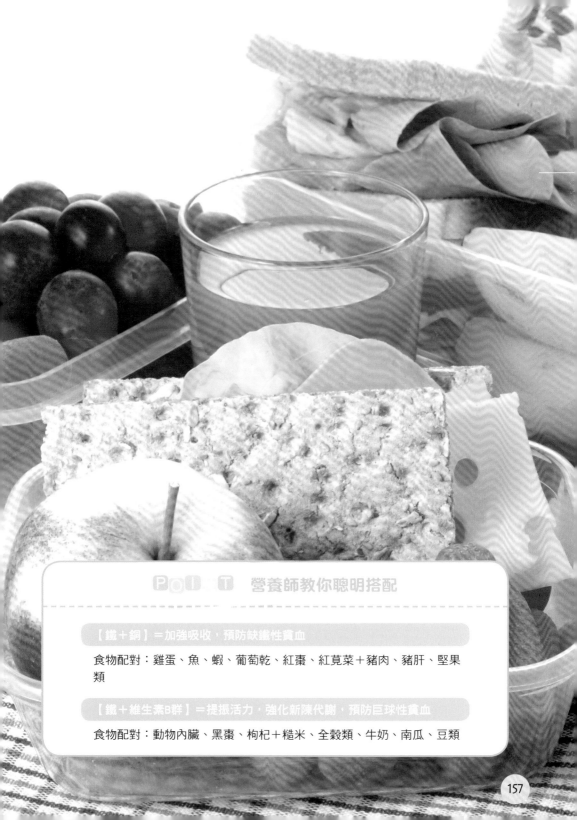

【鐵＋銅】＝加強吸收，預防缺鐵性貧血

食物配對：雞蛋、魚、蝦、葡萄乾、紅棗、紅莧菜＋豬肉、豬肝、堅果類

【鐵＋維生素B群】＝提振活力，強化新陳代謝，預防巨球性貧血

食物配對：動物內臟、黑棗、枸杞＋糙米、全穀類、牛奶、南瓜、豆類

鋅的搭配原則

　　鋅是一種微量元素，它在身體裡幫助合成核酸及蛋白質，促進細胞分化增殖，也參與很多重要的代謝功能，是生長發育、內分泌系統不可或缺的物質。除了大家熟知的促進性腺功能、維持生殖系統健康外，它還能增加淋巴球數量，對協助傷口癒合、提升免疫能力有顯著作用。

　　鋅的補充對兒童的生長及對腦部發育也有關鍵影響，缺乏時可能引起偏食、厭食、發育遲緩等現象。經常感冒或受到感染的孩子，父母也要注意他們的飲食裡是否少了含鋅食物。

　　鋅常常跟蛋白質並存在食物當中，所以通常蛋白質含量越高的食物，鋅的含量也越高。其中又以貝類海鮮、紅色肉類及動物內臟為鋅的良好攝取來源，因此全素食的族群比較容易有缺乏現象。

➡食物來源： 牡蠣、魚貝類、菇類、豆類、乳酪、小麥胚芽、南瓜籽、葵瓜籽、松子、腰果。

➡需要量：

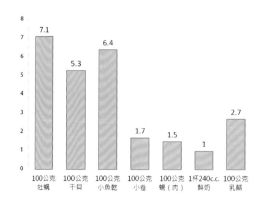

年齡	每日建議攝取量〈mg /毫克〉
1～3歲	5
4～6歲	5
7～9歲	8
10～12歲	10

100公克牡蠣＝7.1 mg
100公克干貝＝5.3 mg
100公克小魚乾＝6.4 mg
100公克小卷＝1.7 mg
100公克蜆（肉）＝1.5 mg
1杯240c.c.鮮奶＝1 mg
100公克乳酪＝2.7 mg

★以上說明均為每日建議攝取量，資料來源：行政院衛生署食品藥物管理局。

Point 營養師教你聰明搭配

【鋅＋維生素C】＝幫助傷口癒合，預防出血。

食物配對：牛肉、螃蟹、乳製品＋甜椒、綠豆芽、奇異果、花椰菜、番茄。

【鋅＋蛋白質】＝強化發育，加強抵抗力。

食物配對：牡蠣、動物肝臟、核果種籽類、未精製穀類＋蛋類、肉類、魚類、豆類。

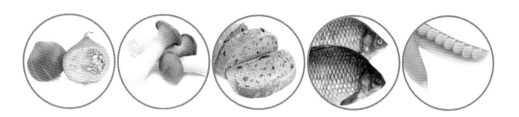

營養素上限攝取量

營養素 / 年齡	維生素A (RE)	維生素D (μg)	維生素E (mg α-TE)	維生素C (mg)	維生素B6 (mg)	葉酸 (μg)	鈣 (mg)	磷 (mg)	鐵 (mg)	鋅 (mg)	碘 (μg)
0～6月	600	25					30	7			
7～12月	600	25					30	7			
1～3歲	600	50	200	400	30	300	2500	3000	30	9	200
4～6歲	900	50	300	650	40	400	2500	3000	30	11	300
7～9歲	900	50	300	650	40	500	2500	3000	30	15	400
10～12歲		50	600	1200	60	700	2500	4000	30	22	600

Part 3

健康打底篇

進入小學前的營養攝取正確，
孩子健康成長沒煩惱

　　在寶寶經歷人生的第一次重大抉擇「抓週」之後，慢慢由手腳並用的烏龜爬行轉為搖搖擺擺的企鵝步行，不僅活動量大幅增加，體型也由小丸子般頭重腳輕慢慢朝九頭身model的目標發展。

　　而飲食上，也從牛奶、副食品逐漸擴大，慢慢接近成人的食物型態，除了軟硬適中、大小符合，以及調味清淡之外，舉凡咀嚼吞嚥、使用餐具以手就口、飲食習慣、牙口清潔、餐桌禮儀等等，都必須加以訓練，可不是幾瓶牛奶、幾塊冷凍baby food吃飽就可以打發的喔！

1～3歲幼兒的營養與照護

幼兒期指的是滿週歲後至六歲的階段，又稱為學齡期。此時小朋友的生長速度比嬰兒期顯得緩慢，但是各部位器官及動作的發展正在逐漸成熟中。所以，各位爸爸媽媽們，這階段的營養攝取、飲食照護，同樣不容忽視喔！

其中，1～3歲又稱作「先學前期」，因應孩子的生長發育，到底該注意哪些事項呢？本章中將一一為您詳答喔！

料理停看聽，黃金飲食關鍵原則

 爸媽的美味！孩子的負擔

這階段對世界還很新奇的孩子正是模仿學習的海綿期，看著大人吃什麼，往往眼睛就冒出「我也想吃！」的星星。於是，爺爺喜歡的夾心餅乾、媽媽必備的巧克力蛋糕，爸爸早餐的燒餅，就這樣一小口、一小口蠶食鯨吞孩子未來的健康。

但是，爸爸媽媽們先別急著對孩子發出飲食禁令，反而應該要求自己從現在起成為模範才是根本之道。

還有，因為孩子的消化、排泄器官還在發育階段，淡而無味對孩子來說就可以是美味。即便是外食，建議也應盡量選擇如蒸魚、蛋花豆腐湯、白飯及白麵條等等清淡的食物種類，來取代紅燒、羹湯、炒飯及炒麵等等，如此一來才能讓孩子在飲食上無負擔。

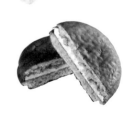

↑市售零食容易殘害孩子的健康，爸媽應慎選。

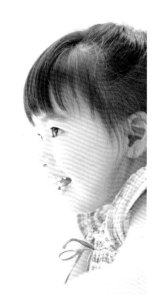

看 寶寶牙齒長哪兒

通常三歲前會長約20顆乳齒，六到十二歲後再慢慢更換成恆齒。寶寶的牙齒發育大多從門牙開始，因此媽媽們要先看看孩子牙齒的發育狀況，提供長度適中、容易吞嚥的食物；等臼齒慢慢發育後，再漸進給些稍微有硬度的種類。

針對容易囫圇吞棗的幼兒，在食材的選擇上盡量給予不超過0.5公分的小丁、塊食物，包含嬰兒餅乾在內，以免造成寶寶們吞嚥上的困難！

牙牙長哪裡 菜單照這裡

年齡	牙齒報到的進度	媽咪看這裡
1～1.5歲	上下排門牙長出	門牙可以切咬但無法研磨，因此食物軟爛是必備的。此外，如果門牙只長上或下排，就別急著供應需要咬斷的堅硬食物。
1.5～2歲	乳臼齒發育～4顆	可咬碎約1公分大小的蔬菜，但是像竹筍、生花瓜等等過於粗硬的食材就還不行喔！
2～3歲	乳臼齒發育～8顆	此時牙齒已經長硬了，咀嚼、吞嚥與消化功能比較完善了。

聽 孩子的聲音

照書養的孩子，發展真的比較健全嗎？每個人都有自己的特性與喜好，因此寶貝對紅蘿蔔say「NO」時，媽媽可別太執著了！改成吃菠菜也能得到雷同的營養，如果不懂得變通而老是強迫孩子，反而容易因為不開心的經驗而養成孩子挑食、拒食等等更難處理的狀況。

心的經驗而養成孩子挑食、拒食等等更難處理的狀況。

　　所以在這階段，爸爸媽媽最重要的功課是認識六大類食物，才能運用多變的食材來降低孩子們挑食的機會，下列克服方式可參考看看：

善用調理小撇步，讓挑食的孩子什麼都吃

　　這也不吃、那也不吃的挑食孩子，總是讓爸媽傷透腦筋。餐桌往往就成了父母與孩子之間的諜對戰場，若硬要孩子吃他討厭的食物，更可能掀起餐桌上的戰爭，往往一發不可收拾。

　　怎樣把這些口感上不討喜的健康食材，讓孩子乖乖吃下？也往往考驗著爸媽們的廚藝。其實，只要把握以下料理小撇步，就能讓挑食的孩子再也不挑食了！

撇步 1 改變食物形狀	撇步 2 利用食材自然香甜的味道	撇步 3 發揮創意讓食材可愛大變身	撇步 4 多多給予獎勵
有些孩子不喜歡青椒或某些蔬菜的味道，可將食材壓成泥末狀、加入嬰兒米粉中；或混入絞肉、製成肉丸子、餛飩等等成品裡，增加寶寶的接受度。	可利用香甜的水果壓過特殊的蔬菜味，或是以洋蔥、梅汁的甜味去除魚類的腥味等等，分散寶貝們的注意力。	將一碗碗的白米飯變身為海苔捲、飯丸子；或將食材以卡通圖案、花朵或動物造型呈現，來引起嚐鮮的動機。	除了家長以身作則之外，偶爾以獎勵的方式鼓勵孩子吃個一兩口，也能漸漸降低抗拒感。

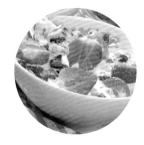
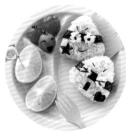
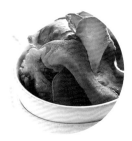

要達到完整的營養素，飲食必須包含全穀根莖類、豆魚肉蛋類、低脂乳品類、蔬菜類、水果類及油脂與堅果種子類六大類，3歲以內的孩子因為生長和活動還沒有太大的不同，因此需要的熱量依活動量不同給予1200卡左右即可。

依照每日飲食建議攝取量表格供應適當的份量，孩子才會有平穩的生長表現。以下針對這個階段的孩子最需要的營養類別做介紹。

第一大類 醣類與脂肪

醣類是供應熱量最主目經濟的來源，適量的脂肪可提供充足的熱量，更重要的是有益腦細胞的發育，讓幼兒更聰明！

其中，脂肪所佔的熱量比例應為25～35%，扣除蛋白質所佔的熱量比例，剩下就是醣類的量，一般約50～60%。

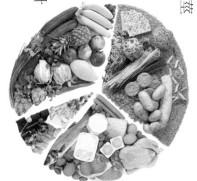

第二大類 蛋白質

幼兒處於生長發育的階段，需要足夠的蛋白質供其組織與機能生成常發展，1～3歲幼兒每日蛋白質的需求為20公克，高生理價值的蛋白質來源可攝取到較多的必需胺基酸，對生長有很大的助益，例如豆魚肉蛋、乳品等食物，建議應佔一日總蛋白質50%以上。

第三大類 維生素

當幼兒嚴重缺乏維生素D時，鈣質吸收會下降，骨骼鈣化也不完全，以致有骨骼的硬度不夠，全身體重的支撐力不足，腿部的骨骼容易變形成「X型」或「O型」腿；也將阻礙牙齒的正常發育，因門牙的關閉則會有延遲情形。

此外，維生素B1、B2、於維素等B群營養素，是參與熱量代謝的因子。這些營養攝取以天然食物為佳，避免總由補充品的巨量攝取；雖然

5條曲線從上而下分別代表同年齡層之第97、85、50、15、3百分位。一般而言,不論是哪一張生長曲線圖,孩子的成長指標只要落在第97及第3百分位兩線之間均屬正常喔!

百分位:將100個同年齡層的孩子,依高矮胖瘦由小至大排列,中間值即為第50個百分位,排在第60的孩子即為第60百分位,以此類推。

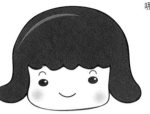

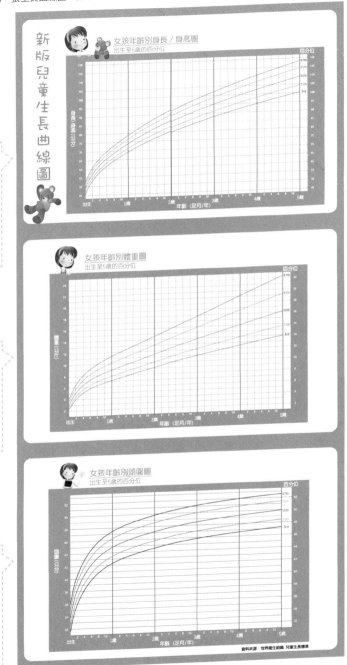

正常身長/身高怎麼看?
曲線圖上的橫軸是月齡(年齡),縱軸是身長的公分值。先從橫座標找到符合孩子的足月/年齡,再找縱座標上身長/身高數值,就可以找到她在同年齡層小孩的百分位。

正常體重怎麼看?
曲線圖上的橫軸是月齡(年齡),縱軸是體重的公斤值。例如2歲且體重14公斤的女孩,其數值就落在第85~97百分位之間,屬於正常範圍。

正常頭圍怎麼看?
曲線圖上的橫軸是月齡(年齡),縱軸是頭圍的公分值。例如5歲且頭圍47公分的女孩,其數值落在第3百分位以下,就可能有需要請醫師評估檢查。

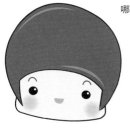

5條曲線從上而下分別代表同年齡層之第97、85、50、15、3百分位。一般而言，不論是哪一張生長曲線圖，孩子的成長指標只要落在第97及第3百分位兩線之間均屬正常喔！

百分位：將100個同年齡層的孩子，依高矮胖瘦由小至大排列，中間值即為第50個百分位，排在第60的孩子即為第60百分位，以此類推。

正常身長/身高怎麼看？

曲線圖上的橫軸是月齡（年齡），縱軸是身長的公分值。先從橫座標找到符合孩子的足月/年齡，再找縱座標上身長/身高數值，就可以找到他在同年齡層小孩的百分位。

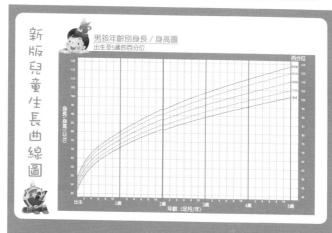

正常體重怎麼看？

曲線圖上的橫軸是月齡（年齡），縱軸是體重的公斤值。例如1歲且體重10公斤的男孩，其數值大約落在第50百分位，屬於正常範圍。

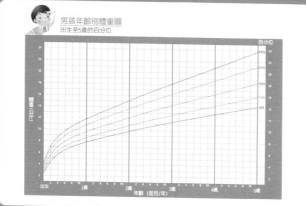

正常頭圍怎麼看？

曲線圖上的橫軸是月齡（年齡），縱軸是頭圍的公分值。例如3歲且頭圍53公分的男孩，其數值落在第97百分位以上，就可能有需要請醫師評估檢查。

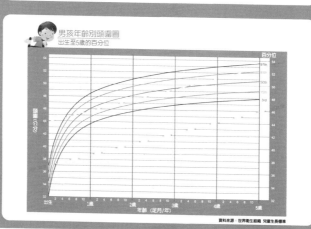

資料來源：世界衛生組織 兒童生長標準

水溶性營養素過多時會由尿排出，不過長期巨量的補充也有可能反而造成毒性。

第四大類 礦物質

鋅對於幼兒期的主要功能在於維持免疫系統及細胞分裂旺盛組織的正常功能。缺乏時會導致生長遲滯、食慾變差、傷口癒合不佳以及毛髮脫落等等。良好來源可自全穀類、牛肉、肝臟及牡蠣攝取。

至於鈣質，建議1～3歲幼兒每日應攝取500Kmg。1～2歲的孩子發生缺鐵性貧血的罹患率較高，為免缺乏鐵質，建議可多吃紅色肉類、蛋黃及深色蔬菜。

3歲前的寶寶飲食五大原則

幫這個階段的孩子準備食物時，爸媽一定要記得以下五大原則，讓孩子不僅可以吃對食物，更能攝取到這個階段所需的營養。

1 每餐吃米飯或全穀根莖類，
其中1/3為全穀類

未精製的全穀根莖類可以為小朋友提供能量來源及豐富的維生素B群、E，以及礦物質、膳食纖維等。還能減少攝取過多精製穀類或加工製品裡的糖分及油脂，避免帶來肥胖與各種疾病。

2 豆魚肉蛋類盡量選植物性、
脂肪含量較低者

在這一類食物裡可以多選用植物性蛋白質食物。而白色肉質的魚肉，以及蝦類、貝類、頭足類（例如烏賊、章魚等等）的脂肪量都較低，可以讓身體少一點負擔！

Box

食物裡的隱藏脂肪，小心別常吃！

只有煎、炒、炸的食物，才是高脂肪、高熱量的嗎？要小心，肉眼看不到的脂肪處處藏在日常食物裡，而且很多還是壞脂肪呢！以下這些隱藏版的脂肪，爸媽們可別讓小小孩們太常吃了。

1. 含皮的動物性食物：如豬皮、雞皮、鴨皮、魚皮。
2. 帶有白色脂肪的肉品：如五花肉、梅花肉、培根、魚肚、豬腸。
3. 加工絞肉類製品：如香腸、火腿、熱狗、貢丸、包子肉餡、火鍋餃類。
4. 經油品加工處理：製造過程加入或吸附了較多油脂，如肉鬆、三角油豆腐、油條。
5. 油酥類食物：丹麥麵包、蛋黃酥、可頌麵包、酥皮類點心。

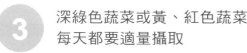

3 深綠色蔬菜或黃、紅色蔬菜 每天都要適量攝取

深綠色及深黃或深紅色的蔬菜，維生素A、β-胡蘿蔔素及鐵質含量都比淺色蔬菜來得高，因此每天攝取的蔬菜裡至少應包含1份。

4 新鮮水果營養多， 現吃比打成果汁更好

新鮮完整的水果營養最多，不能以喝果汁來替代。如果要飲用果汁，一天不超過1杯240c.c.較好。

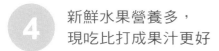

5 調味宜清淡， 減少調味料及沾醬的使用

調味料及沾醬通常含有較多鹽、糖及油，不但會養成孩子重口味的習慣，還會增加日後罹患慢性疾病的風險。

1～3歲幼兒每日飲食指南

生活、活動強度	稍低	適度
熱量（大卡）	1150	1350
全穀根莖類	1.5碗（未精製應佔1碗）	2碗（未精製應佔1碗）
豆、魚、肉、蛋類	2份	3份
蔬菜類	2份	2份
水果類	2份	2份
低脂奶類	2杯	2杯
油脂與堅果種籽類	4茶匙	4茶匙

★資料來源：行政院衛生署，2011。

★兩歲以下幼童不宜飲用低（脫）脂乳品。

日常生活活動量強度的判斷參考

強度	日常生活內容
稍低	生活中常做輕度活動，如坐著畫畫、聽故事、看電視，一天約1小時不太激烈的動態活動，如走路、慢速騎腳踏車、玩翹翹板、盪鞦韆等。
適度	生活中常做中度的活動，如遊戲、唱歌，一天約1小時較激烈的活動，例如跳舞、玩球，爬上爬下、跑來跑去的活動。

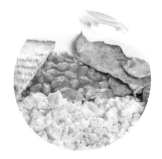 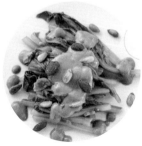 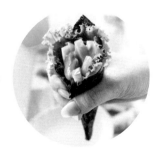

爸媽看過來！一定用得到的食物代換表大公開

全穀根莖類

1碗（碗為一般家用飯碗、重量為可食重量）

＝糙米飯1碗（200公克）＝雜糧飯1碗＝白飯1碗

＝熱麵條2碗＝稀飯2碗＝燕麥粥2碗

＝米、大麥、小麥、蕎麥、麥粉、麥片（80公克）＝乾蓮子（80公克）

＝小蕃薯或芋頭2個（220公克）＝南瓜（連皮及籽，540公克）

＝玉米粒（280公克）＝馬鈴薯2個（360公克）＝山藥（連皮440公克）

＝全麥大饅頭1又1/3個（100公克）＝全麥吐司2片（100公克）

豆魚肉蛋類

1份（重量為可食重量）

＝黃豆（20公克）＝毛豆（50公克）＝黑豆（20公克）

＝無糖豆漿1杯（240毫升）

＝傳統豆腐3格（80公克）＝嫩豆腐半盒（140公克）

＝豆干1又1/4片（40公克）

＝魚（35公克）＝文蛤（50公克）＝白海參（100公克）

＝去皮雞胸肉（30公克）＝鴨肉、豬小里肌肉、羊肉、牛腱（35公克）

＝雞蛋1個（65公克購買重量）

低脂乳品類

1杯（1杯＝240毫升＝1份）

＝低脂或脫脂牛奶1杯（240毫升）

＝低脂或脫脂奶粉3湯匙（25公克）

＝低脂乳酪（起司）1又3/4片（35公克）

油脂及堅果種子類

1份（重量為可食重量）

＝芥花油，沙拉油等各種烹調用油1茶匙（5公克）

＝瓜子、杏仁果、開心果、核桃仁（7公克）

＝南瓜子、葵瓜子、各式花生仁、黑（白）芝麻、腰果（8公克）

＝沙拉醬2茶匙（10公克）＝蛋黃醬1茶匙（5公克）

蔬菜類1碟

1碟＝1份（重量為可食重量）

＝生菜沙拉（不含醬料）100公克

＝煮熟後相當於直徑15公分盤1碟，或約大半碗

＝收縮率較高的蔬菜如莧菜、地瓜葉等，煮熟後約佔半碗

＝收縮率較低的蔬菜如芥蘭菜、青花菜等，煮熟後約佔2/3碗

水果類1份（重量為購買量）

＝紅西瓜（365公克）＝小玉西瓜（320公克）

＝葡萄柚（250公克）＝美濃瓜（245公克）

＝愛文芒果、哈密瓜（225公克）＝1/6～1/8鳳梨（130公克）

＝柑橘、椪柑、木瓜、百香果（190公克）

＝荔枝（185公克）＝蓮霧、楊桃（180公克）

＝聖女番茄（175公克）＝草莓、柳丁（170公克）

＝棗子（140公克）＝釋迦（105公克）＝水梨（200公克）

＝蘋果、葡萄、龍眼（130公克）＝3顆黑棗梅（30公克）

＝奇異果（125公克）＝加州李（110公克）

＝土芭樂（155公克）＝水蜜桃（150公克）

＝香蕉（95公克）＝櫻桃（85公克）

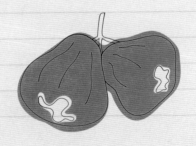

PART 3
02

4～6歲孩子的營養與照護

當孩子進入學齡前期後，身高會有明顯的增加，體重則是呈現較緩慢的成長。因此不再像嬰兒期那樣圓圓胖胖，而是慢慢變成較瘦長的體型。 此時幼兒的神經系統及大腦功能也發展得更成熟，6歲時的智力發展已達到成人的80%；神經與肌肉之間也有更好的協調性，因此也能完成一些精細或較高難度的動作。

而大部分的孩子在這個階段陸續進入幼稚園就讀，人際的接觸變多，在營養需求與生活照護上爸媽可要多費心才行！本章節將會針對4～6歲的孩子營養做最深入解析。

4～6歲的小朋友，需要哪些營養？

人體所需的熱量及各種營養素來自六大類食物，幼兒需要的營養也大致相同。小男生及小女生在4歲前的生長及活動量較無明顯差異，所以熱量及食物份量不因性別而有不同；但滿4歲之後，男女生的體型及活動量差異變大了，熱量需求及食物份量也會不一樣。以熱量攝取來說，小男生約1550～1800大卡；小女孩則是需要1400～1650大卡。

PART 3

健康打底篇 進入小學前的營養攝取正確，孩子健康成長沒煩惱

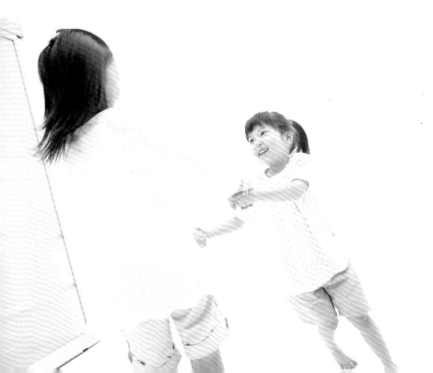

第一大類 蛋白質

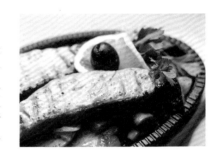

蛋白質是所有年齡層的孩子，在成長過程裡不可或缺的營養，但隨著物質生活的進步，以及西方飲食型態的普及，飲食當中的蛋白質已不致有缺乏問題。反而應該注意避免攝取過多蛋白質，並慎選優良的蛋白質食物，也就是重質不重量。

宜選擇油脂含量較低的奶類、蛋類、豆類、魚類、肉類，而多吃魚、雞等白肉，比牛、豬、羊等紅肉來得好一點。烹調方式也要注意，蒸、滷、煮的方式比煎、炸好，也就是以滷雞腿、白斬雞取代炸雞腿、雞塊；多吃蒸魚而非煎魚等等，以免孩子吃進了過多油脂。

一般來說，4～6歲的幼兒每天應攝取30公克蛋白質，以不超過60公克蛋白質為原則。

第二大類 礦物質

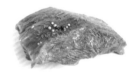

為因應牙齒與骨骼的發展，幼兒對鈣的需求量大、吸收率也高，每單位體重所需要的鈣質是成人的2～4倍。

但也別忘了其他營養素的重要性，例如維生素D、C、乳糖及蛋白質中的絲胺酸、精胺酸、離胺酸等等胺基酸的存在，可以促進鈣質吸收；但如果同時攝取高量的植酸、草酸與膳食纖維，則會影響鈣的消化吸收，要盡量避免在同一個時段裡一起食用。

建議4～6歲幼兒每天的鈣攝取量為600 mg，牛乳及其製品、小魚乾、水產類都是補鈣的良好來源。

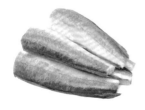

鐵質是紅血球細胞中血紅素的主要成份，負責運送氧與二氧化碳。衛生署建議1～6歲幼兒每日應攝取10mg的鐵，動物肝臟及紅肉能提供不錯的血基質鐵；而乳酸及維生素C有助於鐵質吸收。考量小寶貝們的咀嚼能力還沒有完全成熟，不妨

Tips！幼兒飲食重點提醒

開始吃大人的食物以為孩子脫離嬰兒時期，就可以「大人吃什麼，小孩就跟著吃什麼」囉！因為學齡前幼兒的腸胃消化功能還未發育成熟，營養素的需求相比成人多，如果跟著大人吃一樣的食物，營養的攝取恐怕不夠充足。

因此，這時期的飲食還要注意以下幾點：

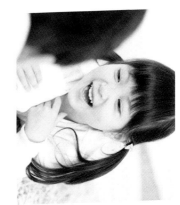

乳品需高鈣

當孩子不再以母奶或嬰兒奶粉為主要食物時，攝取其他更多元食物固然很重要，但每天還是要維持乳品的攝取，以供應足夠的蛋白質、鈣質、維生素A及B2。1杯牛奶可提供約260～300mg鈣質，4～6歲幼兒一天2杯奶類（鮮奶、保久乳、奶粉沖泡）能確保良好的生長發育。

餐間點心膳

幼兒猶如電力充沛的勁量電池，精力充沛且活動量大，宜在餐前2小時提供健康點心，份量不要太多。

牛奶、蛋類、豆花、蔬果、全麥麵包等都是很好的選擇。

蔬果不可少

蔬果裡所含有的豐富維生素、礦物質、膳食纖維及植化素，都是孩子生長必需的元素。然而，蔬菜也是大部分兒童較不喜歡的，但每天至少要讓他們吃進120公克左右的份量，其中1/2應為綠色蔬菜，不可以為吃水果就能替代喔！

只要發揮烹調巧思，增加蔬菜的色、香、味，並將過於粗硬的纖維處理好，便於咀嚼，小朋友就能接受這些蔬菜好朋友了！

飲料不含糖！白開水最好

水是細胞間質的主要成分，具有調節體溫與維持正常滲透壓、促進廢物排泄的重要作用。尤其此一階段的幼兒活動量較大，為免水分流失、不足，建議4～6歲孩子每天應攝取1610～2000ml的水分，並且要以白開水取代飲料。如果想增加口味，摘點檸檬汁或是加點蜂蜜，都比喝下含有過多糖分的市售果汁要好。

將紅肉及動物內臟切碎或搗成泥狀，飯後再搭配富含維生素C的芭樂、小番茄、柑橘類水果，就可以獲得理想的鐵質。

給4～6歲孩子父母的照護叮嚀

爸爸媽媽都希望家中的小寶貝健康又聰明，除了攝取必要營養外，建立良好的生活與飲食習慣，也是幫助小孩子頭好壯壯、健康成長的重要關鍵喔！

該幫孩子建立哪些飲食習慣？

幼兒期是飲食型態轉換為大人模式的重要階段，對孩子日後的飲食習慣也有決定性的影響。因此，父母務必要多多引導、鼓勵小小孩們，協助他們培養良好的飲食習慣；否則，一旦不良習慣養成了，以後要改正過來可就難上加難囉！

❶ 規律的用餐時間

要讓孩子養成規律的用餐習慣，包括定時、定點，也就是盡量在固定的時間及地點，並且和家人一起享用。照顧幼兒最重要的原則就是規律性，既可讓孩子有安全感，也能養成良好的生活作息。

一到了全家人吃飯的時刻，就要讓孩子也坐在餐桌前用餐；桌上只擺食物，而沒有其他會讓小孩分心的物品；不能吃飯配電視或邊吃邊玩，更不可縱容孩子跑來跑去的行為。

以鼓勵的方式讓小小孩們可以在時間內完成吃飯，用餐時間不要拖得太長。用餐途中若發現孩子不專心吃飯或速度過慢，可適時提醒還有多少用餐時間；等時間一到就把桌上剩餘的飯菜收起，小孩才能養成好的飲食習慣。

❷ 不偏食、不挑食

偏食與挑食不同。「偏食」通常都是不吃或偏向多吃某一大類的食物，例如愛吃魚、肉類而不吃蔬菜。「挑食」則是排斥、不愛吃某些食

物，像是不吃青椒、不吃魚等等。挑食可以用同類的其他食物來替代，因此偏食所造成的不良影響比挑食還嚴重，有可能會產生營養不足的現象。

學齡前的孩子在此時會逐漸發展出個人獨特的性格，對食物也會有自己的意見，但父母千萬不可只供應符合孩子喜好的特定食物，應養成他們多元攝取健康、營養食物的飲食習慣。可多多運用以下方法，讓寶貝們愛上食物！

• 造型變變變

多多變換食物的種類，並善用不同的切割與烹調方式，讓孩子感到新鮮有趣，自然增加食欲。市面上有很多切割模型、可愛小叉子，可供媽媽們選擇。另外。切割食物時要注意大小是否便於孩子咀嚼吞嚥。

• 為食物換一個家

讓孩子選用自己喜歡的可愛餐盤用具；或是改變食物盛裝的方式，例如將番茄、甜椒中心挖空當容器等等，都能提高幼兒進食的意願。擺盤上亦可多多利用各色鮮豔的食物，用視覺創造好食欲。

• 把食物藏起來

把小朋友不喜歡的食物，以切碎、磨泥或打成汁的方式，少量加入到他們偏好的食物當中，將「有形化為無形」，然後再漸次增加份量。

• 增加用餐樂趣

小孩子都喜歡聽故事，大人們不妨運用故事與食物做連結，創造輕鬆有趣的用餐氣氛。

這一個時期的小朋友特別容易興奮、好奇，可能會有注意力不集中、食欲缺缺的情形，爸媽不必太擔心！因為這個階段的孩子活動力也很大，只要增加活動量，食欲自然會變好，不可強迫餵食，以免影響他們對食物的觀感，反而排斥吃飯這件事了。

❸ 大人還要繼續餵食嗎？

4～6歲的幼兒開始發展出獨立性格與自主性，什麼事都想自己做做看，而此時也正是鼓勵他們自己使用餐具、進食的最佳時機。

剛開始讓孩子嘗試自己吃飯，難免會發生掉飯粒、菜渣等等混亂，事後通

常也需要一番整理，但是大人們千萬不可因為怕麻煩就剝奪了孩子學習進食的機會，這對訓練他們手眼協調及小肌肉的發展都有莫大好處。

不論是使用湯匙或筷子進食，原則就是要讓孩子容易取用這些食物，碰到可能帶有刺的魚類或較大塊的肉食，大人要一旁協助。小朋友若發生使用餐具技巧不夠純熟而無法自己全程把飯吃完的情形，這時大人再予以餵食也是可行的。

哪些生活習慣可以讓孩子更健康？

❶ 齲齒保健

兒童常見的口腔問題以蛀牙最為常見，此時幫助小孩養成飯後刷牙的習慣就很重要了。學齡前的小朋友大多已開始學習自己刷牙，但由於仍不容易將牙齒刷乾淨，大人有必要從旁協助、再幫他刷一次，並提醒正確刷牙方法；必要時以牙線為他清除牙縫裡的食物殘渣。

另外，還要注意少讓孩子吃容易蛀牙的糖果、餅乾等食物，如果真的要吃，則最好安排在三餐前後，並養成餐後刷牙、刷牙後短時間內就不再進食的習慣。

❷ 容易群聚感染的因應對策

孩子上了托兒所、幼稚園之後，是不是變得特別容易掛病號呢？這也讓很多父母傷透腦筋。其實，只要培養良好的生活習慣，寶貝們仍能過著健康的團體生活，這些因應對策，爸媽可要幫孩子培養好。

・勤洗手保健康

勤於洗手是預防腸胃型病毒最好的辦法，尤其要提醒孩子在吃東西前、上廁所或擤鼻涕之後等等時候，要特別加強洗手。教導小朋友要以肥皂洗手、擦乾，才能達到徹底清潔的目的，也可搭配酒精消毒。而且，不只小孩子，大人也要多洗手，尤其是從外面回到家之後。

・人多的場合盡量少去

人多的地方病菌也越多，孩子被傳染的機率相對之下較高。如非必要，百貨公司、大賣場等等人潮較多的室內公共場所盡量少去。如遇流行

疾病高峰時，試著讓小朋友戴上口罩，亦有助預防感染。

• 維持環境清潔

居家環境要保持乾淨整潔；並將窗戶打開讓空氣流通。定期為孩子的玩具及用品進行清洗、消毒，減少病菌侵入的機會。

必要的話，也可補充維生素C或是乳酸菌等食品，來幫孩子增強身體的抵抗力。

4～6歲幼兒每日飲食指南

生活、活動強度	稍低		適度	
性別	男生	女生	男生	女生
熱量（大卡）	1550	1400	1800	1650
全穀根莖類	2.5碗（未精製應佔1.5碗）	2碗（未精製應佔1碗）	3碗（未精製應佔2碗）	3碗（未精製應佔2碗）
豆、魚、肉、蛋類	3份	3份	4份	3份
蔬菜類	3份	3份	3份	3份
水果類	2份	2份	2份	2份
低脂奶類	2杯	2杯	2杯	2杯
油脂與堅果種籽類	4茶匙	4茶匙	4茶匙	4茶匙

★資料來源：行政院衛生署，2011。

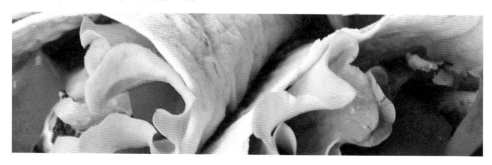

Part 4

小學階段的孩子，最需要的關鍵營養爸媽一定要知道

當孩子上了小學之後，也宣告他們正式脫離了幼兒期，進入學習紮根的重要階段。

然而，我們舉目所及，長時間外食、吃速食、垃圾食物及微波食品的孩子卻越來越多。

輕忽兒童階段的飲食，不良的飲食習慣與體質可能就跟著他一輩子了！想讓孩子贏在起跑點，掌握營養、吃對食物才是關鍵！

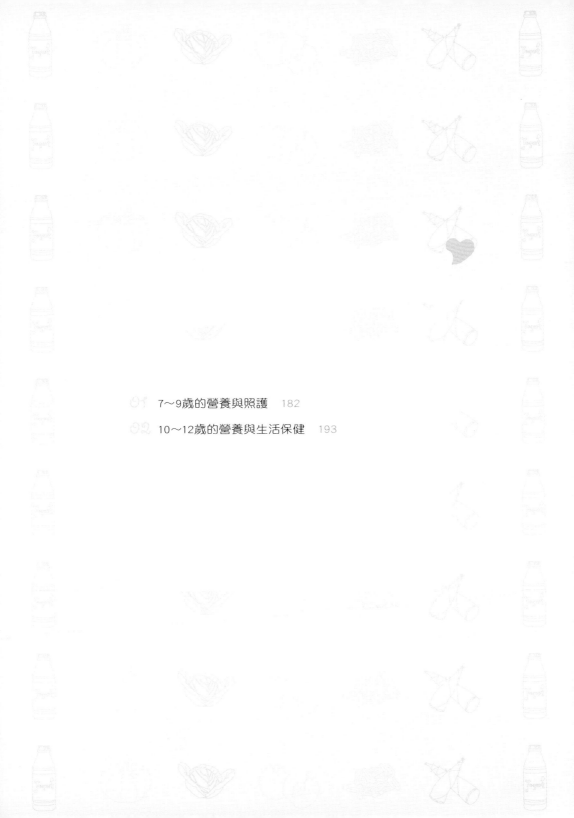

7～9歲的營養與照護

PART 4
01

從6、7歲開始到12歲的兒童，即進入所謂的「學齡期」。這個時期若是營養均衡並擁有適當的照護與陪伴，其生長速度、心智及行為的發展，都會呈現一個比較穩定的狀態，將來步入青春期後的問題也會相對減少。

這一個章節將會針對7～9歲階段的孩子需要哪些適當營養，詳加說明幫助他們發揮生長發育的最大潛力，有足夠的身體機能與智力面對課業的學習。

這個時期的孩子最需要的5大營養素

學齡期的生長發育速度比孩子嬰幼兒時期要緩慢許多，基礎代謝率也跟著下降。

熱量需求會因為學習、活動量有所改變，加上男女性別、發育程度的不同，個體間也會呈現差異。一般來說，7～9歲的男孩熱量攝取應在1800～2050大卡，女孩則是1550～1750大卡。

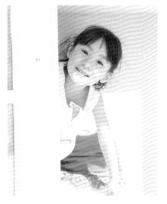

營養素 1 蛋白質

這個時期的孩子，每天需要40公克的蛋白質，即每餐約可吃1.5～2份的蛋白質食物。一份等於1兩豬、牛、羊或魚肉，或是80公克的傳統豆腐。（詳細食物代換表請參閱P.171）

需要的理由：

蛋白質能提供生長必需，幫助建構及修補身體組織。尤其學齡期的兒童在器官發育上更趨成熟，足夠的高生理價值蛋白質來源（蛋、奶、肉或魚類）是很重要的，攝取量應佔一日總蛋白質的50％以上。

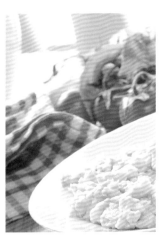

營養素2 醣類與脂肪

油脂的來源除了肉類中的脂肪及食用油之外，利用富含好油脂的堅果類食物來增加口感變化也很理想，還能另外攝取到維生素及礦物質呢！

需要的理由：

當醣類攝取不夠充足時，身體會將蛋白質做為能量來源，使得蛋白質無法獲得發揮。因此，醣類、適量的脂肪與健康的油脂組織及促進生長的功能，可以提供充足不足的熱量，有助節省蛋白質，建構組織，有益腦細胞的發育。

不過，如果醣類與脂肪攝取過多，當受到身體荷爾蒙改變的影響時，就很容易在皮下組織或內臟周圍產生體脂肪的堆積，養出小胖子。醣類攝取占總熱量的60%，並且要少吃精製醣類，像是以高果糖糖漿做成的飲品、蛋糕甜點等等。

營養素3 維生素

需要的理由：

由於生長發育的需求未增加，維生素的需求量亦隨之增加。脂溶性維生素A和維生素D在這個階段有很重要的地位。維生素A有利孩子的視力保健：維生素D則是幫助鞏固骨骼，強健牙齒的營養素。

此外，維生素B1、B2、菸鹼素等B群營養素，參與了體內醣類及蛋白質的代謝過程，因此隨著這個階段的熱量攝取增加，會產生更高的需求量。可透過食用瘦肉、酵母、牛奶、綠色蔬菜及未精製的穀類中獲得。

營養素4 礦物質

需要的理由：

學齡期的鈣質攝取也是很必需的，因此此時期的乳牙漸漸換成恆齒，要有足夠的鈣未鞏固牙齒，避免口腔發生蛀齒而影響日後的攝食。奶類能供應不錯的鈣質，以鮮奶、無糖優酪乳是較理想的選擇；調味奶因為添加了較多糖分，不建議經常飲用。

在維持免疫系統及細胞分裂旺盛組織的正

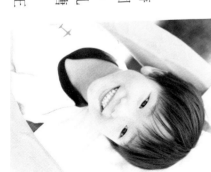

常功能上，鋅擔任了相當重要的角色。另外，一般兒童的食物攝取型態容易導致鎂的缺乏，這可是會大大影響到他們神經系統的傳導，導致肌肉鬆弛，並間接破壞牙齒的健康。富含鎂質的食物包括糙米、綠葉蔬菜、海藻類及豆類。

營養素 5 膳食纖維

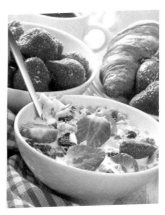

已經有多項調查數據顯示，每3～4名小學生中就有一人每周排便次數不到三次，有嚴重的便秘問題。其中，纖維攝取過少應是主要原因。而根據2001～2002年台灣地區國小學童營養健康狀況調查，的確也發現：孩子們的膳食纖維攝取量大幅偏低。

需要的理由：

食物中的膳食纖維因為能吸著水分、增加糞便量，而使得排便較順暢。這也是很多醫師與專家呼籲要多吃蔬菜、水果、全穀類等食物的原因。兒童時期的孩子一天之中，只要吃進2碟蔬菜（每碟100公克）加2碗水果，並以全穀類或雜糧飯代替部份的白米飯，就能達到每天所需要的纖維份量。

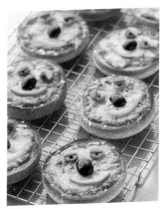

由於富含纖維的食物大多口感也較粗糙，建議媽媽們不妨將全穀飯捏成小巧可愛的飯糰；以燕麥或紫米做成甜湯、點心；或將纖維較粗的蔬菜切碎與其他食物一起烹煮，都能幫助孩子更順利愉快的進食。

另外，多喝水吧！一般體重超過20公斤的兒童，每天需要1500 ml以上（每多增加一公斤再多攝取20 ml）的水分。每天飲用足量的水分，能維持體內正常的循環及排泄作用，還能調節體溫、促進食物的消化吸收，避免便秘發生。

【計算範例】

假如孩子體重為30公斤，則他應攝取的水分每天為：

1500ml＋（30－20）×20ml＝1700ml

★每日水分計算方式係根據Holliday-Seger Method。

營養師教你正確吃對膳食纖維

種類

水溶性纖維	非水溶性纖維

功能

能吸收水分，刺激腸道蠕動；還能延緩醣類的吸收，維持飯後血糖上升速度的穩定。	雖不溶於水，卻能吸水、產生膨脹，增加飽足感與糞便的體積；並可促進腸胃蠕動，讓食物殘渣通過腸道的時間縮短，減少致癌物質的產生。

代表食物

蔬菜、水果、海藻類、全穀類（糙米、燕麥）、豆製品，以及蒟蒻、果凍等等。	全穀根莖類、蔬菜、豆類。

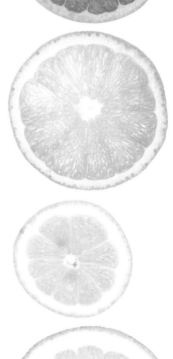

7招幫孩子建立飲食好習慣

　　一般而言，國小時期的孩子與父母間的關係還是很緊密的，爸媽要趁這個時候一起陪伴他們養成好習慣。正確的飲食習慣，勝過任何一味食療偏方！

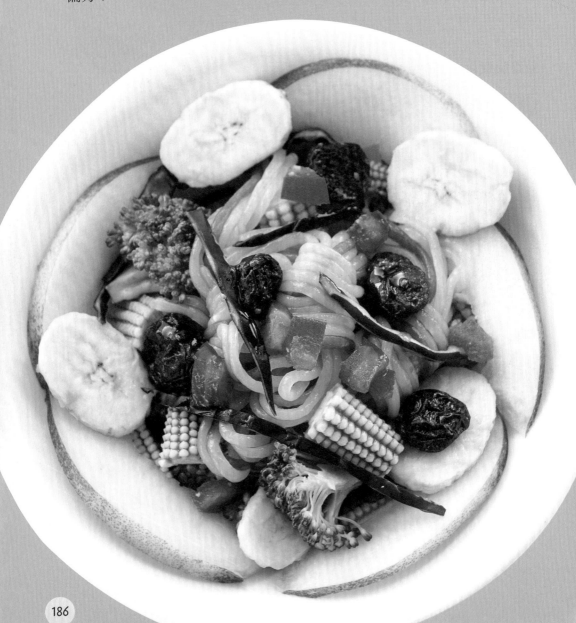

方法 01 爸媽要以身作則

包括不在孩子面前批評食物、吃垃圾食物,不挑食、不偏食,多吃營養健康的食物,孩子自然能受到感染、模仿大人的好行為。

方法 02 適當的鼓勵

儘管有人不贊同把孩子愛吃的食物做為獎賞,但偶爾提供一點小誘因,確實可以讓小朋友有更大的意願進食。

方法 03 烹調時多一點變化

要避免單調毫無變化的飲食內容,食材選擇、調味、造型都可以做變化,例如蔬菜除了熱炒或清燙外,做成蔬果汁或是沙拉型式,孩子會很喜愛的!

方法 04 家人一起進餐

父母陪伴孩子吃飯,不僅能了解他們的進食狀況、導正飲食習慣,還能締造美好的親子關係。

方法 05 好氣氛才有好食欲

用餐時與孩子的互動氣氛特別重要,避免為了飲食問題責罵孩子,最好多聊一些輕鬆愉快的話題。當我們的感受良好,就能有較好的食欲。

方法 06 動手做、吃得更開心

讓孩子參與準備食物的過程,例如幫忙洗米、削皮,一起包水餃、揉麵糰等等。對於自己動手做的食物,孩子吃得特別香,而且還有訓練專注力的好處呢!

方法 07 不強迫、以關心代替擔心

偶爾孩子食欲缺缺時,只要健康情形良好,家長們不需特別緊張或擔憂。

一餐不吃並不會導致營養不良,只要用心了解小朋友拒食、胃口不佳的原因,再加以鼓勵、誘導即可。

該幫孩子準備點心嗎？

正處於生長發育期間的兒童，活動量很高，但小小的腸胃一下子沒辦法塞進太多食物。只吃三餐的話，所需的熱量及營養素恐怕會不夠，最好再為孩子安排第4餐－點心。當然，如果孩子並不感到饑餓，就不一定要給他吃了。

點心就是零食嗎？

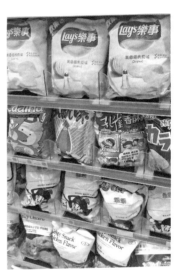

「點心」是為了避免孩子正餐時吃得過多、影響腸胃消化；並且為他們補充兩餐之間需要的熱量，以保持充沛的活力及學習力；也能增加許多飲食上的樂趣。

但「零食」可就不一樣了！它通常也是「垃圾食物」的代名詞，大多是一些高油、高鹽、高糖、高熱量、重口味又缺乏營養的食品。而且多半都是想吃就吃，不但無法補充正餐以外的營養成分，吃多了還容易影響正常食欲。最常見的問題就是營養失衡或營養不良，造成孩子的體重日漸增加，以及降低對天然新鮮食物的食用意願。

↑需要打開包裝，或是需要開罐的，通常都是零食居多，吃太多通常就會引起營養失衡或營養不良，體重日漸增加的結果，父母要慎選。

給孩子點心時的健康供應原則

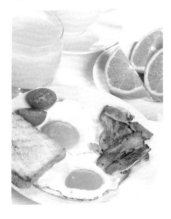

①點心每日以1～2次為宜

熱量及營養成分應該包含在孩子一整天的需求當中，每次最好控制在200大卡以內。

②時間最好在用餐前1～2小時

點心時間最好安排在用餐前1～2小時左右，例如早上10點（學校第二節下課）及下午3～4點，以免影響正餐食欲。

③以天然食材為主

以少油、少鹽、少糖，補充營養為原則，

並以天然食材為主。像是新鮮水果、自製飯糰、烤地瓜、水煮玉米，或是核桃、杏仁、花生等堅果類。

④種類盡量多樣化

在同一大類裡選擇不一樣的食物，養成孩子均衡攝食的好習慣。

⑤適當的供應奶類食物

這類食物可以增加鈣質的攝取，例如低脂鮮奶、保久乳、起士、雞蛋布丁等等。

⑥避免過多油脂、糖或鹽分的食物

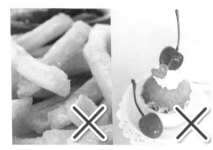

含有過多油脂、糖或鹽分的食物並不適合當成點心，像是薯條、炸雞、蛋糕、奶昔、汽水或可樂等。

孩子想嚐鮮的話，每週應少於一次，並最好搭配蔬菜、水果或奶類食物一起吃，以增加營養元素。

⑦不提供過度的加工及包裝食品給孩子

譬如科學麵、夾心餅乾、洋芋片等等。雖然有些產品標榜非油炸或不添加防腐劑等等字眼，但其中的添加物跟調味料還是不少，更別說這些食品根本不含營養成分了。

⑧含有咖啡因的食物也要避免

像是奶茶、咖啡、可樂、巧克力等。

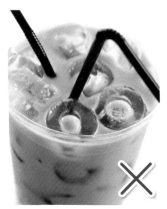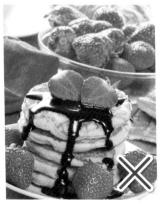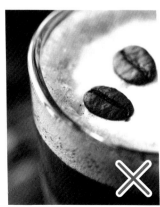

「鈉」些食品要注意

　　據2001～2002年台灣地區國小學童營養健康狀況的調查發現，半數以上的兒童脂肪攝取過高、鹽量也超過10公克。而目前衛生署針對成年人的建議則是：每人每天鈉攝取量應少於6公克的鹽，可見小朋友多鹽、重鹹的問題有多嚴重！

　　而這些鈉離子除了存在調味料當中外，在許多速食、加工食品、休閒零食產品中更可發現不少，而後者應該就是造成小學生鹽分攝取過多的元凶。

　　長期攝取高鈉飲食，不但日後容易導致高血壓，對心血管造成破壞，也會養成飲食口味重鹹的不良習慣。對孩子現階段來說，更會因為在代謝鈉離子的過程中流失了鈣質，這對骨骼發展可不是件好事喔！

　　所以，家裡不要再囤積零食啦！爸媽不吃不買、減少外食，小孩就能更健康。

運用巧思，晚餐也能15分鐘就上菜

　　真的太忙而沒時間料理的小學生媽媽們，其實只要用點巧思，一樣可以快速變出營養豐盛的一餐，為孩子的健康加分！

善用市售料理包

　　賣場甚至有些餐廳會提供現成的料理包，回家後只要加入新鮮蔬菜、菇類、豆類再烹調，就能增加營養。

利用自助餐現成的食物

　　無論是在食物種類上，或是烹調方式都比較多樣化，與速食相較下會更理想。不過，自助餐的青菜普遍油鹽比例多，買回家後先用熱水過燙一下較好。

水餃、滷味+燙青菜

　　買回水餃後，回家再動手燙一大盤青菜，不過只花幾分鐘的時間，便

能補充所需的營養成分。如果偶爾想吃個滷味當正餐，注意選擇時盡量還是多挑蔬菜類食材，並減少加工品比較OK喔！

國小1～2年級學童每日飲食指南

全穀根莖類	2.5～3.5 碗
豆、魚、肉、蛋類	4～6份
蔬菜類	3～4份
水果類	2～3份
低脂奶類	1.5杯
油脂類	4～5茶匙（小匙）
堅果種籽類	1份

★資料來源：行政院衛生署，2011。

培養孩子良好的體質，爸媽應該注意的3件事

　　健康的體質來自正確的飲食及生活習慣，除了注意孩子該吃與不該吃的食物之外，想促進這些小學生的健康，以下三點爸媽們可千萬別忽略了！

①幫助孩子養成早睡早起的習慣

　　充分的睡眠，不僅是讓孩子有全身休息的時間，更是可以促使身體多多分泌成長激素的關鍵。另外，這也能讓他們有時間好好的享用一頓營養的早餐，擁有好精神、好體力展開一天的學習。

②同儕力量大，注意孩子的交友狀況

　　孩子開始上學之後，不僅是外在舉止、言語，包括飲食習慣受到同儕及環境的影響也越來越大。爸爸媽媽一定要特別注意孩子及其同學、朋友的飲食行為，並適時給予機會教育、建立正確的營養常識。

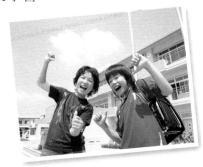

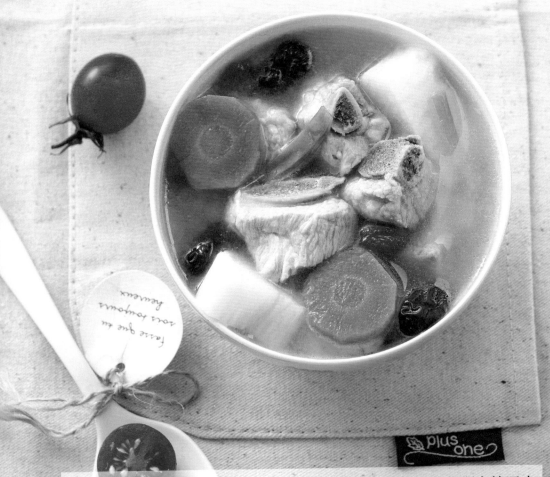

③**規律運動有必要**：當小朋友進入小學，功課、才藝學習占掉了大半的時間，生活裡大多都是少動多坐的型態，活動的時間比起幼兒要少。因此，父母要特別鼓勵孩子培養運動習慣，最好的辦法是跟著她們一起運動，才能避免肥胖、提升免疫力。

10～12歲的營養與生活保健

一般而言，小女生的發育約從9～11歲起；小男生則是10～12歲左右，即所謂的「青少年前期」，是成年前快速發育的階段。

當孩子進入青少年階段之後，每天需求的總熱量是人生時期中最高的（僅次於懷孕及哺乳期）；而生長速度則僅次於嬰兒時期。因此充足的熱量及營養素，是提供這些大孩子成長及活動所需的重點，本章節將完整剖析這時期的營養重點。

這個時期的孩子最需要的5大營養素

為了要應付孩子的快速成長及活動，10～12歲的男孩每天應攝取的熱量約2050～2350大卡，女孩則約在1950～2250大卡。實際熱量需要依據身高、體重及個別活動量而稍有不同。

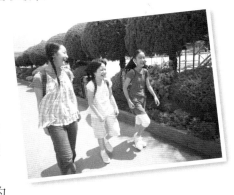

因為此時期的熱量需求較高，「均衡飲食」也顯得更加重要，以便能供應骨骼、肌肉及各組織細胞的生長需求。以大方向來說，就是適量及正確種類的碳水化合物，足夠的蛋白質，以及富含維生素、礦物質的飲食內容。

營養素1 蛋白質

需要的理由：

是建構、修補肌肉及身體各部位組織、細胞的必要物質。當孩子正值發育時，完整充分的蛋白質能提供生長所需，也能增加抵抗力。10～12歲兒童每日需要攝取50公克的蛋白質。

除了肉類、雞蛋、牛奶中的動物性蛋白質外，植物性蛋白質對孩子也很重要，能供應身體必須的

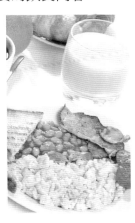

胺基酸，亦可補充動物性食物所缺乏的膳食纖維，對保持大腦清晰、良好的精神有益處。可從豆類或五穀類食物中獲得。

要特別注意的是，有些大孩子為了減重，缺乏正確觀念又嚴格限制熱量的話，可能會有蛋白質缺乏的情況。

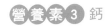維生素和礦物質

需要的理由：

維生素能促進熱量及其他營養素的利用效果；礦物質則是調節生長發育、強化免疫的重要物質，這兩種營養都能幫助大孩子們維持好的精神與體力。

其中，維生素B群能幫助代謝，礦物質則是參與體內生化代謝及酵素活動的輔助因子，攝取不足的話就會影響正常的神經傳導。

多樣化的食用蔬菜水果，就能補充這兩種營養。

營養素3 鈣

需要的理由：

此時的孩子每天的鈣質建議攝取量已達到1000mg，跟成人所需相同。但根據衛生署委託中研院的一份營養研究顯示，多數學童的鈣質攝取量只達到「國人膳食營養素參考攝取量」的50～60％而已。

除了牛奶以外，在飲食中多加入小魚乾、黑芝麻、起士、豆腐等含豐富鈣質的食物，對孩子的骨骼合成及增加骨質密度很重要。

這個時期的孩子因為已有主見，加上父母給予金錢自行花用，常見他們以各種茶飲、汽水取代牛奶當成早餐，不但無法補鈣、還會加速鈣質流失，成年之後，鈣質就會慢慢從身體提領出來，而青少年時期正是累積骨本的黃金階段。如果在即將進入青春期之前就能完整補充，往後罹患骨質疏鬆症的機率就能大幅降低。

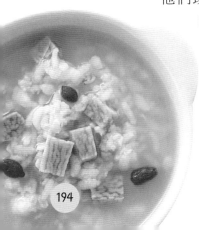

營養素 4 鋅

需要的理由：

踏入青春期最明顯的現象，便是生殖系統的成熟、出現第二性徵。

鋅的攝取對性腺發育可以有好的影響。因為多存在於海鮮食物中，只要盡量少吃可能會殘留較多海洋汙染的大型深海魚即可。

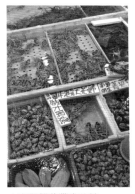

▲海鮮類蘊富的鋅，可幫助良好發育。

營養素 5 鐵

需要的理由：

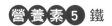

同樣是來自中研院的營養研究指出，50%以上的4～6年級國小女童，鐵質的攝取量並未達到「國人膳食營養素參考攝取量」的建議量。然而，鐵質的補充格外重要，這一時期的小女生會面臨到初經來潮，經血的流失易造成缺鐵性貧血；而小男生也需要提高鐵的儲存量與增加血容量，以維持肌肉生長。

含鐵的食物包括動物肝臟、肉類及深綠色蔬菜等，而食物當中鐵的形式又分為血基質鐵及非血基質鐵。血基質鐵的吸收利用率較好，多存在於動物性食物中，例如牛肉、豬肉、鴨肉、豬肝、鴨血等等。至於深綠色蔬菜裡所含的非血鐵基質，只要搭配肉類一起吃，也能有理想的吸收效果。

此外，維生素C也能幫助鐵質吸收，像是吃完肉食，為孩子準備一杯現榨果汁或富含維生素C的草莓、番茄、柳橙等餐後水果。

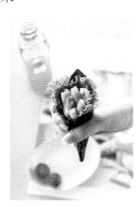

新鮮蔬果對高年級的孩子及青少年尤其重要，因為此時的皮脂腺分泌旺盛，容易引發青春痘等等皮膚困擾，每天6份以上的蔬菜水果，有助增加維生素C的攝取，還給孩子平滑有光采的肌膚與青春容顏。

這時期的孩子在體重上呈現兩種極端，一種是

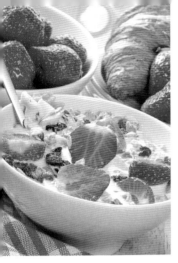

過度飲食又缺乏運動，養出胖弟胖妹；另一種則是重視自我形象並在意外界的眼光，因而過度節制或不當節食，變成既瘦弱又不健康的體質。家長應格外注意孩子的三餐，並灌輸正確的飲食觀念。

4不飲食守則，讓孩子避免變胖、變遲鈍

為孩子建立良好的飲食習慣，就是為他們的健康做好把關。以下常見的錯誤飲食，大大破壞未來主人翁的腦力及腸胃，趕快把握黃金時期幫他們導正過來吧！

飲食守則 1 不吃高油、高糖食物

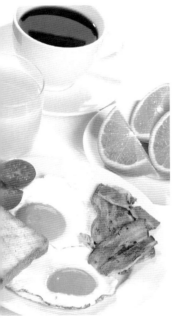

中研院在民國90～91年所進行的「台灣國小學童營養健康狀況調查」結果中發現，小學孩子平常攝取營養食物（蔬菜、水果、奶類、肉類、魚類等等）的頻率越高，在校整體的表現越好；吃甜食及油炸類食物越頻繁，在校整體表現的分數則較差。

在澳洲一項飲食調查也有類似的發現，吃垃圾食物長大的人，其智力、學習力都比均衡飲食者表現來得差，主要就是不良飲食中的高油、高糖，會影響大腦的學習發展。

另外，精製食物中的糖類與油分，也容易產生熱量過剩、脂肪堆積的問題；這一類通常也是「高升糖指數食物」，會引起胰島素大量分泌，使得血糖快速地上升、下降，反而使孩子容易感到疲倦、學習效果也大打折扣！

飲食守則 2 不可不吃早餐

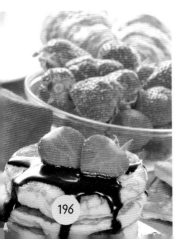

高年級的孩子食欲明顯比以前更大，不吃早餐就出門或吃了錯誤的組合，都會大大影響一整個上午的學習及活動。

大腦的正常運作，需要有葡萄糖的供應，若一天的第一餐吃得對，才能讓血液中的葡萄糖順利運送到腦部，提高注意力及學習能力。

早餐的選擇，除了考慮熱量的供應之外，應盡量包含三大類食物：碳水化合物、蛋白質及奶類，如果能再加上蔬菜水果，就更均衡了。

此外，要避免以油炸、煎炒方式烹調及重口味的食物作為早餐，像是燒餅油條、薯餅、小籠包、鐵板麵等。

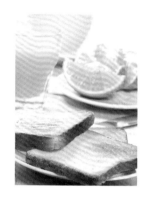

你的孩子早餐都吃什麼？
營養師都說讚的OK版早餐

根據衛生署的調查顯示，台灣的小學生有超過半數以上，每天所攝取的油脂都超過標準值。很多爸媽不禁納悶，不過就是一個牛角麵包、一杯奶茶，怎麼油脂含量會這麼高？

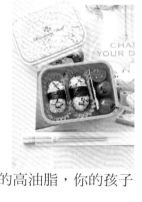

其實餐桌上最常見的油脂，例如早餐最常見到的燒餅油條、水煎包或煎餃、鍋貼等等，或是可頌麵包、千層麵包、奶酥麵包等等，更是隱藏了驚人的高油脂，你的孩子每天吃的早餐，是不是也都以這些食物裹腹呢？

不過，早餐真的不要隨便亂吃，因為一旦吃進過多的油脂，不但會增重孩子的腸胃負擔，長期累積下來，還有可能造成孩子體重過重的疑慮，最後還有可能成為慢性病的高危險群！

到底早餐該怎麼吃才對？

以下的早餐組合，提供給各位爸媽參考！

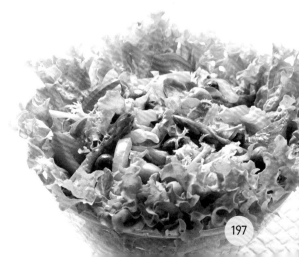

項目	早餐內容
組合1	鮪魚起士蛋三明治＋鮮奶240c.c. **推薦理由** 這時期的孩子鈣質需求量大，三明治裡多加片起士，搭配鮮奶，有利於骨骼發展。
組合2	雞胸肉蔬果沙拉＋優酪乳 **推薦理由** 雞胸肉脂肪含量低，加上大量（200公克以上）且多樣化（5種）的蔬果提供抗氧化素，最適合皮脂腺分泌旺盛的大孩子們。
組合3	三角鮭魚飯糰＋茶葉蛋＋堅果飲 **推薦理由** 這是一份蛋白質多多的早餐組合，也提供了碳水化合物及優質脂肪，補充一早的精力。
組合4	蔬菜全麥蛋餅＋無糖鮮奶麥茶 **推薦理由** 加了蔬菜與蛋的蛋餅，不僅讓口感上更豐富，搭配無糖的鮮奶麥茶，對於需要補鈣的孩子來說，營養更上層樓。
組合5	鮪魚紫米飯糰＋清漿或微甜豆漿 **推薦理由** 少了油條的油膩，多了鮪魚的加持，讓早餐充滿了優質蛋白的美味，一早就元氣滿滿。
組合6	黑糖堅果饅頭＋黑木耳露＋茶葉蛋 **推薦理由** 多了堅果優質的油脂，讓黑糖饅頭吃起來更健康，搭配水性膳食纖維超豐富的黑木耳，孩子的腸胃道蠕動會更順利喔！
組合7 假日推薦版	南瓜稀飯＋燙青菜1碟＋豬肝、豬肝腱拼盤1份 **推薦理由** 南瓜連皮帶籽一起煮粥，加上豬肝、豬肝腱，可加強鋅及鐵質的攝取。 平日忙碌的媽媽們可能沒時間準備，不妨週末為孩子換換口味！

飲食守則 3 高纖食物不可少

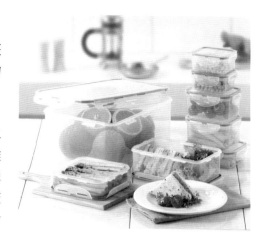

纖維質的重要性，反應在調整腸胃道、減少便秘之外；也能幫助面臨肥胖困擾的孩子增加飽足感、控制熱量。

食物裡以大家熟知的蔬菜、水果含量較豐富，其他像是五穀雜糧、糙米、胚芽米等等粗食也能攝取到，而且因為在腸胃道裡會以較慢的速度消化吸收，而能持續供給大腦所需的葡萄糖。

飲食守則 4 不要隨便亂補

這個時期爸爸媽媽很關心：「有沒有轉骨偏方？」或「什麼時候該給孩子補一補？」等等問題。很多父母為了讓孩子更加高人一等，通常會採取食補或藥補的辦法。但若是沒有經過醫囑使用，或是爸媽因為心急過度的調補，可能會得到反效果；尤其當孩子腸胃功能不佳時，身體就更沒辦法消化了。

國小3～6年級學童每日飲食指南

生活、活動強度	稍低		適度	
性別	男生	女生	男生	女生
熱量（大卡）	2050	1950	2350	2250
全穀根莖類	3碗（未精製應佔1碗）	3碗（未精製應佔1碗）	4碗（未精製應佔1.5碗）	3.5碗（未精製應佔1.5碗）
豆、魚、肉、蛋類	6份	6份	6份	6份
蔬菜類	4份	3份	4份	4份

生活、活動強度	稍低		適度	
水果類	3份	3份	4份	3.5份
低脂奶類	1.5杯	1.5杯	1.5杯	1.5杯
油脂類	5茶匙	4茶匙	5茶匙	5茶匙
堅果種籽類	1份	1份	1份	1份

★資料來源：行政院衛生署,2011。

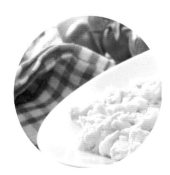
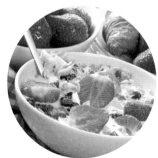
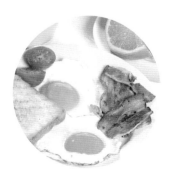

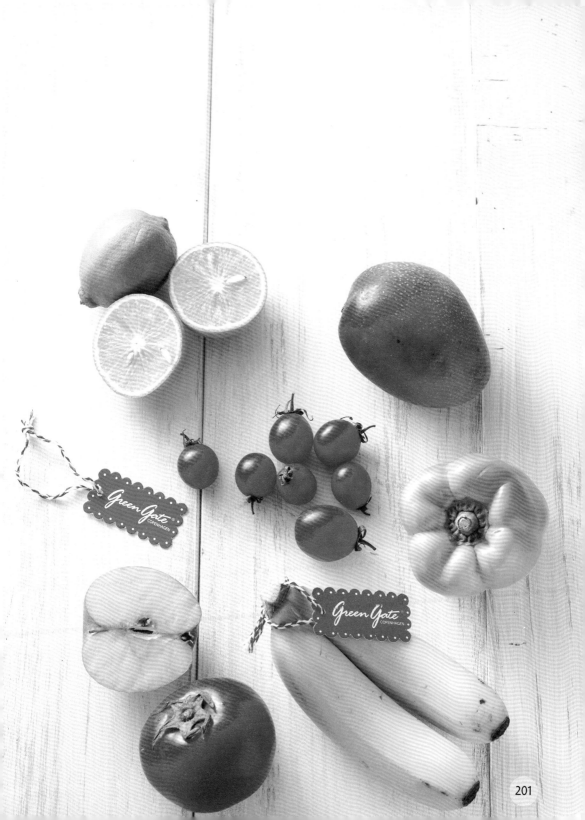

完全應用篇

針對不同症狀的孩子，
給予最關鍵的營養

　　家中寶貝為什麼動不動就生病？天氣一涼就感冒？長不高？坐不住？問題可能出在飲食！經過研究證實，食物裡有超過上千種的天然化學物質具有預防疾病的功效；用來改善生理症狀、維護健康，也是最安全無虞的方式。要讓孩子頭好壯壯、高人一等，均衡飲食不可少！

　　然而到底該怎麼做，攝取哪些營養，才能為孩子的健康加乘？以下本章節將針對加強孩子的免疫力、怎樣讓孩子能高人一等、強化孩子的視力等等不同症狀與問題，給予最關鍵的營養，與最專業的醫療建議。

協力諮詢醫師：
台北市立聯合醫院仁愛院區劉秀雯院長
台北市立聯合醫院陽明院區楊文理院長
台中澄清醫院中港院區耳鼻喉科主治醫師兼主任劉博仁醫師
南投縣東華醫院醫療副院長汪國麟醫師

如何加強孩子的免疫力？

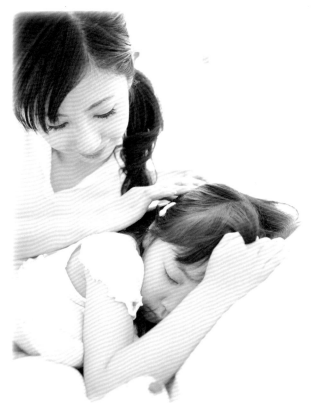

　　波波又生病了，平日從不吝於掏錢買營養品的波媽來到門診
忿忿不平的抱怨著：「營養師，您知道嗎，我的孩子從不到公園
那種很多小朋友的場所，家裡也掃的乾乾淨淨；凡是國外進口、
有品牌的零食，昂貴的益生菌、魚油我都給他當糖吃，可是為什
麼三天兩頭他就要上醫院掛病號呢？一年可以說有300天都在生
病耶！」

問題診斷

1

孩子為什麼常常生病、
免疫力這麼差？

為什麼小孩動不動就感
冒、發燒，一天到晚老
向醫院報到？為什麼本
來只是小感冒，卻有可
能搞到住院？

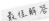
最佳解答

自身因素 v.s 環境因素
孩子如果經常生病，可
能是因為本身免疫力比
較差，以及過早讓他接
觸複雜的人際關係與環
境。（欲知詳情請見
P.206）

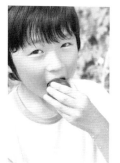

2

免疫力差，能夠透過
營養補充獲得改善嗎？

能不能靠著飲食來加強
小孩的免疫力？還是多
讓他吃市面上販售的營
養素及補品？

最佳解答

只要運用天然食材，
就能打造健康好體力
運用天然食材中的營養
素就能讓孩子提升免疫
力，還能避開化學添加
物！讓營養師介紹提升
免疫力的五色食材、五
大營養素，讓孩子遠離
疾病。（欲知詳情請見
P.207）

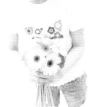

3

要提升孩子的免疫力，
還有什麼好方法？

除了多多攝取提高免疫
力的營養素外，還有什
麼是爸媽可以予以補強
及加以注意的地方呢？

最佳解答

良好的生活習慣
無論是充足的睡眠、規
律的運動或是良好生活
習慣，都能促進新陳代
謝，維持身體抗病功
能！（欲知詳情請見
P.211）

PART 5
完全應用篇　針對不同症狀的孩子，給予最關鍵的營養

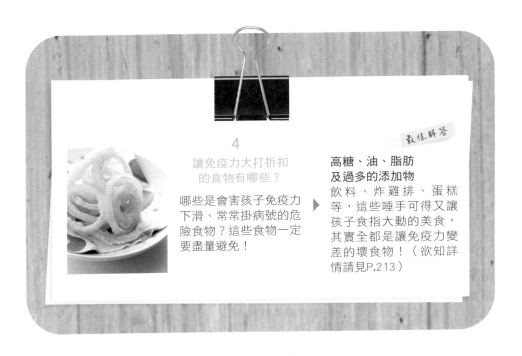

4

讓免疫力大打折扣
的食物有哪些？

哪些是會害孩子免疫力
下滑、常常掛病號的危
險食物？這些食物一定
要盡量避免！

最佳解答

**高糖、油、脂肪
及過多的添加物**
飲料、炸雞排、蛋糕
等，這些唾手可得又讓
孩子食指大動的美食，
其實全都是讓免疫力變
差的壞食物！（欲知詳
情請見P.213）

**健康
相談室**

孩子為什麼常常生病、免疫力這麼差？

免疫力也就是身體的抵抗力，是我們的免疫系統面對外來病毒、細菌入侵而產生的一種防禦能力。

而孩子經常生病，本身免疫力比較差是其中一個因素。其實醫學上有「生理性免疫不全」的說法，導致孩子的抵抗力不足。「這是因為小寶貝滿六個月之後，靠著母體而來的免疫蛋白已經用完，到2歲之前由於自己產生免疫力的效果不夠強大，而形成了所謂的免疫低陷期。」加上寶寶們開始頻繁接觸人際，所以大人們才會覺得孩子怎麼一天到晚都在生病。

事實上，「這個時期的小朋友如果一個月生病一次，都還算在正常範圍內！」通常這種免疫低陷也大多只是暫時性的。

複雜的人際關係則是另一個屬於環境的因素，「換句話說，就是太早讓孩子去面臨外界環境啦！現在很多寶寶一兩歲就被送到托嬰班、幼兒

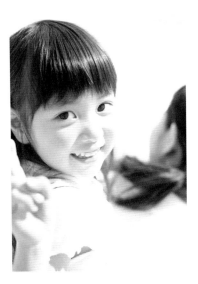

園；或是家長密集接觸人群，像是從事老師、醫師職業的，回家後又沒有做好洗手清潔，結果就把病菌帶給孩子了。」不過，楊文理院長勸爸媽們別過於擔心：「有些孩子其實免疫力是很正常的，只是因為接觸太多細菌、感染源，所以才會被誤認為是免疫力差。」

很多人常常不解：孩子本來只是小感冒，為什麼卻要搞到住院呢？「免疫力低下的人本來就很容易受到感染，或者從一個小感染，結果卻形成大病，像是流鼻水、咳嗽，後來變成肺炎、中耳炎、鼻竇炎等等」。

當免疫系統無法獲得休息時，小症狀就會激發成比較嚴重的反應。這與過敏體質有一體兩面的關係，「人體的免疫系統就是負責保護身體、抵抗病毒，假如孩子有過敏現象，表示免疫系統一直處在高亢、激活的狀態，所以免疫力較差的孩子，可能多少也有過敏體質。」

免疫力差的孩子，
能透過營養獲得改善嗎？

讓孩子多接觸天然食物，能適度刺激腸道免疫淋巴系統的運轉，「也就是說，平時就在跟這些細菌備戰演習啦！才不會稍微一接觸病毒，就兵敗如山倒了。」在此也提醒父母們，可以先檢視孩子日常飲食是否均衡、六大類食物是不是都吃到了？

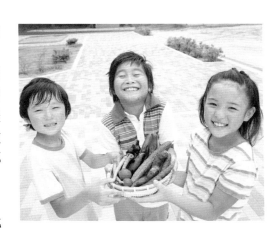

其次，經過滅菌處理、價格比

較高的果汁、營養補充品，對小朋友應該最好吧？「其實，用在地的自然食材取代滅菌或加工食品，既可以增加天然營養素的攝取，也能減少食品添加物的風險。」建議還是天然的最好。

對某些暫時性的免疫低下孩子，減少接觸帶有過多病原體的環境是基本要件，而均衡、多樣化的飲食是另一種可以補強的方式。「除了六大類食物的攝取，孩子最常缺乏的就是鋅、鐵、銅這些微量元素，尤其吃全素者更要注意。」

強化免疫，孩子的必要營養

免疫力差的孩子，有沒有哪些營養是必要攝取的？在此，劉博仁醫師提供了三大營養素供爸媽們參考：

營養素❶ 讓腸道好菌增加的益生菌

當小朋友的腸道好菌增加後，就能調節腸道免疫細胞、淋巴結的功能。市面上的益生菌種類很多，建議家長不妨選擇較多醫師推薦的菌種及大廠牌試試看，「如果孩子服用三個月後沒有改善，就選擇其他菌種的產品再觀察。」

至於優酪乳、優格，用來補充益生菌的效果如何？「隨著保存時間變長，這些產品的益生菌數量也會跟著降低。」而且市售的優酪乳為了調整口感，也有糖分添加的問題，如果是做為日常保健，2、3天讓孩子飲用一次便足夠。「當成早餐的話，用豆漿跟優酪乳交替著喝，能吸收到足夠的大豆蛋白，也可以避免孩子腸胃的過度負擔。」

優酪乳、優格類製品就比較像是外籍傭兵，也是輔助腸胃道更加強壯的最佳利器，「抵抗力較弱的幼兒每天補充200毫升可獲得健康幫助，只是媽咪們別忘了要選擇無糖產品。」

營養素 2 能降低免疫負擔的EPA、DHA

深海魚種及魚油裡含有這類Omega-3多元不飽和脂肪酸，因為具有能減少發炎的物質，可降低免疫負擔。「每個禮拜至少吃3份魚肉是不錯的，盡量挑中小型的深海魚，而且用清蒸方式更好！」

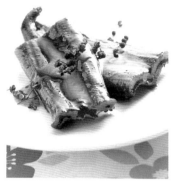

想要更快速的補充這一類營養，魚油營養補充錠又該怎麼選？其實，只要仔細看看成分標示，就能發現市售魚油分為天然及合成兩種。「合成魚油會增加肝臟的工作量，選擇天然魚油還是比較好的。」

「深海魚油裡的脂肪是一種多元的Omega-3脂肪酸，可以平衡我們日常飲食裡吃進過多的Omega-6脂肪酸的比例，降低發炎（生病）機率。」

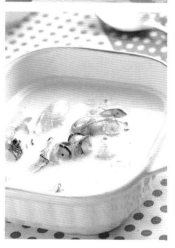

另外，像是含有Omega-3脂肪酸的橄欖油，則是汪國麟醫師推薦可以加進飲食裡的油品。

營養素 3 增加免疫功能的鋅

免疫功能較差或傷口不易癒合的人特別需要這種元素，其中又以動物性食物裡含量較多，尤其是海產類例如牡蠣；植物性食物

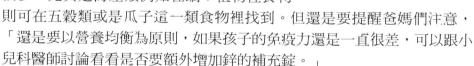

則可在五穀類或是瓜子這一類食物裡找到。但還是要提醒爸媽們注意，「還是要以營養均衡為原則，如果孩子的免疫力還是一直很差，可以跟小兒科醫師討論看看是否要額外增加鋅的補充錠。」

此外，爸媽們不妨多讓寶貝們攝取維生素A（胡蘿蔔素）、C及鋅、硒四大免疫尖兵。維生素A可抗氧化，能健全身體對抗病毒的重要防線：黏膜和皮膚。而感冒的時候，最常被推薦的維生素C，「它是孩子生病期間的祕密武器！」至於鋅則是參與許多體內酵素合成與活性；硒是能活化免疫的重要微量礦物質。

營養素	食物這樣吃	服用補充營養品需注意
維生素A	動物肝臟、魚肝油、奶油、深綠色蔬菜、黃色蔬果等食物。	脂溶性的維生素A在體內大量蓄積會有毒性，因此要避免補充過多劑量胡蘿蔔素則較無累積的危險性。
維生素C	一天2份天然的水果即可達到需求。	六歲以下的孩童建議量為40～50毫克，補充上限為 400～650毫克，過多攝取反而可能造成皮膚發疹、結石等副作用。
鋅	肉類、海產及核果、豆製品	有研究顯示過量的鋅對健康不僅無益，還可能抑制免疫作用，對尿道及膀胱造成不良影響。
硒	穀類、菇及海鮮	每日攝取上限：1～3歲90微克；4～6歲135微克；7～9歲185微克。

所有的醫師都一致認為，新鮮的蔬菜水果對孩子來說非常必要。膳食纖維是腸道好菌的戰備口糧，可以保持身體的最佳備戰狀態；也能避免腸道大塞車而營造出壞菌滋長的環境。

汪國麟醫師則分享他家中最愛的料理：蔬果沙拉。「大部份蔬菜只要清潔乾淨，做成沙拉是很理想的，孩子比較能吃到完整的纖維及營養素。」但在此也特別提醒，2歲以下的幼兒盡量避免生食蔬菜，較大一點的兒童在食用生菜前徹底以流水清洗後，再用冷開水潤洗一下較安全。

營養師權威推薦！ 五色免疫食材

◇ 奇異果、小黃瓜、蔥、青花菜、高麗菜（甘藍菜）、菠菜

◇ 洋蔥、山藥、百合、蒜、菇類、黃豆製品、香蕉

◆ 紅甜椒、枸杞、蘋果、櫻桃、草莓、番茄

◆ 紅蘿蔔、木瓜、黃金奇異果、南瓜

◆ 香菇（蕈菇類）、海苔（帶）、紫菜

其他：全麥麵包、優酪乳（優格）、核果、松子、中小型深海魚類、糙米

要提升孩子的免疫力，還有什麼好方法？

　　免疫力的提升必須架構在良好的身心平衡與生活型態上，除了天然均衡的飲食，規律睡眠、運動、保持心情的開朗，都是提升孩子抵抗力的不二法門。

　　充足的睡眠是健康的基本功，國小低年級以下應盡量於晚間9點就寢，中年級生9點半，高年級學童則最晚10點就應上床睡覺。另外，爸媽們要協助孩子培養運動習慣，「打球、游泳都很好，如果孩子真的沒有這方面的興趣，跳跳繩也很理想。」劉博仁醫師建議著：「適度的活動及流汗對加強體質很有幫助」，而適度到戶外活動、呼吸新鮮空氣，對身體機能也大有益處。

　　多喝白開水絕不只是掛在嘴邊的口號而已，足夠的水分對孩子也是非常重要的。「小孩的水分需求甚至比大人還更大，因為有時輕微的脫水也會造成感冒。」我們身體用來啟動免疫的酵素反應需以水為界質；而皮膚、肝臟、腎臟排出毒素也都需要水分，因此飲用足量的白開水確實有效增進新陳代謝，維持身體抗戰功能的基底。

增強免疫，醫師的省錢小撇步

益生菌或提高免疫力這類的食品，一般來說並不便宜，到底還有沒有省錢又有效的方法？以下，醫師們提供爸媽們既省錢又有效的好方法。

❶ 除了以上提到，多吃深綠色蔬果以及中小型深海魚類等富含維生素D的食物外，每天曬曬太陽，更能達到促進維生素D活化作用的效果。

❷ 多多攝取糙米、全麥這類富含益生質的食物，效果一樣一級棒。

❸ 如果沒有辦法到戶外吸收新鮮空氣，至少每天要開窗30分鐘，讓室內空氣能夠對流。

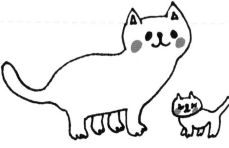

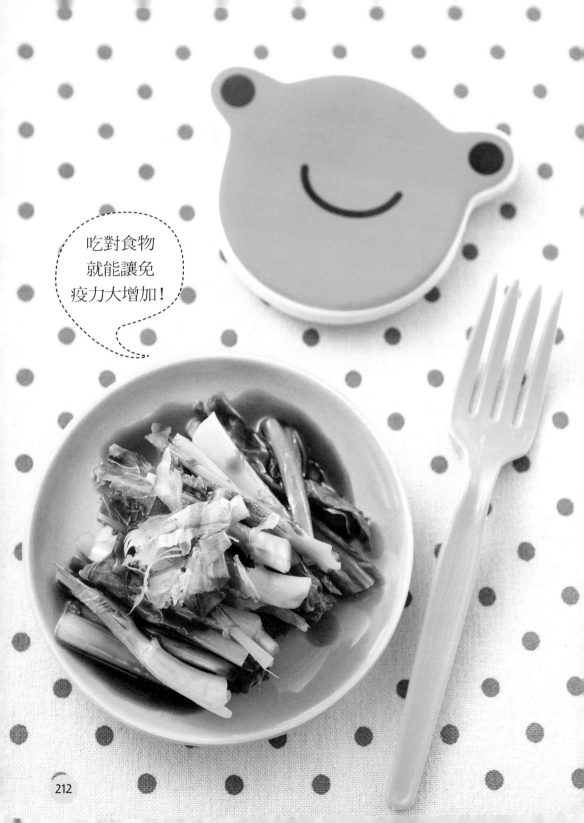

吃對食物
就能讓免
疫力大增加！

讓免疫力大打折扣的食物有哪些？
爸媽們一定要避免誤踩飲食地雷

在講究方便的情況下，外食已經變成了常態，孩子接觸炸物、高油脂食物的機率很高，汪國麟醫師說：「這些對健康都很不好！速食、便利性食物、糕點甜食中的飽和性與反式脂肪、精製澱粉太多，則很容易引起發炎。」

我們的腸道佔了人體免疫系統的70%，腸道不健康，影響消化吸收，就會產生許多惡性循環，但是，現在小朋友經常可見人手一杯飲料，而這些高糖、空熱量的飲食，不但沒有任何營養素，更糟糕的是還會影響正餐的進食情況。「正餐飲食不均衡，腸道就會缺乏所需的營養。」

「破壞永遠比建設容易！」爸爸媽媽一定要以身作則，幫助孩子拒絕糖、油、鹽及垃圾食物的誘惑。根據營養研究指出，常吃糖的孩子生病機率高於少吃的，因此「甜味的體驗盡量以天然植物為主，像是熬煮過的洋蔥、紅蘿蔔，或是新鮮水果都會比較好。」如此一來，還能避免小朋友日後變成代謝症候群的候選人員啦！」

此外，過多的食品添加物包含抗生素、荷爾蒙、人工色素、漂白劑，甚至防腐劑等，「不但會擾亂免疫機制，日積月累下都會造成孩子身體上不可回復的傷害。」

免疫力要好，這些壞習慣一定要通通改掉

無論是大人小孩，每天若與電腦、電視為伍，甜食、飲料、零食當點心，加上壓力與生氣，「就算吃進再多昂貴的補品，免疫系統也沒辦法活躍的！」

另外的錯誤習慣還包括經常待在總是開著空調的室內環境，「現代人冬天躲在家裡不出門，到了夏天又窩在冷氣房，很少出汗的結果，免疫力自然不好。」

很多時候，要改正的其實是家長本身！從注意孩子的三餐飲食做起。劉博仁醫師舉一個常見的情況說明，「我們最常看到父母給小孩錢自己打發早晚餐，然後他買了奶茶、薯條你根本也不曉得。」孩子的健康是從日常生活中一點一滴累積起來的，「父母凡事辛苦一點、親力親為，對孩子長期都會有很正面的影響。

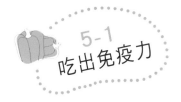

甜椒

Data

別名：彩椒、番椒、菜椒、大同仔

盛產季節：彩色甜椒產期在每年12月～翌年5月，青椒則為6～9月。

挑選原則：以外形完整結實、無萎縮及斑點，果皮平滑、鮮豔帶有光澤，果蒂呈現青綠色者為佳；果蒂若呈現褐色，表示已放置過久、鮮度不足了。

清洗方法：果蒂處的凹陷部位容易藏有泥沙，清洗時可搭配海綿洗淨，或者直接將蒂頭切除。

營養成分：

無論是綠色青椒或是紅、黃、橘等彩色甜椒，都稱為彩椒。含有醣類、纖維質，及維生素A、C、K與B群，鉀、磷、鐵等礦物質。豐富的維生素A、C是增強身體抵抗力的營養元素，有助預防感冒及病毒感染；還能幫助活化皮膚組織、促進新陳代謝。

每一百公克的甜椒，維生素C含量比檸檬、柳丁這些水果還要多上好幾倍，也因為這樣，烹調時間不宜過長，以涼拌、汆燙、快炒的方式料理，最能留住口感與營養。

食用功效：

甜椒性溫，味甘。含有豐富的維生素C，具有很棒的抗氧化效果；β-胡蘿蔔素進入體內後會轉化成維生素A，有助於維持上皮組織細胞的完整。

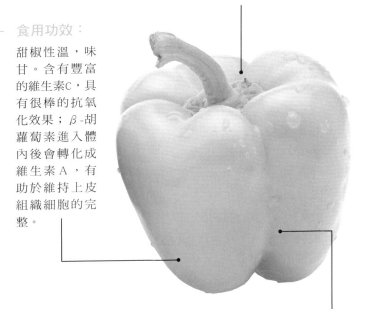

保鮮方式：

用白報紙或有透氣孔洞的塑膠袋包好，再放入冰箱冷藏保存即可。

(〇) 這樣吃100分：

甜椒＋豬肉
甜椒適合用油炒食或搭配帶有油脂的豬肉食用，有助提高維生素A的吸收與利用，既能護眼又可強化免疫系統。

(✗) 這樣吃不OK：

甜椒＋紅蘿蔔汁
一般紅蘿蔔汁多生食為主，其維生素C分解酶碰到甜椒裡的維生素C，會造成破壞，使效用降低，因此甜椒不宜與未完全煮熟的紅蘿蔔前後搭配食用。

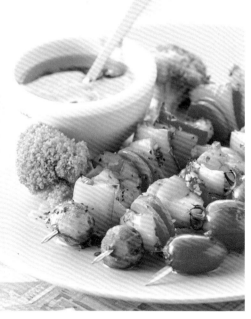

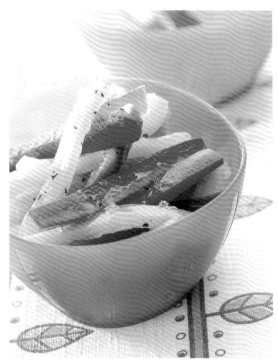

彩椒燒肉串

材料

甜椒40公克、小香菇30公克、蝦仁、干貝各50公克、洋蔥、青花菜各10公克、小番茄50公克

調味料

巴西利、海鹽、黑胡椒各適量，橄欖油2小匙、蒜泥1小匙

作法

1. 青花菜切成小朵與小香菇一起洗淨；甜椒洗淨，洋蔥去皮，均切成塊狀；蝦仁挑除腸泥後備用。
2. 鍋中放入適量的水煮滾，放入干貝燙熟，撈出，再放入青花菜汆燙後，撈出，與洗淨的小番茄一起排入盤中。
3. 備好的竹籤，將小香菇、彩椒、蝦仁、洋蔥、干貝等食材，一一串起，再排入烤盤中，均勻刷上調勻的調味料，放入已預熱的烤箱中，以中火170度烤至香菇與蝦子熟透，即可取出排入盤中。
4. 最後在表面上均勻刷上剩餘的調味醬汁即可。

椒塩彩椒

材料

紅、黃、青椒各30公克

調味料

黑胡椒、海鹽各適量

作法

1. 彩椒用小刷子刷洗後，去除蒂頭與籽，再切絲狀備用。
2. 鍋中放入適量的油燒熱，加入彩椒炒出香味後，再加入調味炒至入味即可。

營養師貼心建議

這是一道色彩繽紛、口感非常清爽的料理。如果不喜歡用快炒的爸媽，可以先將彩椒絲用熱水燙熟後，再加入所有調味料拌勻，滋味一樣一級棒喔！

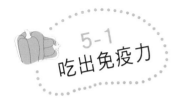

山藥

Data

別名：淮山、懷山、薯蕷、柱薯、長薯、山薯、大薯

盛產季節：產季在每年10～隔年3月。

挑選原則：以外觀完整、沒有腐爛，外型粗而挺直，表面光滑、根鬚少的較好。
若是大小相同的山藥，以拿起來較沉重者為佳。

清洗方法：山藥很容易氧化，削皮後浸泡冰水、鹽水就能避免。因為含有皂角素及植物鹼，有些人直接接觸會引起皮膚發癢現象，處理時最好戴上手套。

營養成分：

山藥自古以來就被看作是相當滋補的食物，甚至有「神仙之食」及「大棒人參」的美譽。它含有蛋白質、澱粉、膳食纖維、維生素B群，以及鉀等礦物質；形成特殊口感的黏液裡有豐富的消化酵素，有助消化、健胃整腸，但這種成分久煮會受到破壞，宜快速的燙煮一下，口感既鮮脆，營養也留住了！

除了白色山藥外，另有紫色品種，烹煮時搭配使用，能提高孩子的食欲。要注意山藥畢竟還是屬於主食類食材，食用時還是要適量為宜。

食用功效：

山藥性平微溫、味甘，能提供人體所需的黏液蛋白成分，有助保持血管彈性及健康；其黏質液能促進荷爾蒙合成，幫助表皮細胞的新陳代謝，維持皮膚光滑。

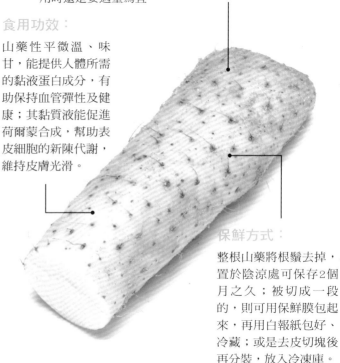

保鮮方式：

整根山藥將根鬚去掉，置於陰涼處可保存2個月之久；被切成一段的，則可用保鮮膜包起來，再用白報紙包好、冷藏；或是去皮切塊後再分裝，放入冷凍庫。

(○) 這樣吃100分：

山藥＋蓮子
這兩種食物都有助維持神經傳導功能的正常，能鎮定神經、穩定情緒，提升孩子的專注力。

(✕) 這樣吃不OK：

山藥＋豬肝
山藥具補益收斂作用，大便秘結、排便不順、腸胃易脹氣的人過量食用，症狀會更嚴重。山藥中的黏液生吃時含量最豐，但腸胃欠安者生食易引起腹瀉。

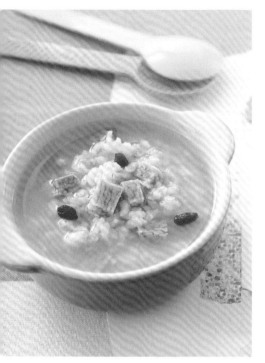

山藥枸杞粥

材料

燕麥片5公克、白米10公克、紫山藥20公克、枸杞3公克

調味料

鹽少許

作法

1 山藥洗淨，去皮、切小丁；枸杞洗淨，以開水泡軟、瀝乾備用。

2 燕麥片、白米放入鍋中，加適量水熬30分鐘成粥狀，再加入山藥略煮一下，最後灑上枸杞即可。

營養師貼心建議
燕麥片讓稀飯更加香Q，還能依孩子喜好加入地瓜、南瓜、玉米，或灑上松子、腰果、杏仁粒增添香氣，是道老少咸宜、簡單方便的健康餐點！

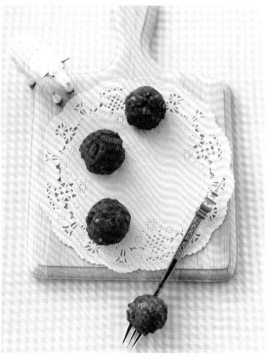

黑爵山藥小丸子

材料

山藥120公克，葡萄乾、細砂糖各10公克

調味料

巧克力粉、穀麥片粒、碎杏仁粒各1小匙

作法

1. 山藥洗淨，去皮、切小塊，蒸熟、趁熱搗碎成泥備用。

2. 山藥泥加入葡萄乾、砂糖混合均勻，搓成圓形小球狀。

3. 巧克力粉、穀麥片及碎杏仁粒混合均勻，放入山藥丸子滾勻即可。

營養師貼心建議
山藥跟巧克力的絕妙組合讓甜食變得更健康了，鬆軟的山藥、酥脆的穀麥與杏仁粒的香氣，絕對可以讓孩子回味無窮，愛上山藥！

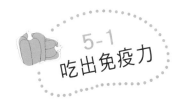

枸杞

Data

別名：貢杞、甘杞、杞子、血杞、地骨子、天精子、地仙、寧夏子

盛產季節：鮮果於夏、秋兩個季節採收。

挑選原則：要選擇顆粒大而飽滿，顏色深紅者為佳，顏色過於鮮豔的加工品不宜選購。

清洗方法：不適合長時間清洗，使用前用溫水略微漂洗一下即可。

營養成分：

枸杞雖然是傳統醫學裡很常見的中藥，但是現代醫學研究後也認為，枸杞確實含有許多營養成分，例如維生素B1、B2、C、胺基酸、菸鹼酸、甜菜鹼、核黃素、胡蘿蔔素、鈣、磷、鐵、鋅等營養素，有益人體健康。

其中的枸杞多醣，能提升免疫力；甜菜鹼則是有保護肝臟的作用；玉米黃素及葉黃素有抗氧化的能力，可以保護皮膚及眼睛不受紫外線的傷害，也印證了枸杞在中國自古以來就廣為人知的養眼功效。

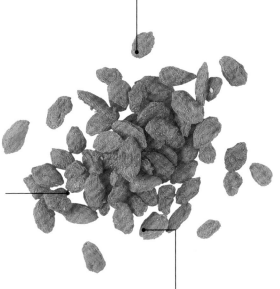

食用功效：

枸杞性平，味甘。所含的類胡蘿蔔素進入人體後，會集中在眼睛黃斑部的中央區域，達到護眼功效；而胺基酸則有修補身體組織、製造抗體的效果。

保鮮方式：

密閉儲存在陰涼、乾燥處即可；如遇夏季則最好放入冰箱，可避免變色或蟲蛀現象發生。

（○）這樣吃100分：

枸杞＋銀耳

枸杞有促進血液循環及保護皮膚的功效，與白木耳裡的膠質及銀耳多醣作用，在秋冬季節特別有滋潤皮膚、避免乾燥的功能。

（✗）這樣吃不OK：

枸杞＋綠茶

與大部份茶類一樣，綠茶含有大量單寧酸，會影響枸杞裡微量元素的吸收效果，不宜在同一時段內合用。

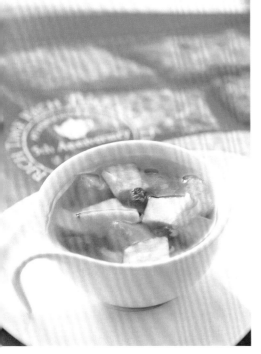

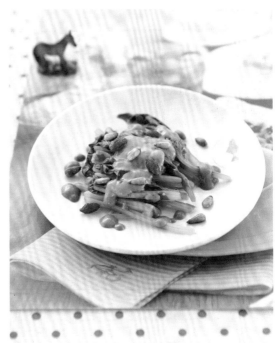

麥香繽紛飲

材料

麥仁、芭樂、蓮霧各10公克、芒果、杏仁凍各20公克、羅漢果1/5個、枸杞5公克

作法

1. 600c.c.水煮滾，放入麥仁、羅漢果煮20分鐘，熄火燜10分鐘，放涼備用。
2. 枸杞洗淨，以冷開水泡軟；水果洗淨、與杏仁凍均切小丁，以上全部放入麥茶即可。

營養師貼心建議

羅漢果天然的甜味減少了果糖對孩子形成的代謝負擔，而多層次的口感也讓小朋友很難拒絕，可以幫媽媽們輕鬆解決孩子不愛喝水、不吃水果的困擾。

卜派菠力多

材料

菠菜300公克、枸杞、松子各6公克、胡麻醬適量

作法

1. 菠菜切除根部、洗淨，快速燙熟，切成小段。
2. 淋上胡麻醬，再撒上松子及泡軟的枸杞即可。

營養師貼心建議

菠菜豐富的鐵質、維生素A、類胡蘿蔔素等營養素，都是對孩子智力、眼睛及抵抗力發展有益的重要元素，跟枸杞有相輔相成的效果，讓孩子可以跟卜派一樣強壯呢！

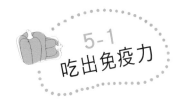

5-1 吃出免疫力

優酪乳

Data

別名：yogurt、酸奶、酸酪乳、發酵乳

挑選原則：宜選擇有「益生菌」、「AB菌」等的優酪乳產品；另外，可注意標籤上的活性菌數量，原則上以獲得健康食品標章者較佳。

食用功效：

優酪乳性平，味酸甘，具有生津止渴、潤腸通便、降低血脂的作用；適合身體虛弱、腸燥便秘的人飲用。但若有胃酸過多的症狀時，則不宜多喝。

營養成分：

優酪乳的原料來自牛奶，因此牛奶裡所含有的蛋白質、乳糖、維生素及鈣質等等營養成分，它也都有。特別的是，優酪乳因為經過發酵，比起牛奶含有更多的游離胺基酸；而且其中部份的乳糖轉變成乳酸後，腸胃更容易消化，也使得鈣質易被人體所吸收，對強化骨質有幫助。

此外，乳酸菌還能抑制腸道裡的害菌，促進新陳代謝、增加好菌，維持健康的腸胃道環境。飲用牛奶有乳糖不耐症狀的人，不妨以優酪乳替代，可以達到補充鈣質的目的。

保鮮方式：

需冷藏，放置室溫後最好在半小時之內飲用完畢，避免菌種失去活性。

(○) 這樣吃100分：

優酪乳＋蔓越莓
優酪乳中的乳酸菌，以及蔓越莓所含有的初花青素，能大大增加泌尿道的免疫力，避免女生反覆發生尿道感染。

(✗) 這樣吃不OK：

優酪乳＋香腸＋魷魚
優酪乳與香腸、臘肉、培根、火腿等肉類加工食品一起吃，容易增加致癌物質—亞硝胺的生成。

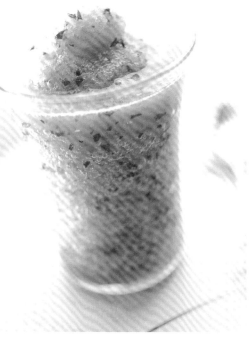

草莓星冰樂

材料

草莓10顆、無糖優酪乳100c.c.、香草冰淇淋30公克、碎冰塊50公克

作法

1. 草莓洗淨、去蒂，放入冰箱冷凍一天。
2. 取出、加入所有材料打成碎冰沙即可。

營養師貼心建議

草莓跟冰淇淋都是對孩子具吸引力的明星食材，因此食譜設計以「減糖、少油、多好菌」的方式兼顧孩子的口感與健康，但如果小朋友有氣管不好、容易咳嗽的狀況時，還是得跟冰淇淋與冰塊say NO喔！

營養師貼心建議

鮪魚馬鈴薯沙拉可以說是百搭內餡，媽媽可以依自己方便或孩子喜好搭配雜糧吐司、墨西哥餅皮、PITA餅皮、蛋餅、抓餅、熱狗堡，甚至壽司、蘇打餅乾、奇福餅乾等，讓孩子的早餐選擇更多變化。

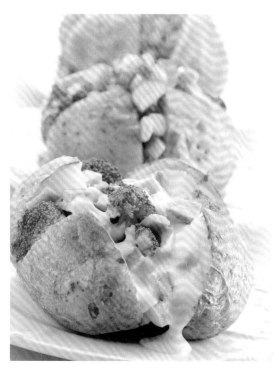

鮪魚優格沙拉

材料

蒸熟馬鈴薯3個、罐頭鮪魚30公克、洋蔥丁10公克

內餡配料

雞蛋、素火腿、玉米粒、青花菜、小黃瓜、青花菜、紅蘿蔔均10公克、萵苣5公克、優格15公克、美乃滋 5公克

調味料

粗黑胡椒粒、香油、糖、醬油各適量

作法

1. 鮪魚瀝乾、加入調味料拌勻。
2. 馬鈴薯洗淨、蒸熟；雞蛋、洋蔥水煮後切小丁。
3. 小黃瓜、紅蘿蔔洗淨，與素火腿均切小丁後汆燙；萵苣切小丁；優格、美乃滋混合均勻，取一半與作法2.3食材拌勻成內餡。馬鈴薯切開，放入內餡，均勻淋上剩餘的優格美乃滋醬即可。

221

PART 5

02 怎樣拯救孩子的惡視力？

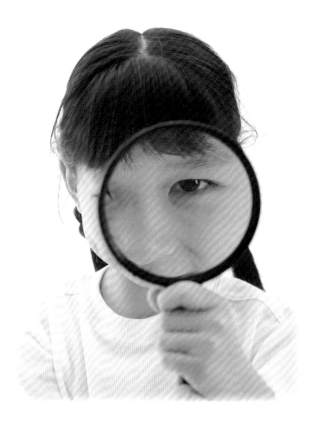

　　看著學校發回來的健康檢查通知，小宇的媽媽眉頭都皺成一團。趁著到診所複檢，她不解的詢問眼科醫師：「為什麼小宇會近視呢？我在家很少給他看電視，也沒碰電腦耶！我跟他爸爸也都沒有近視，應該沒有遺傳問題呀！？那人家說寫字握筆不正確會影響視力，我也幫他買了握筆矯正器，怎麼還會這樣？」

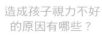
問題診斷

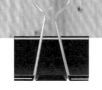

1

造成孩子視力不好
的原因有哪些？

較常見的視力問題包括
近視、遠視、散光等
等，是哪些壞因素造成
這些症狀？該怎樣避
免？

最佳解答

先天因素v.s後天因素
來自於遺傳、疾病而造
成的視力問題難以避
免，但我們可以改善後
天因素，避開讓視力惡
化的危險因子。（欲知
詳情請見P.224）

2

想讓孩子眼睛更健康，
5種營養素絕不能錯過

「均衡的飲食才是護眼
之本。」哪些營養素能
有助眼睛更健康？爸媽
們快來檢視一下吧!

最佳解答

5大護眼營養素
眼睛的發育需要維生素
A來運作，而維生素B能
舒緩眼睛疲勞，有助神
經系統的發展，（欲知
詳情請見P.225）

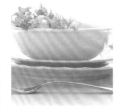

3

爸媽們該如何預防或
改善孩子的視力變差？

市面上的保護視力的營
養品跟叢書百百款，想
維持孩子的好眼力，該
怎麼做呢？

最佳解答

避免眼睛負擔過大
眼睛多休息、多看遠
方，才是避免視力繼續
惡化的唯一方法。有3個
事項爸媽一定要特別注
意！（欲知詳情請見
P.227）

223

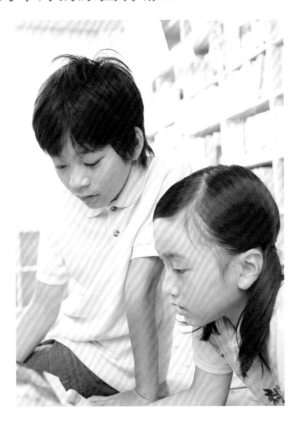

健康相談室

造成孩子視力不好的原因有哪些？

較常見的視力問題包括近視、遠視、散光等等，這些都是因為屈光不正所造成，「這些問題都可透過佩戴眼鏡的矯正方式，讓視力得以回復。」但先天性白內障所造成的視力不良，則無法透過眼鏡矯治做改善。

至於現在的學童最常見的近視，劉秀雯院長認為：「父母遺傳的確有部份關係。」父母親是近視眼，子女也較容易患有近視，或是惡化速度較快。「但後天的環境因素也很重要，主要還是因為眼睛過度使用造成。」現在的孩子生活空間小，加上參與戶外活動的時間很少，眼睛的睫狀肌始終處於一種緊張狀態，這是造成近視的最大原因。

孩子們近距離的學習及生活方式，還包括了電腦網路的使用、看電視、讀書寫字、才藝班等等，過度的學習、考試，使得眼睛無法放鬆。另外，熬夜的習慣也讓小孩的視力受到影響，「白天時眼睛已經非常勞累，到了晚上又沒有辦法得到休息。」視力於是就越來越糟糕。

孩子視力差與眼睛使用頻率、缺乏休息相關，「有時候可能是視神經發生了問題，可透過眼科檢查確認。」

想讓孩子眼睛更健康，5種營養素絕對不能錯過

數十年前因為營養不良造成夜盲症或其他眼睛疾病的狀況。現代已不常見，反而是營養過剩、不均衡才值得注意。「均衡的飲食才是護眼之本。」爸媽檢視一下，以下5種有助眼睛更健康的營養素，孩子都攝取到了嗎？

營養素 1 維生素 A

維生素A有助滋潤眼睛，預防乾澀。而正常的眼球發育需要維生素A的運作。

可在蛋黃、牛奶、紅蘿蔔、番茄、深海魚類中獲得。鋅則與維生素A有協同作用，能加倍維護眼睛的正常機能，富含於海鮮類食物中。

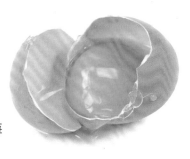

▲蛋黃富含維生素A，
幫孩子打造好眼力

營養素 2 維生素 B 群

能舒緩眼睛疲勞，是有益視神經系統的營養素。可藉由多吃綠色蔬菜、牛奶、瘦肉、蛋黃及糙米當中攝取到。

要獲取有利視神經傳導的維生素B群，多攝取全穀類食物代替經常食用的白米飯、白麵條；另外堅果，香菇，蛋黃等等食材，含量也很不差；蔬菜則要以少油快炒方式烹調，以免維生素B的流失。

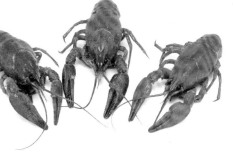

▲富含鋅的海鮮，
與維生素A有協同作用。

營養素 3 維生素 C

維生素C的作用在於預防老人眼部病變，例如白內障的發生。但因為具有抗氧化功能，對攝取肉食較多的現代孩子來說，也有防止眼球提早老化的效果。因此「天天五蔬果絕對有它的好處！」建議從各種新鮮蔬

菜及水果裡來取得豐富的維生素C。

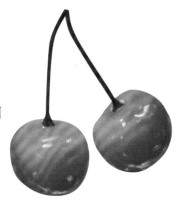

營養素4 葉黃素、玉米黃素、花青素

　　抗氧化素對孩子眼睛的重要性，獲得醫師們一致贊同。這三種營養不但能降低自由基對眼睛的傷害，對視網膜及眼部的微血管都有保護作用。可在菠菜、青花菜、高麗菜、南瓜、櫻桃、蔓越莓等，得到不錯的攝取。

營養素5 Omega-3脂肪酸

　　Omega-3脂肪酸是能增加視網膜神經細胞活性的營養素。DHA除了對腦細胞發育有正面幫助的營養外，它也存在於眼睛的視網膜及細胞膜當中，「在促進眼睛視力發展上扮演很重要的角色。」

　　由於這類營養大多集中在深海魚類裡，如果媽咪們擔心重金屬汙染的問題，「只要盡量避吃大型深海魚類，像是多選擇小型鯖魚（花飛）、鮭魚、鮪魚、秋刀魚都很好。」

　　以上的營養，只要孩子的飲食能達到均衡，其實不需要額外再補充營養錠。那麼，魚肝油產品對孩子眼睛也有保護作用嗎？劉秀雯院長特別叮嚀這方面的補充要很小心，因為魚肝油是脂溶性的、維生素A含量高，一旦過量反而會造成肝臟負擔，「從天然食物而來的營養還是最安全的！」

營養師權威推薦！

五色好眼力食材

◇ 青花菜、菠菜、芥藍菜、地瓜葉

◇ 枸杞、紅西瓜

◆ 茄子、藍莓、紫葡萄、紫菜

◇ 胡蘿蔔、南瓜、甜玉米、柿子

其他：雞蛋

爸媽們該如何預防或改善孩子的視力變差？

目前坊間有許多矯正視力的另類療法，劉秀雯院長表示，以醫學上的矯正方式來說，除了配戴眼鏡、以藥物（睫狀肌鬆弛劑）治療外，「眼睛多休息、多看遠方，才是避免視力繼續惡化的唯一方法。」

想維持孩子的好眼力，該怎麼做呢？提醒爸媽們可注意以下幾點：

方法1　燈光一定要足夠

孩子閱讀、寫字等等需要用眼的活動，室內光線要足夠，但若過強造成書本、紙張反光也不理想，應以適度為宜。

方法2　眼睛休息不可少

幼兒從事閱讀、畫畫、看電視等用眼活動約30分鐘，大孩子約40～50分鐘，應讓眼睛休息10～15分鐘，閉上眼或是眺望遠方都很好。還要鼓勵孩子在學校下課時間，多多進行戶外活動，避免下課時間還留在教室裡下棋、讀報、看書等等。劉秀雯院長特別指出：「不是只有腦子休息，下課也是為了讓孩子眼睛能得到充分休息。」

方法3　學習的方法，略微改變

現代孩子除了學校上課，放學之後還有多種才藝學習活動，而且大部分都會加重眼睛負擔，如彈琴、珠心算。不過，透過一些方法也可以減少兒童眼睛的疲勞與壓力。例如將學音樂的孩子們的樂譜放大（約A4大小）以減少眼部壓力；要學習新知未必只能用眼閱讀，不妨多搭配有聲書的學習，「讓耳朵也能分擔眼睛的工作，一樣可以達到學習目的。」

‧避開不必要的電子產品

電子產品的普及，讓我們隨處可見小朋友手上把玩著i-pad、手機，提醒爸媽不要讓這些很傷眼力的產品成為小朋友的玩伴。

‧適當按摩眼部

按摩或熱敷眼部週圍對放鬆疲勞也有不錯效果，要小心按摩時要避開眼球位置，沿著眼眶四週輕輕按壓3～5分鐘即可。

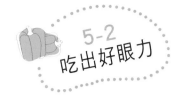

芥藍菜

營養成分：

芥蘭菜也是十字花科大家族的一份子，含有維生素A、C及蛋白質、鈣、鐵。尤其草酸含量較低，很適合需要多多獲取鈣質的孩子們多吃一點。

芥藍菜略帶些苦味，這是因為其中的有機鹼成分，它能促進食欲，對腸胃消化也有幫助；加上 β-胡蘿蔔素及維生素A，能維持皮膚上皮細胞的完整與健康，也有預防夜盲症的功效。

爸媽們要注意的是，由於菜梗較硬，若餵食幼小孩子時要先撕除菜梗外皮並盡量切碎、煮軟，幫助他們咀嚼吞食。

$\mathcal{D}ata$

別名：格藍菜、芥藍、隔藍仔、無頭甘藍、隔暝仔菜

盛產季節：全年皆為產期，又以深秋到初春所產，口感較肥美好吃。

挑選原則：宜選擇葉片整齊呈深綠，菜梗硬挺，且花苞未開的。如菜梗過粗的，則口感上通常太老不好吃。

清洗方法：先仔細沖洗菜葉及菜梗，再以流水多清洗幾次。

保鮮方式：

因為芥藍菜較容易老化、枯黃，放置時間越久苦味會更明顯，購回後應盡快食用。需冷藏保鮮時先以白報紙包裹好，3天內吃完。

食用功效：

芥藍菜性平，味甘。中醫觀點認為有利五臟六腑、通經活絡。因為鈣質含量高，具有補骨髓，強壯筋骨及關節的功用；粗纖維豐富，能預防、改善便秘情形。

(○) 這樣吃100分：

芥藍菜＋牛肉

芥藍菜所含的鐵質是蔬菜當中較多的，與富含蛋白質、鐵質的牛肉一起吃，有助預防貧血，維持造血機能的良好運作。

(✗) 這樣吃不OK：

芥藍菜＋可樂

芥藍菜＋可樂：可樂裡的高含量無機磷酸與鈣質結合後，身體將無法正常吸收鈣質，使得芥藍菜的豐富鈣質反而失去作用，因此不宜同食。

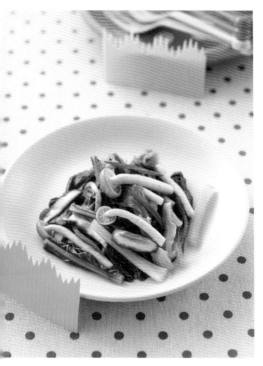

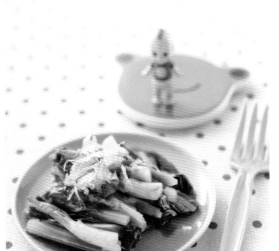

鮮菇菇炒芥藍

材料

芥藍菜200公克、柳松菇、秀珍菇各20公克、紅甜椒1/2個、麻油、薑末少許

調味料

淡色醬油1大匙、鹽適量

作法

1. 所有材料洗淨。芥藍菜切約4公分長段，入滾水汆燙，用冷開水漂涼、瀝乾備用；柳松菇去根部；紅甜椒切絲。
2. 鍋熱，放入麻油及薑末略炒，加入柳松菇、秀珍菇、紅椒絲快速翻炒，加入醬油、芥藍菜及鹽拌炒均勻即可。

營養師貼心建議

芥藍菜是屬於十字花科的青菜之一，而紅甜椒的植化素、菇類豐富的多醣體，都可幫助眼睛對抗自由基所帶來的侵襲，所以想要好好保護孩子的眼睛，別忘了這道料理喔！

日式柴香芥藍

材料

芥藍菜300公克、柴魚片10公克

調味料

蠔油2小匙、味醂1/2小匙、太白粉水少許

作法

1. 芥藍菜洗淨，切段，以滾水燙熟、瀝乾，擺盤。
2. 蠔油、味醂加半碗水一起入，鍋以小火煮3分鐘，再以調勻的太白粉水勾薄芡。
3. 淋在芥藍菜上，最後撒上柴魚片即可。

營養師貼心建議

這道清爽的清燙菜餚，淋上鹹中帶甜的蠔油醬汁，很有開胃效果。柴魚片的菸鹼酸成分具有鎮定作用，搭配鈣質能穩定情緒。記得芥藍菜水煮時間別太久，否則水溶性維生素很容易流失。

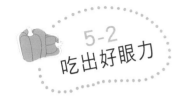
茄子

Data

別名：紅茄、紅菜、茄綿、落蘇

盛產季節：每年4～11月。

挑選原則：外觀以完整無碰損，紫紅色且帶有光澤，茄身摸起來飽滿有彈性的較好。尾部過於膨大的，口感過老、不好吃。

清洗方法：茄子切開後很容易氧化變黑，清洗時先放在流水下沖洗一陣子，或是泡在鹽水裡清洗，就可以解決變色問題了。

營養成分：

茄子含有維生素B群、C，以及鈣、磷、鎂、鉀、鐵等營養成分，當中有90%是水分，每100公克含有2.3克的膳食纖維。茄子的類黃酮含量是眾多蔬菜裡數一數二的，能保護血管；而類黃酮多存在於外皮接近茄肉處，因此烹調時不宜去皮。同時，茄子的紫色表皮也含有多酚類化合物，抗氧化效果強。

茄子雖有鮮豔的顏色，但特殊氣味及口感可能不討大部分孩子的喜歡。其實，只要烹調時多用點巧思，就可以讓它變身成美味料理，例如沾裹麵粉再油炸或是切成碎末與肉末混合，或是夾進春捲或壽司裡。

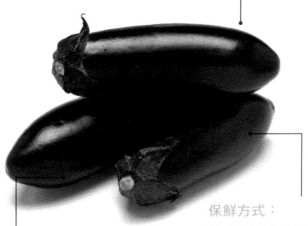

保鮮方式：

茄子直接放入冰箱，水分容易流失。冷藏保存前，不需清洗、以保鮮膜密封再冷藏即可。

食用功效：

茄子性寒，味甘，因含有維他命B1、菸鹼酸及鉀，有助傷口的癒合作用，並可降低膽固醇；而它的纖維質含量也頗高，能促進腸胃蠕動，進而預防便秘。

(〇) 這樣吃100分：

茄子＋番茄
新鮮番茄含有豐富的維生素C，茄子裡的類黃酮能防止維生素C受到氧化破壞，強化維生素C的吸收。

(✗) 這樣吃不OK：

山藥＋豬肝
患有異位性皮膚炎這種先天性過敏體質的人，要小心別大量食用茄子，它會釋放出組織胺，進而造成皮膚發癢、類似過敏的反應

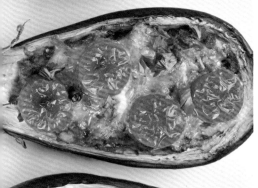

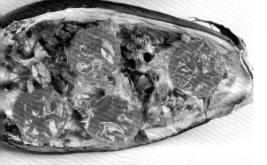

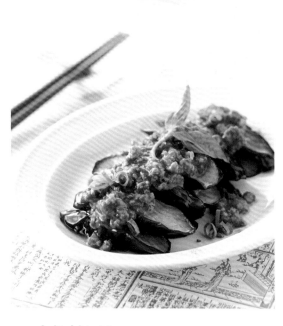

香烤圓茄

材料

日本圓茄200公克、後腿粗絞肉150公克、
小番茄10個、蔥末、香菜末各少許
醬油、薑末（少許，去腥用）

作法

1. 小番茄洗淨後，去除蒂頭，對半切開；
   茄子洗淨，對半切開，並將茄肉挖出，
   切成小塊或碎末。
2. 將絞肉加入茄肉末、蔥末及醬油、薑末
   一起同方向攪拌至出現黏性，再回填到
   茄子裡，上面再均勻放入小番茄。
3. 烤箱預熱後，放入茄子以溫度約150度
   烤至茄子熟透且表面有些焦黃，取出後
   再撒上香菜末即可。

營養師貼心建議

通常小朋友對茄子的接受度並不高，所以利用
烹調方式，例如裹粉油炸，直接把茄子變不見，
或是透過焗烤讓孩子們不知不覺中吃進豐富的
類黃酮素。類黃酮素能對抗視神經所受到的自
由基侵襲，對視力保護有幫助。

拌紫茄

材料

茄子200公克、紅蘿蔔、肉燥各少許

調味料

醬油1小匙、糖、香油各1/2小匙

作法

1. 茄子洗淨，去蒂、切滾刀塊；紅蘿蔔洗
   淨，去皮、切末，以上材料放入電鍋中
   蒸熟。
2. 取出，加入所有調味料拌勻入味即可。

營養師貼心建議

一般料理為了保持茄子漂亮的紫色外衣，通常都會
多一道過油的程序，導致身體也攝取了較多油脂。
有別於第一道食譜，建議媽媽可嘗試清蒸或快速燙
煮的方式，再利用香甜鹹的醬汁提升茄子的口感，就
能吃進營養、身體無負擔！

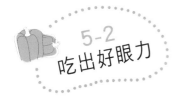

南瓜

Data

別名：飯瓜、番瓜、金瓜、倭瓜

盛產季節：每年4～10月為盛產期。

挑選原則：外表均勻覆蓋一層果粉的南瓜，表示比較新鮮；果蒂乾燥、周圍略帶凹陷，是完全成熟的象徵，味道口感更佳。如果是分切的南瓜，則要挑選果肉厚實、種籽繁密的，越香甜好吃。

清洗方法：外皮略微清洗後，去皮及瓢即可；亦可用軟毛刷將表皮刷洗乾淨，連皮一起料理。

營養成分：

南瓜含有澱粉、蛋白質、膳食纖維，以及維生素A、B、C，與鈣、磷、鉀等礦物質。豐富的維生素A，與眼睛色素的形成有密切關係，對成長中的兒童是視力保健不可或缺的營養成分。

而南瓜所含的β-胡蘿蔔素也很可觀，它能促進黏膜及皮膚的健康；與維他命C、E都是抗氧化力很強的營養素，有助活化免疫功能。為數不少的膳食纖維，則可以增進腸胃蠕動、幫助排便，解決便秘的困擾。

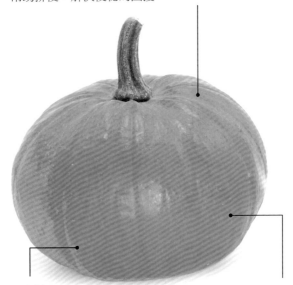

食用功效：

南瓜性溫，味甘，中醫認為具有補中益氣、養心補肺、增加食欲、利尿等等功效。維生素A能抵抗氧化，有利預防癌症與老化，並維持人體組織、器官的健康。

保鮮方式：

整顆南瓜放在室溫下，可存放半年以上；已切開的南瓜要去除籽及內膜，再以保鮮膜將切口處封好、放入冰箱。

(○) 這樣吃100分：

南瓜+菠菜
菠菜同樣含有豐富的維生素A及膳食纖維，與南瓜一起食用，能產生加乘效果，讓孩子免疫力、視力更上層樓。

(✗) 這樣吃不OK：

南瓜+生菜沙拉
南瓜含有一種維生素C分解酶，未煮熟（如醃南瓜）時與生菜一起吃，會破壞生鮮蔬果裡的維生素C效用。

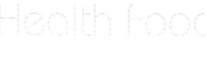

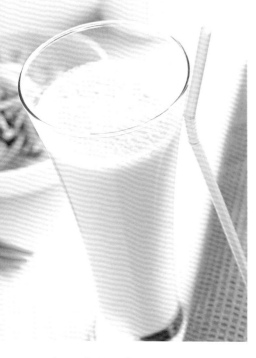

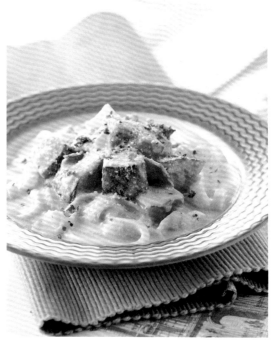

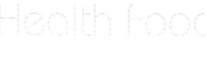

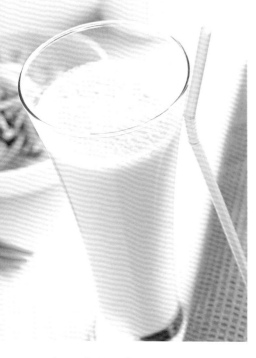

PART 5 完全應用篇 針對不同症狀的孩子，給予最關鍵的營養

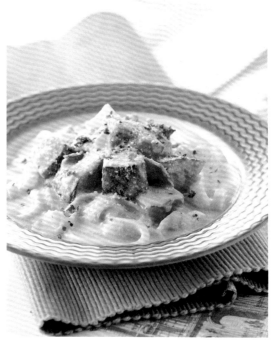

南瓜豆奶

材料

南瓜、黃豆各150公克、冰糖適量

作法

1. 南瓜外皮洗淨，保留皮、籽，切小丁，蒸熟備用。
2. 黃豆洗淨、泡水，蒸煮至熟備用。
3. 所有材料放入果汁機攪打成泥，再加水至1000c.c.打勻。
4. 依口味加入適量冰糖攪打，即可製成3～4杯250 c.c.的南瓜豆漿。

營養師貼心建議

這道豆漿很適合作為孩子的早餐飲品，材料都可在前一晚蒸熟煮好，早上只需要幾分鐘，就能做出一杯護眼豆漿。如果不加冰糖，改加鹽及少許黑胡椒調味，馬上又變成南瓜濃湯的湯底。

南瓜義大利麵

材料

南瓜、義大利麵條各150公克、起司粉45公克，胡椒鹽1小匙、橄欖油適量

作法

1. 滾水中放入1小匙的鹽以及橄欖油，放入義大利麵條煮熟，撈出後，放入冷水中略泡，撈出、瀝乾水分，淋上少許橄欖油拌勻備用。
2. 南瓜外皮洗淨，去籽、切小塊，蒸熟，取出2/3放入果汁機中，加入適量的水攪打均勻，倒入鍋中煮滾。
3. 加入胡椒鹽後，再加入剩餘的南瓜略拌後，倒入義大利麵拌勻，倒入盤中，再均勻撒上起司粉即可。

233

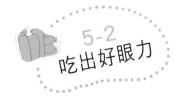

雞蛋

Data

別名：雞子、雞卵

挑選原則：雞蛋重量較重，底部氣室越大，表殼摸起來粗糙的，代表新鮮度及品質都越好。

清洗方法：料理前再清洗即可。

營養成分：

雞蛋幾乎含有我們身體需要的營養物質，包括脂肪、蛋白質、卵磷脂、維生素A及B群等等。它是非常理想的蛋白質來源，且在人體裡的利用率很高，尤其適合正值成長發育中的孩童及青少年食用。

其中，蛋黃的營養成分又比蛋白要豐富許多，對大腦發展有益的卵磷脂就是存在其中；另外還包含了A、D、E、K等脂溶性維生素，維生素A能保護黏膜組織並維持正常視覺功能。但一天一顆就夠了，又以帶殼水煮、蒸蛋最營養健康。

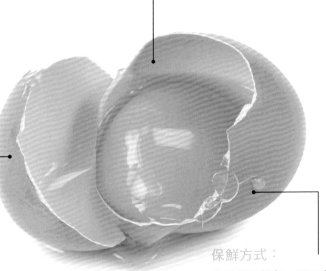

保鮮方式：

必須低溫儲存，買回家後氣室朝上（鈍端）直接放入冰箱冷藏。

食用功效：

雞蛋性平，味甘，因營養豐富，在中醫眼中被認為是能扶助正氣的食物。卵磷脂能協助脂肪的代謝，有助降低發生動脈硬化及心肌梗塞的機率，保護心血管。

(○) 這樣吃100分：

雞蛋＋豆腐
豆腐除了蛋白質外，也含有不錯的鈣質，與雞蛋的優良蛋白質一起作用，能強化孩子們的骨質。

(✘) 這樣吃不OK：

蛋白質碰到高溫後會產生變質，像是炸雞蛋，或是將蛋打入冒煙的鍋子裡油煎，都是比較不健康的吃法。

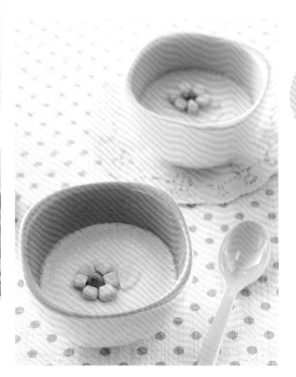

三色丁炒蛋

材料

雞蛋1顆、紅蘿蔔30公克、火腿、青豆仁各20公克

調味料

鹽少許

作法

1. 紅蘿蔔洗淨，去皮、切丁，汆燙、瀝乾；火腿切小丁；雞蛋打勻成蛋液備用。
2. 熱鍋加少許油，依序放入火腿、青豆仁、紅蘿蔔快炒至熟，倒入蛋液炒熟，最後加鹽調味即可。

營養師貼心建議

雞蛋可以提供豐富的營養，通常小朋友對雞蛋的接受度也是較高的，所以簡單的添加紅蘿蔔等等食材，除了可以讓炒蛋料理增色外，還可以吃到紅蘿蔔裡的維生素A，保護眼睛的效果更強了！

蒜香蒸蛋

材料

雞蛋1顆、大蒜適量、裝飾熟玉米、香菇各1小匙

調味料

醬油少許

作法

1. 大蒜洗淨，拍扁、去除瓣膜，與打勻的蛋液放入碗中，加水打勻。（蛋與水的比例為1：1.5）
2. 再加醬油調味，放入電鍋蒸熟即可，取出後放上裝飾食物即可。

營養師貼心建議

雞蛋擁有豐富的卵磷質，對於神經傳導（包含視神經）很有幫助。這道料理簡單方便，蒜香及醬油香讓蒸蛋變得更下飯，很適合做為繁忙的媽媽們快速料理的口袋菜單。

PART 5

03

生活要做哪些改變，
孩子才能高人一等？

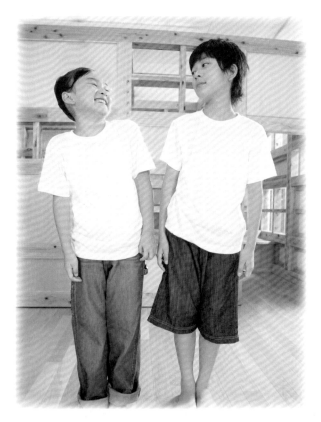

　　佩佩從小就很嬌小玲瓏，親朋好友看到每每總要誇讚她：「好可愛！」但這陣子媽媽卻很不開心，她煩惱的想著：「佩佩今年已經要升三年級了，怎麼看起來就是矮人家一大截？不然這樣好了，喝牛奶既然能補鈣長高，那從現在開始，口渴了就讓她喝牛奶吧！」

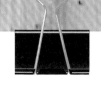

問題診斷

1
我的孩子身高為什麼
差人家一大截？

小朋友的身高到底要多
高才是標準？我的孩子
為什麼就是比別人的小
孩矮？該怎麼樣才能有
效增高？

最佳解答

先天因素v.s後天因素
身高的決定因素，大部
份是來自父母上的遺
傳。基因無法更改，所
以後天的可變因子更不
能輕易忽視！（欲知詳
情請見P.238）

2
想讓孩子高人一等，
必須攝取哪些營養素？

除了鈣質以外，還有哪
些營養素是必須攝取，
才能讓孩子成長發育，
變高變壯呢？

最佳解答

3大營養素
維生素C能促進膠原蛋白
的生成、維生素K能增加
骨質與鈣的結合，還有
哪些營養素可以幫助小
孩長高？又分別藏在哪
些食物裡呢？（欲知詳
情請見P.238）

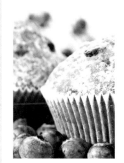

3
哪些壞食物、壞習慣
會影響孩子發育？

經常出現在我們週遭的
食物及生活中常見的壞
習慣，哪些是成長中的
孩子應該少碰為妙，以
免影響發育的呢？

最佳解答
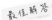

高糖、高脂肪及
生活習慣不規律
建立正確的飲食及生活
觀念，才是改變孩子體
質的根本之道。除了避
開壞食物，多多增加孩
子的身體活動量、養成
規律運動習慣，都能促
進小朋友的生長。
（欲知詳情請見P.241）

健康相談室

怎麼辦？
我的孩子身高為什麼差人家一大截？

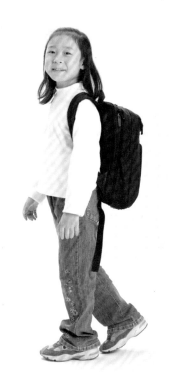

小朋友的身高到底要多高才是標準？爸媽們可以依循生長曲線（兒童健康手冊）來跟同齡的孩子比較是比較恰當的。若孩子介於3～97百分位就屬正常，低於3個百分位時建議可詢問醫師。

另外，這裡提供一個簡易的計算方式，即由父母的身高來預估孩子的未來身高，做為參考：

男孩身高

（爸爸身高＋媽媽身高＋13）/ 2±7.5

女孩身高

（爸爸身高＋媽媽身高－13）/ 2±6

因此，我們依照這個基因上的經驗法則，可以得知身高的決定因素，大部份正是來自父母身上的遺傳。「有很多爸媽來詢問孩子為什麼長不高，但看看父母本身，其實個子也不高呢！」所以，勸爸媽不要太過緊張，孩子小時身高不理想，但「到了青春期才突然抽高的，也不在少數。」然而，後天的因素還包括營養、運動、睡眠的質與量。

而孩子的骨齡一般來說，男孩在15歲，女孩在14歲，一旦超過這個年紀身高還是不理想的話，爸媽就要特別注意。

想讓孩子高人一等，一定要補充的3種營養素！

鈣質主要在於能強化骨骼，但想要孩子長高變壯，可不是光靠它就夠了。維生素D是幫助鈣質吸收的重要元素，「假如體內維生素D不足，所攝取的鈣質吸收利用將大打折扣。」另外，包括鈣、鎂、磷、鋅，都是有

助鈣質作用的必需營養，而維生素C能促進膠原蛋白的生成，所以非常重要。

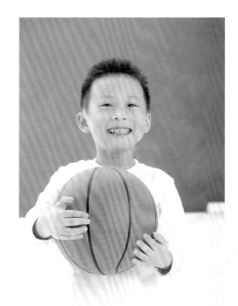

營養素1 維生素C

在我們身體裡骨骼相連接的軟骨組織裡含有膠原蛋白，用來連接骨骼和肌腱的韌帶處也有。而維生素C正是能幫助胺基酸順利形成膠原蛋白的功臣，對骨骼的成長與修復有輔助功效。

營養素2 磷、鎂

這些礦物質與鈣都有著交互影響，磷是神經傳導的主要物質，因為廣泛存在於全穀類製品、牛奶、乳製品、蛋、魚、雞這些食物當中，只要飲食均衡就不怕匱乏。

鎂參與了身體裡能量轉換及代謝的多種過程，蛋白質的合成也需要它的輔助，「能促進鈣質吸收、預防骨質鈣化」。而鎂離子多存在綠色葉菜及雜糧堅果類食物裡，經常吃加工食品的人容易有攝取不足的問題。

營養素3 維生素K

維生素K是促進骨骼生長及血液凝結很重要的元素，它能增加骨質與鈣的結合，並將鈣質留在體內。通常存

▲多運動曬太陽，孩子自然高人一等。

在於深綠色蔬菜（例如高麗菜、菠菜、青花菜、萵苣）當中。

對於有乳糖不耐症或不愛喝牛奶的小朋友，則建議可用酸甜的優酪乳或優格來增加鈣質的攝取。

優質增高食材這裡找

食物名稱	含鈣量（mg）	食物名稱	含鈣量（mg）
小魚乾	2210	五香豆干	273
蝦皮	1380	芥藍菜	238
髮菜	1263	紅莧菜	191
黑芝麻	1241	紫菜	183
蝦米	1080	莧菜	156
山粉圓	1073	綠豆芽	147
海帶	737	紅鳳菜	142
小方豆干	685	傳統豆腐	140
乳酪	574 2片(45g) 258	川七	115
黑糖	460	油菜	112
素雞	319	小白菜	106

★資料來源：行政院衛生署（以上食物以每份100公克計）

營養師權威推薦！

五色長高食材

◇ 芥藍菜、莧菜、毛豆

◇ 豆腐、豆皮

◆ 紅鳳菜

◆ 紫菜、海苔

◆ 紅蘿蔔、木瓜

◆ 芝麻

其他：乳品、雞蛋、銀魚（丁香魚）

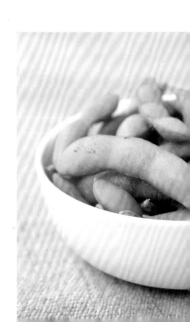

影響孩子發育的壞食物，
這些飲食地雷爸媽一定要小心！

　　大部分的現代人生活不怕吃不夠，而是在於經常吃錯！建立正確的飲食觀念，才是改變孩子體質的根本之道。特別是含有咖啡因的食物，充斥在孩子的生活當中，像是咖啡蛋糕、咖啡凍，或是奶茶、綠茶、手調式茶飲等等，「咖啡因及茶品裡的單寧酸，都會抑制鈣質的吸收。」

　　此外，下列經常出現在我們週遭的壞食物，正在成長中的孩子還是少吃為妙，以免影響發育。

代表食物1：高糖分食物

　　小朋友最愛的可樂及果汁飲品，含有的糖分很多，也會阻礙鈣質的吸收，經常飲用會影響骨骼的發育。氣泡式的碳酸飲料因為無機磷含量較高，當與鈣質的比例失衡時，反而會增加鈣質的流失。

　　高果糖玉米糖漿是非天然的食品加工甜味劑，「越來越多研究證實，經常攝取會增加肥胖、高血壓、第二型糖尿病等等疾病的罹病風險！」

代表食物2：高脂肪食物

　　當小孩有肥胖問題時，通常也就比較長不高。速食、油炸物裡都含有極高的熱量與過多的脂肪，過多的油脂及鹽分也都會抑制鈣質的吸收，想要長高就要避免經常食用這一類食物。

想長高，這些壞習慣一定要避免？

　　大部份的孩子，只要睡眠夠充足、營養夠均衡，再加上正確合宜的運動，就能有好的生長發育。反之，就會出現各種健康上的問題，當然也包括長不高。劉博仁醫師表示孩子睡眠不夠，「在睡覺時分泌的生長激素就會缺乏，自然沒辦法長高。」

　　睡的時間不對，就算睡得再多也是徒勞無功的。夜間10點至凌晨2點是孩子身體分泌生長激素最旺盛的時間，在此時進入深度睡眠的狀態，生長激素才能大量分泌。因此熬夜、睡前從事過於刺激的活動（導致淺眠、做夢），都是應當避免的行為。

另外，爸媽也要幫助孩子調整白天的生活型態。楊文理院長便指出，現在兒童的活動量小，一整天不外乎就是學習，下了課又是電腦、電視，「邊看電視又邊抓垃圾食物吃，吃完也還是坐著、躺著不動了。」增加身體活動量、養成規律運動習慣，都能促進小朋友的生長。

避開加工食品，「鈣磷平衡」才能有效留住鈣質！

大部分的生命體都含有磷，它存在於人體所有細胞當中，在身體礦物質含量中約占有1/4的比例，是我們都必須攝取的營養素。尤其它大部份儲存在骨骼及牙齒裡，與鈣結合後能讓骨質更強壯。此外，它還能幫助維持腎臟的正常機能，代謝脂肪及澱粉、提供能量。

不過，鈣與磷在身體裡必須維持一個良好的比例（約為1:1），才能有利骨質的發展。一旦其中一項過量，磷與鈣反而會互相拮抗競爭，影響彼此的吸收利用率。

透過攝取全穀根莖類、豆魚肉蛋類、鮮奶及堅果種籽類等天然食物，我們可以得到「有機磷」。而含磷的添加物也廣泛存在加工食品之中，像是汽水、碳酸飲料、加工肉品、加工乳品、麵包西點等烘焙產品，這些食品所添加的是「無機磷」。

經由日常天然飲食所攝取的磷，經過酵素水解及吸收後，生物可利用率小於50％，即使吃得稍微多一些也不用過於擔心鈣磷比例的問題。但食品添加物中的無機磷就得小心了！它進入人體後則幾乎能百分百被吸收。

因此，如果過度的攝取加工食品，就容易累積過量的無機磷，使鈣磷比例失衡、骨鈣釋出，引發器官組織鈣化，對骨骼造成不良影響，也會讓腎臟受損。

面對成長中的小朋友們，只要三餐營養均衡，就無需擔憂磷的攝取不足；反倒是市面上林林總總的加工製品，家長更應該謹慎限制！

年齡	磷攝取量〈mg /毫克〉
1～6個月	200
7～12個月	300
1～3歲	400
4～6歲	500
7～9歲	600
10～12歲	800

甜蜜的陷阱～高果糖玉米糖漿，大大危害孩子健康！

高果糖玉米糖漿，是一種人工甘味劑，是經過加工、由玉米澱粉製成的混合糖漿。由於用量少就能達到比同等蔗糖相同的甜度，成本相對低廉，因此也被廣泛用在市售的飲料、果汁、果醬、糖果，烘焙食品如小西點、餅乾，以及早餐穀片、含糖優格、美乃滋、花生醬或即食的微波食品當中。

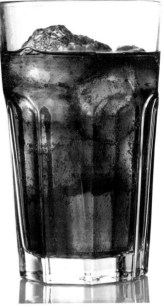

研究顯示每天攝取高果糖玉米糖漿74公克，高血壓風險將增加30%。亦有多項研究指出，攝取過量時會增加高血脂、高血糖、代謝症候群、高血壓、糖尿病、肥胖及癡呆的風險，是危害心臟、血管、大腦的健康殺手。

人體裡所需要的糖份如果糖、葡萄糖，從天然的蔬菜、水果中就能得到；而且它們還含有人體不可或缺的豐富維生素與纖維質。以新鮮多樣的蔬果打

▲市售飲料中，
高果糖玉米糖漿含量驚人。

成果汁讓孩子飲用，比起喝下那些以高果糖玉米糖漿作為甜味劑的飲料，不止能獲得較多的營養，更能避開添加物所帶來的壞影響！

尤其爸媽要特別注意，當天氣漸漸炎熱時，小朋友很容易取得的手搖飲料裡，大部分便是使用這一類糖漿，經常飲用對健康恐怕不太理想！應避免或減少購買此類食品，偶爾要讓孩子食用時也請選擇半糖或微糖。

以一杯市售的手搖700c.c.飲料來說，不同甜度的高果糖玉米糖漿含量約略如下：

糖度	全糖	少糖	半糖	微糖
高果糖玉米糖漿（公克）	70	46	31	20

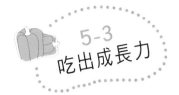

5-3 吃出成長力

毛豆

Data

別名：枝豆、菜用大豆

盛產季節：夏季是新鮮毛豆的生產季節；其他時節亦可選擇超市的冷凍產品來食用。

挑選原則：以外觀顏色青翠，摸起來結實飽滿者的較好。

清洗方法：略泡水後再清洗；毛豆仁可先去除外膜、方便幼童進食。

營養成分：

毛豆含有豐富的植物性蛋白、膳食纖維，另外也含有維生素A，以及鐵、鉀、鈣、磷多種礦物質。每100公克的毛豆約有14克蛋白質，含量高且質優，與蛋、肉、魚類一樣，均屬於完全蛋白質，易被人體吸收利用。

此外，毛豆的維生素B群含量也很豐富，對新陳代謝很有幫助。卵磷脂則是對大腦發育有益的營養，能提升智力與記憶力。毛豆裡的鐵質比起其他豆類來得多，而且也很容易被吸收使用，做為孩子補充鐵質的植物性食物來源也很不錯。

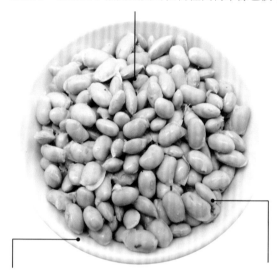

食用功效：

毛豆性平，味甘，中醫觀點認為具有健脾、潤燥的功效。其蛋白質能幫助生長並修補身體組織；膳食纖維可促進膽固醇的代謝作用，能預防肥胖及高血壓。

保鮮方式：

先加水燙煮（可加一小撮鹽保持翠綠）後放涼、包好冷藏，約可保存7～10天。

(○) 這樣吃100分：

毛豆＋燕麥、糙米
毛豆裡豐富的必需胺基酸，是大多數穀類食物中較缺乏的。毛豆與穀物一起食用，可強化蛋白質的作用。

(✗) 這樣吃不OK：

屬於豆科植物的毛豆，如果沒有完全煮熟，其中的皂素、胰蛋白酶無法被完全破壞，食用後可能會有身體不適症狀。

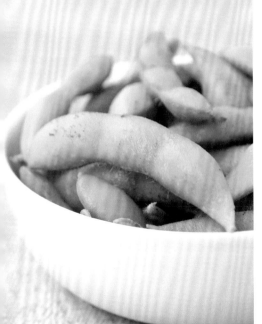

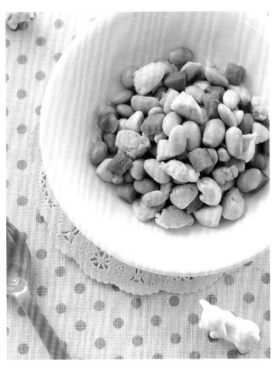

涼拌毛豆莢

材料

毛豆莢300公克、八角少許

調味料

鹽、香油、砂糖適量

作法

1. 毛豆莢及八角沖洗乾淨。
2. 半鍋水煮滾，加入八角、毛豆莢煮8～10分鐘至熟，瀝乾水分，加調味料拌勻即可。

營養師貼心建議

若小朋友能接受黑胡椒的味道，水煮後加點黑胡椒粒調味，口感香氣會更好。這道菜也適合當作孩子的小零嘴，既能提供豐富的植物性蛋白質，也能好好的補充纖維質。

雞肉炒毛豆

材料

毛豆仁、紅蘿蔔各100公克、雞胸肉80公克、蒜末少許

調味料

(A)鹽、蛋白、太白粉、香油少許 (B)鹽適量

作法

1. 鍋中倒水煮滾，加少許鹽，放入毛豆仁煮熟，撈出、泡冷水備用。
2. 紅蘿蔔洗淨，去皮、切小丁，汆燙；雞胸肉切小丁，加調味料A醃10分鐘。
3. 鍋中倒少許油燒熱，爆香蒜末，放入雞丁、毛豆、紅蘿蔔炒熟，最後加鹽調味即可。

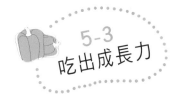

豆皮

Data

營養成分：

黃豆磨成漿熬煮之後，由蛋白質凝結而成的表面薄皮，待一層層疊起、曬乾再加工，就成了我們平常看到的豆製品，例如豆皮、豆包、腐皮等等。因此它的蛋白質非常豐富，也一樣含有黃豆所具有的卵磷脂、大豆異黃酮，以及鈣、磷、鐵等礦物質，是高蛋白、低脂的健康食物。

這一類豆製品裡含有不飽和脂肪酸及卵磷脂，能保護心臟、活化大腦。不過，油炸過的油豆腐皮、油豆包的油脂含量多，不宜常吃。

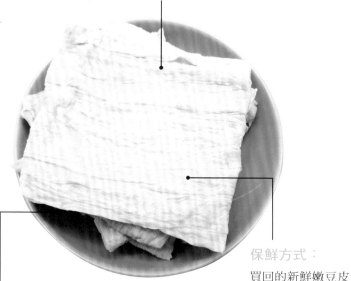

別名：豆腐皮、腐竹、腐皮

挑選原則：聞起來有淡淡的豆香味，摸起來柔軟不黏膩者。

清洗方法：使用前略微沖洗一下即可。

保鮮方式：

買回的新鮮嫩豆皮暫時不用的話，最好先放入冷凍庫以免變質；炸好的豆皮，冷藏時也要盡量於2～3天吃完。

食用功效：

豆皮性平，味甘，由於鈣質含量不少，可促進骨骼發育；異黃酮素有助預防心血管疾病及癌症的發生；脂肪中的亞麻油酸、次亞麻油酸亦可保護血管不硬化。

（○）這樣吃100分：

豆皮＋豬肉

豆製品中的植物性蛋白質，與肉類裡的動物性蛋白質，兩者搭配可使胺基酸比例更完整，讓孩子生肌長肉。

（✗）這樣吃不OK：

豆皮＋五穀飯

五穀雜糧裡的植酸、草酸含量高，會降低鈣質的吸收，最好不要長期在同一餐內食用。

豆皮福袋

材料

四方形壽司豆皮6個、豆腐1盒、乾香菇3
公克、紅蘿蔔、青蔥適量、韭菜少許

調味料

鹽、香油各1/2小匙

作法

1. 紅蘿蔔洗淨，去皮、切末；乾香菇泡軟，
   去蒂、切末備用。
2. 豆腐壓成泥狀，加入紅蘿蔔、香菇及調
   味料拌勻成餡料。
3. 韭菜切除頭梗部份，取較長葉片快速
   燙軟，撈起、過冷水備用。
4. 壽司豆皮打開，放入豆腐餡料約半滿，
   再用處理過的韭菜綁緊，放入電鍋蒸熟
   即可。

營養師貼心建議

將豆皮壽司中的米飯替換成豆腐餡料，馬上就變成一道
令人驚豔的營養料理！每100公克豆包，可以提供兒童鈣
質營養素建議量的1/3，想讓孩子骨骼更苗壯，這道充
滿豆味的菜餚可千萬別忘記！

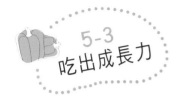

5-3
吃出成長力

紫菜

Data

別名:神仙菜、長壽菜、海苔

盛產季節:冬季為野生紫菜的盛產季,約每年10月底~3月。

挑選原則:以外觀完整無破損,顏色呈烏紫或烏黑色,質地薄且帶有光澤,聞起來有海藻香氣者為首選。

清洗方法:用來煮食的乾燥紫菜多含有小砂礫,使用前最好以流水清洗乾淨再烹煮。

營養成分:

跟海帶一樣,紫菜也是海藻一族裡的成員。紫菜的水溶性纖維含量很豐富,有助降低血脂肪,並有利腸道中益菌的生長,打造一個健康的腸道環境。此外,它也含有蛋白質及鉀、鈣、鐵、磷及菸鹼酸,維生素則有A、E及B群,營養價值很高。

不過,紫菜的鈉含量不低,烹調時鹽及調味料要少用。很常給孩子拿來當零嘴吃的海苔,就是以紫菜為原料、經過烘烤再調味製成的,其鹽分含量更多,食用時要特別注意份量。

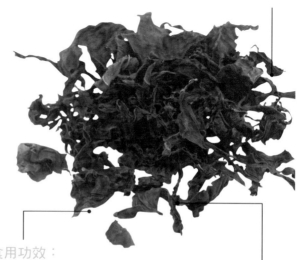

食用功效:

紫菜性寒,味甘鹹。中醫認為有清熱、利尿的功效;夏天多吃能消除暑熱、調理機能。鐵能改善貧血,鈣質能強化骨骼、牙齒,碘能預防因缺碘引起的甲狀腺腫大。

保鮮方式:

密封保存置於室溫乾燥處,開封後最好放入冰箱冷藏。

(○) 這樣吃100分:

紫菜+番茄
新鮮番茄中的維生素C,對人體吸收紫菜中的鐵及鈣質有益,不妨在食用壽司前半小時,吃點小番茄做為餐前水果。

(✗) 這樣吃不OK:

紫菜不宜久煮,因為它所含有的維生素B群屬於水溶性的維生素,容易因為加熱而被破壞,鮮味也容易喪失;起鍋前再加入快煮一下即可。

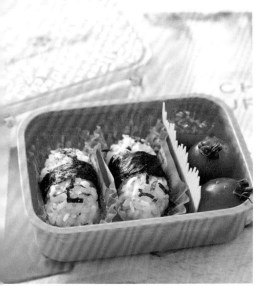

海苔香鬆飯糰

材料

壽司米100公克、肉鬆30公克、味島香鬆10公克、海苔片2張

作法

1. 海苔切成長方形；壽司米洗淨、瀝乾，加1杯水放入電鍋煮至開關跳起，再燜10分鐘。
2. 手沾冷開水，將煮好的壽司飯分成3份，每等份的壽司飯放在手中攤平，在中央放入10公克肉鬆，包成圓柱形。
3. 飯糰表面均勻撒上味島香鬆，最後再以海苔片將飯糰包起即可。

營養師貼心建議

學齡期的兒童，因活動量大、熱量需求也大，攝取這樣一個飯糰約可獲取180大卡的熱量，相當於一般麵包半個的份量，但卻比較健康。以米食取代精製的麵粉點心，可減少飽和與反式脂肪帶來的健康威脅。

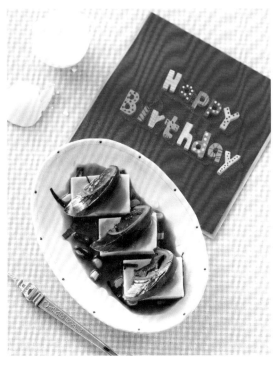

皮蛋紫菜拌豆腐

材料

傳統豆腐1盒、皮蛋1顆、紫菜1/2片、蔥1支

調味料

醬油膏1大匙、熱開水少許

作法

1. 蔥切末，快速汆燙、瀝乾；紫菜切成細條備用。
2. 皮蛋洗淨，入鍋煮熟（約10～12分鐘），待涼、剝殼，切4等份。
3. 豆腐以冷開水沖淨，盛入盤中，放入皮蛋、紫菜，灑上蔥花，淋上拌勻的調味料即可。

營養師貼心建議

充足的鈣是促進兒童身高及發育的必備元素。每100公克含鈣量：紫菜約有183毫克，而傳統豆腐有140毫克，兩者搭配，可說是相當豐富的鈣質來源喔！

PART 5
04 孩子過度肥胖怎麼辦？

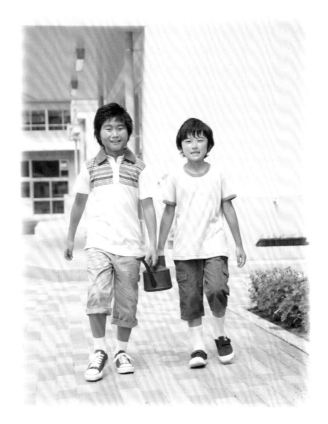

「錢太太，你們家多多胃口真的好好喔！不像我們家琪琪都不吃耶！」聽到李太太這樣說，錢媽媽反而露出憂愁的表情，「就是這樣我才煩惱！多多小時候的米其林模樣是很可愛啦！可是他現在食量比我們大人還多，前幾天老師還跟我說要注意他的體重，但是要多多吃少一點他又哇哇叫，該怎麼辦？」

問題診斷

1
小時候胖不是胖？

老人家都認為：小孩營養不足很容易生病，一定要多吃點才能頭好壯壯！這是真的嗎？

▶

最佳解答

等到青春期更難瘦

孩子體內的肥胖細胞一旦養大了，等到青春期再來減重，是很辛苦的！而且肥胖很容易導致許多健康問題的發生，不可不慎！（欲知詳情請見P.252）

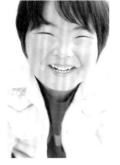

2
過胖孩子在飲食上的防胖要點？

爸爸媽媽該如何在飲食上為寶貝們做好把關？已經有肥胖問題的孩子又該怎麼吃？

▶

最佳解答

4大飲食防胖要點

爸爸媽媽該如何在飲食上為寶貝們做好把關？已經有肥胖問題的孩子又該怎麼吃？絕對不能錯過這個章節。（欲知詳情請見P.253）

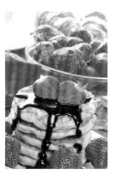

3
預防孩子過胖，一定要避免的壞習慣有哪些？

孩子越來越胖，到底是哪裡出了問題，讓他怎樣都瘦不下來呢？

▶

最佳解答

熱量的攝取與消耗不平衡

肥胖的發生，就是熱量攝取過多、卻消耗的太少。要幫助孩子瘦下來別無他法，就是少吃多動！（欲知詳情請見P.255）

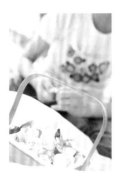

誰說小時候胖不是胖？等到青春期更難瘦

　　很多數據都顯示，現在的孩子有越來越嚴重的肥胖問題。楊文理院長特別提出一個大人常有的迷思，她指出很多爸媽在baby時拼命餵養孩子，唯恐營養不夠，「可是等到了孩子大了，還是繼續這樣餵養，這是不對的。」孩子體內的肥胖細胞一旦養大了，「等到青春期再來減重，是會很辛苦的。」

你家也有胖弟胖妹嗎？

BMI（身體質量指數）＝體重(kg)／身高(㎡)公尺的平方

年齡	過重 （BMI≧）		肥胖 （BMI≧）	
	小男生	小女生	小男生	小女生
2	17.7	17.3	19	18.3
3	17.7	17.2	19.1	18.5
4	17.7	17.1	19.3	18.6
5	17.7	17.1	19.4	18.9
6	17.9	17.2	19.7	19.1
7	18.6	18	21.2	20.3
8	19.3	18.8	22	21
9	19.7	19.3	22.5	21.6
10	20.3	20.1	22.9	22.3
11	21	20.9	23.5	23.1
12	21.5	21.6	24.2	23.9

★資料來源：行政院衛生署

家長們一定要注意：小孩胖絕非福氣。因為肥胖很容易導致許多健康問題，包括代謝症候群、高血壓等慢性疾病的發生，也與許多癌症脫不了關係。「甚至很多胖孩子年紀小小就被檢查出患有脂肪肝。」將提高未來罹患肝臟病變、糖尿病及心血管疾病的風險。

至於自己的孩子，到底有沒有過胖的問題，也不是僅用「看」就能判斷的。楊文理院長教大家，孩子出生後所拿到的生長手冊，裡面的曲線圖可以幫助爸媽們來判別，「以體重百分比來做比較，落在3～97百分比內，爸媽都可以放心。」此外，身高與體重應成一定的比例，「假如身高落在15百分比，體重卻是75百分比，就明顯是個胖寶寶。」另外，重要的是要看小朋友整個線形的成長發育狀況，而非單以一個點來做判斷。

預防孩子過胖，
4個飲食上的防胖要點！

根據一項國內的研究調查指出，將近4成家中有肥胖兒的父母自認為在很忙的時候會將垃圾食物（速食、燒烤、鹽酥雞、罐頭食品......）做為正餐，當然，這也影響了孩子所吃下的東西。

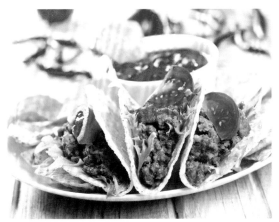

劉博仁醫師便指出，導致小孩肥胖的原因，以飲料跟炸物最為嚴重。「一杯大杯珍珠奶茶，將近一個雞腿便當或排骨飯的熱量！」隨手可得的手搖式飲料，比一餐應攝取的熱量還多，孩子不胖也難。

這項國內調查也指出，體重正常的孩子有7成以上的父母，會在外食點餐時建議孩子選擇健康的飲食；但肥

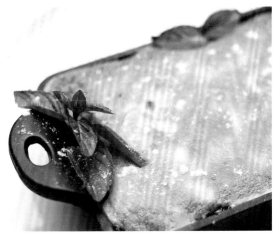

胖孩子的父母卻只有3成比例會這樣做，而且在烹調上也多以「孩子愛吃」作為優先考量。

爸爸媽媽該如何在飲食上為寶貝們做好把關？已經有肥胖問題的孩子又該怎麼吃？絕對不能錯過以下四個防胖要點。

要點1　避吃油炸、高熱量的食物

油炸過的食物熱量高，也含有過多油脂，更會提高心血管疾病的風險，無論父母自己本身或孩子都應盡量少吃這一類食物。

胖孩子務必要戒除的食物之一就是含糖飲料，「這類飲料一旦喝成習慣就很難改變了，但偏偏這又是最大的致胖因子。」而且臨床也證實，所有的含糖飲料都不及白開水的解渴效果。

要點2　三餐均衡，多攝取高纖維食物

「其實只要正餐的營養攝取足夠、有吃飽，孩子就不會再吃進過多垃圾食物。」所以孩子的三餐要定時定量，在飲食中多添加高纖的蔬菜、全穀食物，有助增加飽足感、延遲飢餓。

要點3　健康點心取代垃圾食物

想控制肥胖兒童的體重，重點就是要減少攝取高熱量食物的頻率，像是洋芋片、糖果、汽水、飲料等等。不過，小朋友喜歡不同食物所帶來的新鮮感，該全面禁止嗎？「爸爸媽媽陪伴一起選擇零食，學會看食品標示、成分，比一味的限制來得好。」

當孩子想喝點市售飲料時，教導他正確選購飲品，如100%純果汁比起可樂、奶茶較為健康。下午肚子餓的話，地瓜湯、自製的黑木耳凍，都是很理想的點心。「不過最適合孩童的飲品還是水、果汁及牛奶。」

要點4　漸次減量勿心急

不少爸媽因為怕孩子肥胖過度限制飲食，結果卻引起親子關係的緊張。這時期的孩子生長發育需要足夠的熱量與營養，「嚴格限食反而會讓發育受限，引發生長遲滯。」

以飲料來說，不妨先從減糖、減量開始，她建議媽媽們多為不愛喝白開水的孩子自製飲料，例如蔬果汁或蜂蜜檸檬水。在改變飲食時，慢慢減少孩子吃高熱量食物的次數，讓他們有適應的時間。

如果想調整孩子食量，又怕吃不飽，「可多提供一些紮實的食物，像是富含蛋白質的雞肉、魚肉。」此外，澱粉類食物能提供很好的生長能量，「一般來說，胖孩子比例上則要少吃一點。」地瓜、南瓜及穀類都是提供澱粉的好食材，應避免食用餅乾及糕點這一類精製食物，特別是胖弟胖妹們更要少吃！

營養師權威推薦！

五色代謝食材

◇ 芥菜、小白菜、大白菜、萵苣菜、芹菜、海帶

◇ 洋蔥、苦瓜、竹筍、水梨、白木耳

◆ 大番茄、紅蘋果（帶皮）

◆ 茄子

◆ 葡萄柚

◆ 香菇、黑木耳、海參

其他：雞肉（去皮）

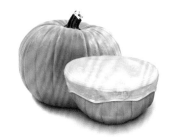

預防孩子過胖，一定要避免的壞習慣有哪些？

肥胖的發生，就是熱量攝取過多、卻消耗的太少。「要幫助孩子瘦下來別無他法，就是少吃多動！」

肥胖有大部份的因素來自不健康的生活型態，像是缺少戶外活動，「用電腦、看電視的時間多，孩子坐著的時間也很長。很多時候更是邊看電視邊吃零食。」當身體的活動量減少，消耗的熱量也少，

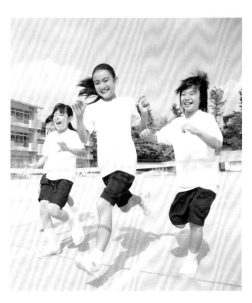

脂肪也就漸漸堆積起來了。「假如胖孩子能多活動，瘦下來的速度其實是很快的！」

另外，她也提醒父母，不可讓孩子邊吃飯邊看電視，「這樣很容易不知不覺就攝取過量了。」減少咀嚼的結果，就是囫圇吞棗、吃下更多。其實我們不難觀察到，即便是外食，很多父母為了讓孩子安靜不吵鬧，手機、ipad成為小朋友的配菜，「專心吃飯，比較容易產生飽足感。」

目前臨床上觀察到孩子肥胖的問題不少，而且有越來越嚴重的趨勢。想要防止這些情況的發生，最重要的是採取行為療法，爸媽要以身做則，譬如帶著孩子一起運動、一起分享天然健康的食物，才是驅除致胖因子的根本辦法。

孩子性早熟？該怎麼辦？

愛吃起司、雞皮、肥肉會性早熟？小學2年級的小女孩，生理期竟然已來報到？幼稚園的小娃兒胸部開始發育？這些性早熟的實例或說法是否嚇壞了身為爸媽的你呢？

所謂的性早熟，以台灣臨床的診斷標準來看，是指未滿8歲的小女孩、或未滿9歲的小男孩，身體提早出現第二性徵的發育異常現象。例如乳房開始膨脹隆起，長出陰毛、腋毛，或是外生殖器已有發育特徵。

事實上，因為生活條件優渥，營養的改善使得現代兒童發育都有加速生長的趨勢，因此性成熟的年齡也比過去要提早一些。新聞報導裡的孩子多半都是特殊案例，絕大部分也存在有卵巢、甲狀腺或是腦部受損、感染等等問題。除了疾病因素外，遺傳也是可能導致孩子提早發育的原因之一；如果家長們青少年時期發育得較早，那麼子女也會受到影響。因此，爸媽們不需過於擔憂、緊張。

另外，最被拿來討論的，還包括了環境荷爾蒙及動植物裡所施打的激素。進幾年有很多說法認為：生長激素、催熟劑經由食物進入人體後，會

造成孩子們的性早熟現象。不過，肉品或乳品裡究竟是否存留有生長激素？煮熟後剩下多少？人體攝取後留在身體裡的含量又有多少？目前都還沒有更嚴謹的研究報告足以支持，大可不必因為這些推論，而過於嚴格限制小朋友的飲食。

我們也可以觀察到體型較胖的小孩，似乎容易有性早熟的跡象。一方面是胖孩子攝取較多營養，比起同儕自然長得更快；另外因為肥胖、皮下脂肪堆積關係，小女孩的胸部也會比較明顯，易被誤會已經出現了第二性徵。不過，還是要提醒家長，當孩子吃多了油炸食品及動物皮脂類食物，體內累積過多脂肪時，也會促使荷爾蒙分泌、誘發性早熟。尤其一旦進入青春期後，小男生的肌肉增加比脂肪為多；但小女生的體脂肪卻比以前增加較多。

要判斷孩子是否有性早熟跡象，可參考青春期生理改變順序圖表。表1.及表2.的SMR後的數字可對照生理上的變化特徵來觀察。

以小女生的青春期變化來說，身高爆發在9.5～14.5歲均屬正常；乳房發育至表一的第5期階段（與成人相同），標準應在13～18歲間，若少於13歲即發展完成或是超過18歲還未達到標準，都是要特別注意的。

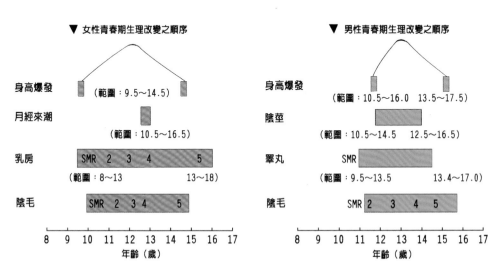

資料來源：From J.M. Tanner,Growth at Adolescence. Copyright © 1962 Blackwell Publishers.Reprinted with permission.

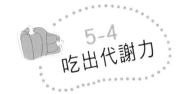

蘋果

Data

別名：沙果、平波、天然子

盛產季節：每年9月～隔年2月，但因耐久儲存，幾乎一年四季都可吃到。

挑選原則：一般來說，挑選外形圓整、表面沒有撞傷或凹痕，臍部寬大者，品質都不錯。

清洗方法：要連皮食用的話，可利用軟毛刷配合流水將表面的蠟刷洗乾淨；若是削皮食用，因為果肉會氧化變色，可放入鹽水中略泡一下。

營養成分：

香甜的蘋果應該是大部分小朋友都喜愛的水果，它的確也含有很多營養，包括醣類、纖維、鐵、磷、鉀、檸檬酸、蘋果酸、果膠，以及維生素A、B群、C等等。大量的膳食纖維能提供飽足感，也可以促進腸胃蠕動。

連皮食用蘋果當然最好，因為果皮裡含的抗氧化物與維生素C都很多。至於果蠟的問題，可以刷洗刮除大部分的蠟再洗淨食用。如果吃進去也無妨，因為這種成分人體並不會分解，而會直接由糞便排出。

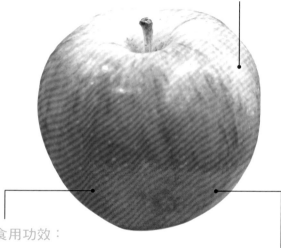

食用功效：

蘋果性平，味甘酸。具有生津止渴、健脾胃……等功效。果膠成分能吸住腸道內的水分、增加糞便體積；鞣酸及有機酸具有收斂功能，有助改善輕度的腹瀉症狀。

保鮮方式：

購回後沒有要馬上吃的話，可以塑膠袋包好，置於冰箱蔬果層冷藏。

(○) 這樣吃100分：

蘋果＋豬肉

兩者搭配，可藉由蘋果中的膳食纖維來抑制膽固醇升高的風險，並提升肉食的風味。像是港式煲湯裡就使用蘋果、瘦肉一起燉煮，特別有生津、滋潤的效果。

(✗) 這樣吃不OK：

蘋果＋海鮮

海鮮食物的優良蛋白質，與含有鞣酸的水果一起吃，會產生不易消化的塊狀鞣酸蛋白；如果要吃至少應間隔2小時左右。

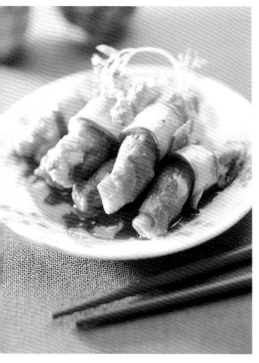

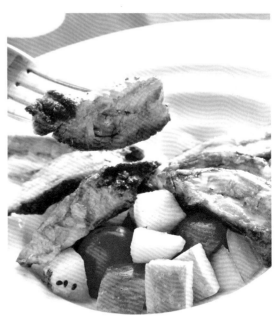

照燒蔬果肉片卷

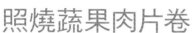

材料
里肌豬排4片、蘋果、金針菇、玉米筍各40公克、小黃瓜6片

醃料
照燒醬（醬汁比例為醬油：味醂：米酒：糖＝1：1：1：0.5）

作法
1. 里肌豬排洗淨，略微拍打，加入醃料醃漬1小時。
2. 所有蔬果洗淨。蘋果去籽、切條狀；金針菇切小段；玉米筍切段，汆燙，瀝乾。
3. 作法2材料放入醃里肌排上捲起，再以小黃瓜捲起放入電鍋中蒸熟即可。

營養師貼心建議
為了讓孩子吃下更多的植物營養，只要將肉片捲入蔬果，就是一道營養、口感都滿分的佳餚。這裡所使用的蔬果食材可依家中現有材料再做變化，肯定小朋友一咬下，馬上又充滿了驚喜呢！

雞肉鮮果沙拉

材料
去骨雞腿肉2支、蘋果2個、小番茄丁5個、奇異果丁1個

調味料
醬油膏1大匙

作法
1. 雞腿肉洗淨，擦乾水分放入醬油膏中醃製入味，再放入預熱好的平底不沾鍋煎熟（不需加油），待冷卻、切小丁備用。
2. 蘋果去籽切塊，與其他材料排入盤中即可。

營養師貼心建議
以富含植化素與纖維的新鮮蔬果素材，搭配孩子都愛的軟嫩雞腿肉，這道沙拉也是絕對不敗的經典搭配。因為能提供很好的飽足感，營養也夠均衡，既可以當做早餐；也可以烤幾片全麥麵包配著吃，就是很健康的輕食餐點。

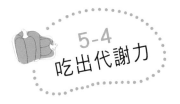

竹筍

Data

別名： 依品種可分為綠竹筍、麻竹筍、冬筍、桂竹筍、箭筍等。

盛產季節： 因品種眾多，一年四季幾乎皆有出產，其中以春、夏兩季是竹筍產量最多的季節。

挑選原則： 要選筍頭直徑大，外形短肥帶有彎曲，筍尖沒有出青現象的不易發苦。
輕戳底部，容易按壓出指痕者，口感比較嫩。

清洗方法： 將表面泥沙用水沖掉即可，筍殼連筍身一起燙煮後再去除，可鎖住竹筍的鮮甜滋味。

營養成分：

竹筍含有90%的水分，是一種低熱量、低糖、高纖的食物。除此之外，它還含有蛋白質、磷、鐵、鉀、維生素B群等等。大量的粗纖維，有助刺激腸胃蠕動、抑制膽固醇的吸收，還能減少體內脂肪堆積。也因為富含鉀質，可以促使人體中的鹽分及廢物隨尿液排出。多種胺基酸及微量元素，有助增加免疫功能，提高小朋友的抵抗力。

竹筍的病蟲害較少，也比較沒有農藥殘留的問題，普遍營養過剩的現代人不妨多多吃它來做好體內環保。

食用功效：

在中醫眼中竹筍有滋陰涼血、清熱化痰、解渴除煩、健胃消食的功效。由於含有豐富的水分及粗纖維，具有利尿、促進排便順暢的保健效果。

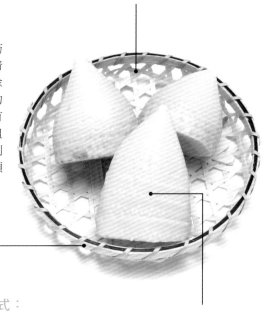

保鮮方式：

放置常溫下很快會纖維化，最好趁新鮮食用。一時吃不完或是當天不食用，保留外殼並在竹筍底處抹上一層鹽巴，或是帶殼煮熟，待涼後再包好、放入冰箱內冷藏。

（○）這樣吃100分：

竹筍＋肉類食物
兩種食物同煮，可使竹筍吸附油脂，解除肉食吃多了的油膩感、增加竹筍口感；另一方面，透過竹筍的膳食纖維，有助促進脂質的代謝。

（✘）這樣吃不OK：

竹筍雖含有大量的纖維，但因纖維較粗硬，會加速腸蠕動、刺激胃壁，有過敏體質或是腸胃功能較弱、消化不良的幼兒們不宜多吃。

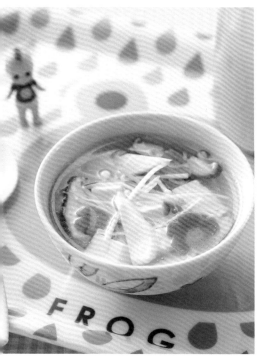

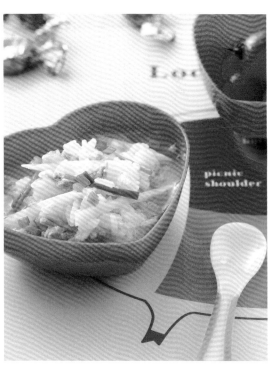

鮮筍蔬菜豆腐湯

材料

綠竹筍2支、金針菇1把、鮮香菇5朵、紅蘿蔔1根、盒裝豆腐1盒、老薑適量

調味料

鹽、香油適量

作法

1. 所有材料洗淨。豆腐切小丁；鮮香菇去蒂、切片；金針菇切小段；紅蘿蔔削皮、與老薑均切片備用。
2. 綠竹筍去殼、切片，與所有材料均入鍋，加適量水煮滾，轉中小火燉煮20～30分鐘，最後加鹽調味，熄火前滴入香油即可。

營養師貼心建議

集合了各式新鮮蔬菜的自然鮮甜與多種口感，加上柔嫩的豆腐，這道湯品不用太多調味，就能擁有好味道。味道想再豐富一點的話，把材料中的水改成大骨高湯，鮮味就更濃郁了！相信小寶貝們會一口接一口，把湯料都喝光光！

香筍彩蔬稀飯

材料

竹筍400公克、白米2杯、乾香菇5朵、芹菜60公克、豬肉絲150公克、蔥花少許、芥花油1大匙

調味料

鹽、白胡椒粉適量

作法

1. 乾香菇泡軟，去蒂、切絲，泡香菇水留用；白米洗淨、浸泡30分鐘。
2. 竹筍切絲；芹菜摘除葉片，切末。
3. 芥花油入鍋燒熱，加入肉絲拌炒至八分熟，盛出；原鍋再入香菇炒香，加入筍絲炒軟，再加入白米炒至米粒略微透明。
4. 倒水2500c.c.（含香菇水）以中大火煮滾，轉小火熬煮成粥，起鍋前加入肉絲煮熟，撒上芹菜末、蔥花調味料可。

261

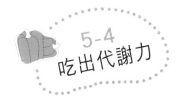
葡萄柚

Data

別名：西柚

盛產季節：每年8～12月皆有生產，但以10～11月為盛產期。

挑選原則：分為紅肉及白肉兩種，選購時以表皮光滑、結實有光澤，果形大而圓，油胞細緻的較好。

食用功效：

葡萄柚性涼、味甘酸，具有清熱、止渴的效果。果瓣之間的薄膜所含有的果膠成分，屬可溶性的纖維質，能溶解並降低膽固醇，減少心血管疾病的發生。

營養成分：

屬於柑橘類水果的葡萄柚，含有豐富的纖維、果膠、鉀、檸檬酸、葉酸，以及維生素B1、B2、C等等。維生素C除了能保護肌膚外，抗菌、預防感冒的效果也不錯。

葡萄柚吃起來略帶苦味，這是它含有檸檬苦素的緣故，這種成份被認為有預防癌症的功效。另外，葡萄柚含有的葉酸，與鐵質一樣是維持紅血球健康、造血的重要元素，能避免發生貧血。

除了當成水果直接食用外，初次讓孩子嘗試時，不妨連渣擠出果汁、加點蜂蜜，就是很棒的營養飲品。

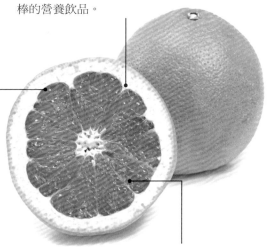

保鮮方式：

室溫下可存放8～15天；若要保鮮更久，可放入冰箱冷藏。

(○) 這樣吃100分：

葡萄柚＋牛肉
葡萄柚裡所含的檸檬酸，能幫助肉類食物消化，也有解膩效果，還能讓牛肉中豐富的鐵質更容易被人體所吸收。

(✘) 這樣吃不OK：

葡萄柚是酸味強烈的水果，千萬別在空腹時吃它，以免刺激大量胃酸分泌，引發胃部的不舒服症狀，飯後再食用才能有利腸胃消化。

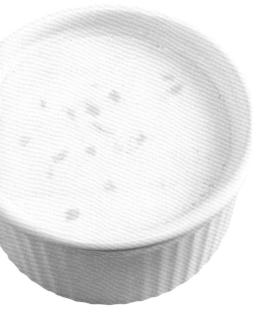

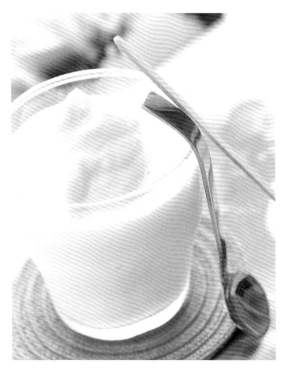

堅果柚香優格醬

材料

葡萄柚汁（含果渣）30公克、熟腰果10公克、低脂優格90公克、鹽、黑胡椒粒少許

作法

1. 腰果放入果汁機打碎。
2. 將作法1和其他材料攪拌均勻，即可佐生菜或水果沙拉食用。

營養師貼心建議

材料中的腰果可任意替換成核桃、松子等等堅果類食材，它們富含維生素E、不飽和脂肪酸等營養素，具有護心健腦的功效。如果孩子的牙齒狀況OK、咀嚼能力足夠的話，堅果也可不必攪打，以增加口感的豐富性。

多C鮮柚冰沙

材料

葡萄柚1/2個、小番茄5個、蘋果1/4個、冰塊1/2杯

作法

1. 所有水果洗淨。葡萄柚榨汁；蘋果去皮及籽，切小塊備用。
2. 小番茄去蒂，與蘋果及冰塊放入果汁機攪打，最後加入葡萄柚汁拌勻即可。

營養師貼心建議

冬天是番茄盛產的季節，小番茄的甜度一般來說都比大番茄來得高。近年來溫室栽種的小番茄更是皮薄、香甜，與蘋果、葡萄柚打成果汁，不用另外調味就能中和一下葡萄柚的酸度。

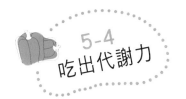
黑木耳

Data

別名：桑耳、黑菜、雲耳

挑選原則：新鮮的黑木耳，表面應有一層粉霧狀，背面則布有絨毛，應挑選肉質肥厚、富有彈性者。乾木耳則以朵大色黑，聞起來有清香氣味的較佳。

清洗方法：乾燥的黑木耳需先以溫水泡發，再以流水一片片清洗乾淨。

營養成分：

黑木耳的長相可能不太討孩子的喜愛，但它卻是便宜又營養的好食物。它的含鐵量是蔬食裡最多的，鈣含量也很不錯，是補充鈣、鐵的好選擇。豐富膠質有很強的吸附力，可以把雜質排出體外，有人體清道夫之稱；還可以強化骨骼的韌性，是兒童與青少年生長不可或缺的營養。

黑木耳的蛋白質含量非常可觀，甚至被比喻成是「素中之葷、菜中之肉」。因其膠質內含有大量的膳食纖維，食用後能有很好的飽足感，還能降低血脂。

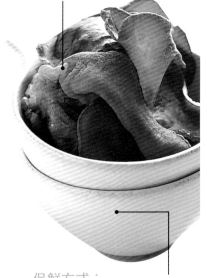

食用功效：

黑木耳性平，味甘，在中醫學裡認為具有益氣強身、生血活血及保健心血管的效用。現代醫學研究指出，其中的多醣成分對於抗腫瘤、降低發炎也有不錯的效果。

保鮮方式：

乾燥黑木耳密封置於陰涼處存放即可；新鮮木耳則包好、放入冰箱冷藏，並盡量於一星期內食用完。

(○) 這樣吃100分：

黑木耳+白木耳
白木耳裡的維生素D，能加強黑木耳中鈣質的吸收，有利生長。此外，這兩種木耳都含有多醣，加強免疫力、抵抗病毒的效果更加倍。

(✗) 這樣吃不OK：

黑木耳具有高含量的腺嘌呤核甘，它會抑制血小板的聚集，手術或拔牙前後的孩子，暫時不宜食用。

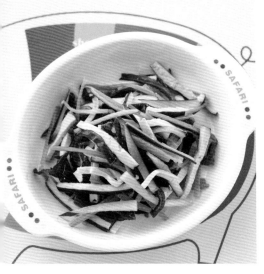

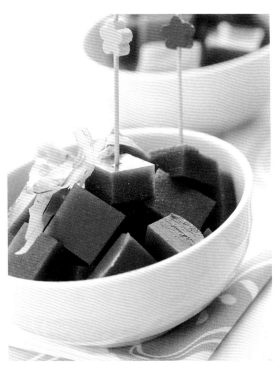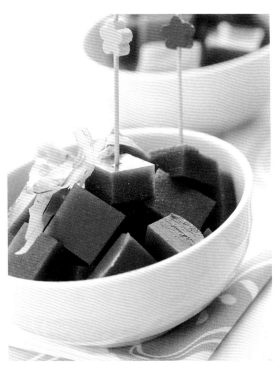

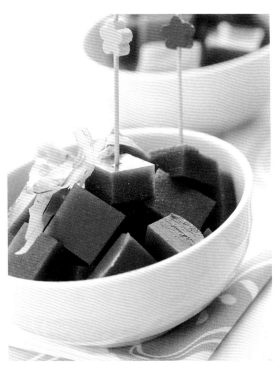

Looks Good!

絲絲入扣

材料

黑木耳50公克、紅蘿蔔20公克、小黃瓜25公克、五香豆干100公克、大蒜少許、橄欖油2小匙

調味料

蠔油2小匙、鹽、糖、胡椒粉適量

作法

1. 所有蔬菜食材洗淨。紅蘿蔔、小黃瓜及黑木耳均切絲；大蒜拍扁、去蒜膜。
2. 豆干剖半再切絲，放入滾水汆燙，撈出、瀝乾備用。
3. 橄欖油入鍋，爆香大蒜，放入豆干絲炒香、盛起；原鍋放入紅蘿蔔略炒，加入蠔油及水20c.c.，倒入黑木耳絲及小黃瓜絲翻炒。起鍋前拌入調味料即可。

營養師貼心建議

材料中的豆干也可替換成雞胸肉或是豬肉，增加動物性蛋白的攝取。將切好的小黃瓜絲先汆燙後冰鎮，起鍋前再拌入，就能讓整道料理的色澤更令人食指大動了！

QQ黑糖木耳凍

材料

新鮮黑木耳200公克、果凍粉30～35公克（可依市售果凍粉建議量添加）

中藥材

紅棗10公克、桂圓乾20公克、枸杞5公克、老薑1片、黃耆4公克、黑糖125公克

作法

1. 黑木耳清洗乾淨，切細絲；中藥材洗淨，放入紗布袋做成滷包，以上放入1000c.c.的滾水中熬煮1小時。
2. 撈除滷包，木耳與湯汁均倒入果汁機攪打均勻，再入鍋以小火熬煮30分鐘。
3. 最後加入黑糖及果凍粉拌勻、熄火，倒入模型、待涼、冷藏即可。

265

PART 5

05 孩子長得特別瘦小，該怎麼辦？

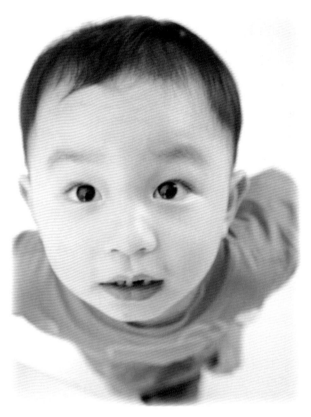

　　佳佳已經升上高年級了，卻一副瘦巴巴的樣子，讓媽媽開始擔心起來，忍不住向小兒科醫師訴苦。「醫生，我記得她到幼稚園時都還是圓圓的模樣，怎麼進了小學後就變瘦了？不但吃得少，吃飯速度又慢，真令人著急耶！這樣到了青春期會不會影響發育？是不是應該多給她吃一點肥肉或高熱量的食物啊？」

問題診斷

1
孩子為什麼老是
吃不胖？

現代孩子的飲食不虞匱
乏，應該不會出現營養
不良問題，但為什麼孩
子就是吃再多也長不
高、吃不胖呢？

最佳解答

飲食仍是主因
比方說，讓孩子吃了過
多的垃圾食物會影響正
餐的食欲，或是長期吃
高熱量食物而破壞了腸
胃道功能等。（欲知詳
情請見P.268）

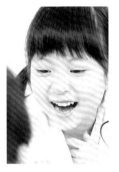

2
體重過輕的小孩，
該怎麼補充營養？

爸媽該如何在飲食上為
孩子們補充正確的營
養？該特別補充哪些食
物？又該怎麼吃才對？

最佳解答

4大營養補充要點
除了體質、腸胃消化的
因素外，飲食的偏差是
過輕孩子普遍的問題。
只要好好調整小朋友的
飲食內容，就可以讓這
些「瘦巴巴」的孩子們
成長更加分！（欲知詳
情請見P.269）

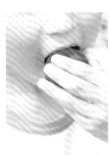

3
讓體重直直落的
壞習慣有哪些？

到底有哪些原因，害得
孩子體重偏輕，無法頭
好壯壯？

最佳解答

不良的飲食習慣
過瘦孩子最常見的原因
就是不良的飲食習慣，
包括：「挑食、偏食，
經常這也不吃、那也不
吃的。」（欲知詳情請
見P.271）

孩子為什麼老是吃不胖？

現代孩子的飲食不虞匱乏，照道理說，幾十年前會有的營養不良問題應該不常見。但實際的情形卻是，目前這樣的比例也不算少，主要原因仍然是來自每天的飲食。

比方說，讓孩子吃了過多的垃圾食物會影響正餐的食欲，「經常吃過多精製糖類的蛋糕、甜點等等零食，結果反而影響了正餐裡蛋白質的吸收。」小朋友的肌肉自然無法獲得正常生長。

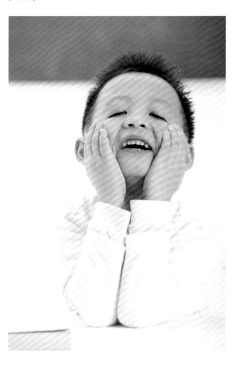

我們一般都認為高熱量的食物會造成肥胖，但其實這也會讓孩子長不胖！長期吃高熱量食物也會破壞腸胃道功能，導致連孩子吃下的營養都會被排掉，影響正常發育。如果是這種情況必須先就醫，讓孩子恢復腸胃道的健康後，再從飲食根本做起。

孩子體重過輕最常見的原因包括：新陳代謝率較高、活動量多、食量小、偏食（不吃澱粉類或蔬菜）。「的確有部分孩子存在有腸胃消化上的問題，導致營養無法吸收。」例如腹瀉、脹氣、乳糖不耐症等等。

同樣在此也要提醒爸媽們，孩子是否有過輕現象，「還是要依據生長曲線來看，而不是用肉眼判斷。」

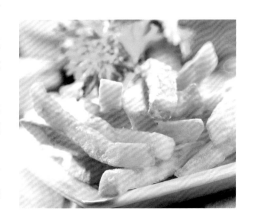

孩子體重過輕了嗎？

BMI（身體質量指數）＝體重(kg)／身高公尺的平方(㎡)

年齡	過輕（BMI≦）	
	小男生	小女生
2	15.2	14.9
3	14.8	14.5
4	14.4	14.2
5	14.0	13.9
6	13.9	13.6
7	14.7	14.4
8	15.0	14.6
9	15.2	14.9
10	15.4	15.2
11	15.8	15.8
12	16.4	16.4

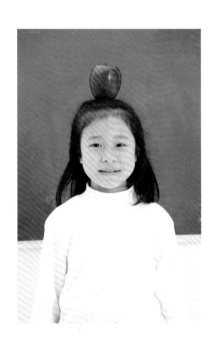

★資料來源：行政院衛生署

體重過輕的孩子，要特別注意的 4 大營養補充重點！

　　體重過輕，確實會影響兒童及青少年的發育狀況，有時也會有免疫力較差、容易生病等等症狀。除了體質、腸胃消化的因素外，飲食的偏差是過輕孩子普遍的問題。只要好好調整小朋友的飲食內容，就可以讓這些「瘦巴巴」的孩子們成長更加分！

要點1　熱量補充要到位

　　過瘦的孩子正好與肥胖孩子相反，需要攝取多一點的熱量。不過，必須避免過度精製以及高熱量、空熱量食物的攝取。

脂肪來源應與一般飲食相同，可多選擇含有必須脂肪酸的食物，像是核桃、花生、杏仁果等堅果種籽類就是最推薦的小零嘴。而應避免吃進反式脂肪及過多的飽和脂肪；此外，其他油脂的攝取則不需刻意增加份量。

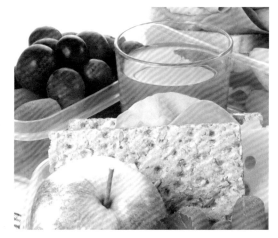

要點2　增加蛋白質的攝取

蛋白質是幫助孩子生長的重要營養，也是建造及修補肌肉不可或缺的。優良的蛋白質來源包括蛋類、奶類、肉類、豆類等等。但是光有蛋白質也不行，缺乏了足夠的維生素、礦物質及澱粉類食物來幫忙，蛋白質也無法有效被身體利用。舉例來說早餐喝豆漿、牛奶，最好再搭配全麥麵包或饅頭一起吃，另外，麵包或饅頭裡可再夾上一片蔥花蛋或起士。

要點3　少量多餐、點心供應

針對食欲較差，正餐無法吃下太多食物的孩子，建議爸媽們以少量多餐的方式做改善，「兩餐中間，可以補充一些營養密度較高的點心。」像是蒸蛋、烤布丁這些富含蛋白質、體積不大的食物，「點心的份量不可比正餐還多。」至於常見的麵包、糕點，「不太建議作為孩子的點心，因為有可能含有反式脂肪、更加影響健康。」

要點4　補充強健腸胃的營養素

要改善體重過輕孩子的胃腸功能，適當的補充含有果寡糖、乳酸菌

的食物會有幫助，「優酪乳、優格也是不錯的點心選擇。」楊文理院長也指出，補充益生菌、增加腸道好菌，「對促進腸胃消化、增加食欲，有一定程度的效果。」

營養師權威推薦！

五色養肉食材

◇ 蘆筍、美生菜、奇異果、南瓜籽仁
◇ 蓮子、洋蔥
◆ 紅甜椒
◆ 黑棗
◇ 鳳梨、地瓜
◆ 香菇

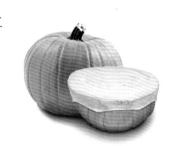

其他：起士、紅肉、鱈魚、鮭魚、乳品、沙拉醬、蜂蜜

不再讓體重直直落，一定要避免這些壞習慣

「攝取過多糖分、鹽分、油脂的食物，或是速食餐飲，都是要盡量避免的。」當孩子吃下了含糖飲料，或是糖果、糕餅等等營養價值低的食物，小小的腸胃自然裝不下那些更應該吃的食物，就容易造成營養不良。

過瘦孩子最常見的原因就是不良的飲食習慣，包括：「挑食、偏食，經常這也不吃、那也不吃的。」

此外，建議爸爸媽媽要營造一個很愉快的用餐環境及氣氛。像她就經常碰到很多父母或祖父母，因為過於焦慮寶貝們的體位而強迫孩子們進食，「小孩根本感受不到飲食的快樂，結果當然就是更吃不下了！」

甚至有時還會引發拒食的情況。另外，在此也提醒家長們正餐前不要提供甜食，以免影響正餐胃口，攝取不到正常的三餐營養。

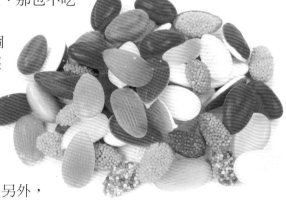

▲營養價值低的糖果，要盡量避免

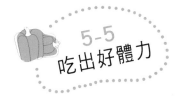

美生菜

Data

別名：結球萵苣、結球生菜、西生菜、千金菜

盛產季節：每年11月至隔年4月為盛產期。

挑選原則：應挑選葉片完整沒有斑點、顏色翠綠不枯黃，摸起來堅實、按壓略帶彈性為佳。

清洗方法：用刀刃將菜芯取出，並在挖洞處灌入流水，葉片就能輕鬆剝開，再一片片清洗即可。葉片很容易氧化變黃，最好待食用前再剝成適當大小、泡入冰開水，就能避免。

營養成分：

富含水分的生菜，因為具有清爽甜味及脆嫩的口感，經常被使用在漢堡及沙拉當中，是很容易被大家接受的食材。

生菜含有豐富的維生素A、C、E及胡蘿蔔素，與鈣、磷、鐵、鉀、鎂等微量元素。可促進血液循環及新陳代謝。大量的維生素C有助增強免疫系統，可幫助傷口癒合、預防皮膚乾燥；維生素A則有助視力保健。

生菜經常被拿來當做小配角，用來點綴肉食。其實將它以汆燙、快炒方式料理，也能吃出好滋味。

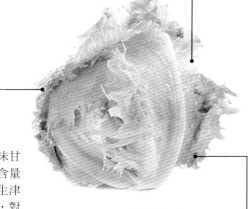

食用功效：

生菜性微寒，味甘苦，由於水分含量多，有清熱、生津及利尿的功效，對提振食欲也有效果。所含的葉酸，能維持良好的造血功能，促進神經系統的正常發育。

保鮮方式：

將菜梗朝下、密封包好，置於冰箱蔬果櫃即可。為保留水分，也可以將沾溼的衛生紙貼住菜梗處，保鮮效果更好。

(○) 這樣吃100分：

生菜＋牛肉
生菜中的維生素C，與富含鐵質的牛肉一起吃，能使鐵離子吸收速率更好，預防貧血。

(✗) 這樣吃不OK：

生菜＋起士
生菜生食時，含有較多草酸成分，會使得起士中的鈣質不易被人體吸收，不宜大量攝取；或可將生菜略燙一下、去除草酸後再吃。

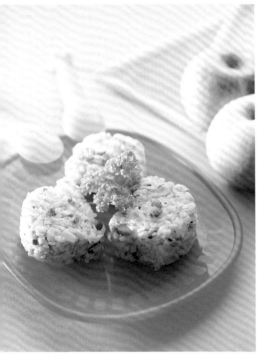

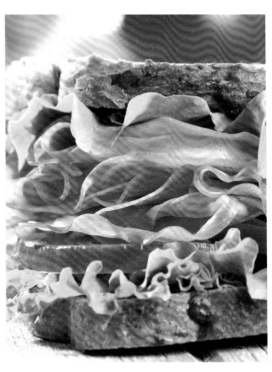

鮮鮭飯糰

材料

美生菜3大片、鮭魚90公克、洋蔥1顆、玉米粒30公克、雞蛋2顆、白飯2碗、蔥1支、大蒜 2瓣

調味料

醬油1大匙、鹽1小匙、胡椒粉1/2小匙

作法

1. 美生菜洗淨、瀝乾，與洋蔥均切小丁；大蒜去蒜膜，切末；蔥切蔥花備用。
2. 鮭魚以小火慢煎至熟，撈起、挑除魚刺，將魚肉壓碎。
3. 起油鍋，加入雞蛋打散炒熟，盛起；原鍋加入胡椒粉炒香，再加洋蔥及蒜末爆香。
4. 續加入白飯，以鍋鏟輕輕壓散，轉大火炒至乾鬆，加入鮭魚碎末、玉米粒及炒蛋拌炒均勻。
5. 鍋邊淋入醬油，再加入鹽、蔥花及美生菜快速炒勻，最後捏成飯糰即可。

培根西生菜漢堡

材料

美生菜50公克，全穀土司2片、培根5片、番茄3片

作法

1. 美生菜洗淨，剝成片狀備用。
2. 鍋燒熱，加入培根煸熟，盛起。
3. 取一片全穀土司，放上適量的美生菜，再放入番茄片，夾入培根後再放上美生菜， 最後放上另一片土司即可。

營養師貼心建議

培根本身已經過醃漬加工，用來烹調不需再使用鹽及其他調味品。美生菜所含的芹菜素可以抑制某些發炎症狀，而中醫觀點認為具有解熱生津的效用，在炎炎夏日裡食用，特別能增進食欲。

273

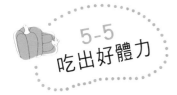

5-5
吃出好體力

蓮子

Data

別名：蓮實、蓮米、蓮肉、藕實、藕子、蓮仁

盛產季節：新鮮蓮子盛產季為6～8月，乾蓮子則全年皆可購買到。

挑選原則：顆粒完整飽滿、沒有破損及雜質，顏色呈微黃的象牙白色，過於白皙的蓮子可能經過漂白。聞起來帶有清香的，品質較好。

清洗方法：輕輕漂洗乾淨即可，可一併檢查、去除蓮子芯，以免產生苦味。

營養成分：

蓮子的澱粉及纖維含量均高，並含有蛋白質、維生素B2、E，以及鈣、磷、鉀、鐵等等營養成分。加上它能促進食欲、容易被消化吸收，無論是體型較瘦弱的，或是小孩、家中長輩，都很適合多食用。

蓮子除了用來煮成各式湯品外，還能取代部份白米，搭配薏仁、燕麥或其他穀類做為主食，不但增加口感變化、增進營養，還有強健骨骼的好處。不過，蓮子芯帶有苦味，記得要挑除乾淨，以免孩子下次就拒食了。

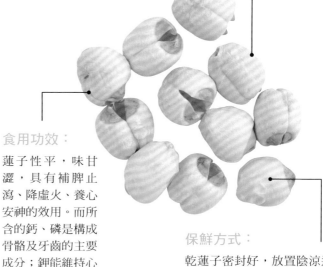

食用功效：

蓮子性平，味甘澀，具有補脾止瀉、降虛火、養心安神的效用。而所含的鈣、磷是構成骨骼及牙齒的主要成分；鉀能維持心臟、肌肉的正常收縮，有利身體各種代謝作用。

保鮮方式：

乾蓮子密封好，放置陰涼通風處，或是移入冰箱冷藏，避免蟲蛀或發霉。一時用不完的鮮蓮子不易保存，最好放入冷凍庫、延長保鮮期。

（○）這樣吃100分：

蓮子＋白木耳
兩種食材都含有鈣與磷，對骨骼及牙齒有鞏固作用。蓮子搭配白木耳同時，還能增加纖維質的攝取。

（✘）這樣吃不OK：

蓮子具止瀉的作用，有習慣性便秘、糞便乾硬或腹部有脹氣現象的小朋友，食用太多蓮子可能會使症狀加重。

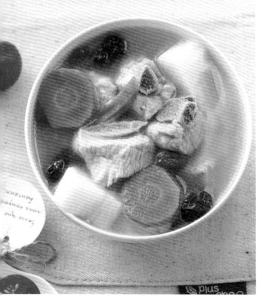

山藥蓮子排骨湯

材料

新鮮蓮子20公克、山藥400公克、豬小排500公克、紅蘿蔔120公克、紅棗6～8粒、枸杞10公克，蔥、薑適量

調味料

鹽適量

作法

1. 蓮子、枸杞及紅棗洗淨；山藥、紅蘿蔔均去皮，切塊；蔥切段；薑切片備用。
2. 排骨洗淨，汆燙，沖洗雜質，與蔥段、薑片及紅棗放入滾水再次煮滾，轉小火煮40～60分鐘。
3. 再加入蓮子、山藥、紅蘿蔔、枸杞煮10～15分鐘至熟透，起鍋前加鹽調味即可。

營養師貼心建議

山藥原本就可生食，而且是很容易熟的材料，因此可視個人口味決定烹調時間。若想保有山藥脆口的感覺，於熄火前5分鐘再加入熬煮即可；喜歡軟爛一點的，可稍微延長烹煮時間。

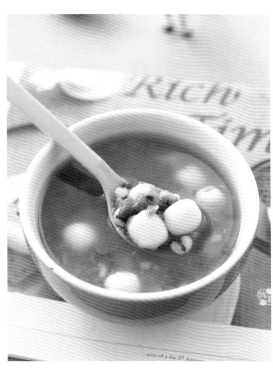

甜蜜蓮子綠薏粥

材料

蓮子15公克、綠豆150公克、薏仁100公克、蜂蜜適量

作法

1. 綠豆、薏仁分別洗淨、浸泡4小時；蓮子洗淨、浸泡1小時，全部瀝乾。
2. 綠豆、薏仁入鍋，加水350c.c.，放入電鍋中，外鍋加1杯水，按下開關
3. 開關跳起後加入蓮子，外鍋再加1杯水至開關跳起，續燜20～30分鐘，待稍涼加入蜂蜜調味即可。

營養師貼心建議

材料使用的是乾蓮子，假如是在盛產季節買到了新鮮蓮子，則可省略浸泡的程序。媽咪們使用雜糧時要注意每種食材的特性，有些要浸泡數小時，熟成度不一樣，下鍋烹煮也有先後之分，這樣才能煮出口感適中、小朋友也捧場的點心。

鳳梨

Data

別名: 菠蘿、旺來、黃萊、黃梨、王梨

盛產季節: 台灣全年均可產,但以5～8月的夏季最為盛產。

挑選原則: 以果皮金黃帶綠,外皮稜目大而凸顯、沒有裂縫或受損者為佳;外型較短的品質也較好。要是發現葉片很容易折斷或已經鬆脫,就是過熟的鳳梨,不宜購買。

清洗方法: 完整一顆清洗時需連皮一起,因為表面粗糙不平整,建議以軟毛刷刷洗後再去皮。

營養成分:

鳳梨含有豐富的膳食纖維、有機酸、類胡蘿蔔素、鈣、鎂、鐵、鋅,及維生素B1、C等營養。其維生素B1有助消除疲勞、增進食欲;最為人所知的鳳梨酵素,是幫助分解蛋白質、促進人體吸收,並維持血液循環通暢的好幫手。檸檬酸則能促使胃液分泌、提升消化力。

有時吃鳳梨時會產生咬舌情形,這是因為裡頭的蛋白分解酵素在作怪,不妨在果肉上灑些鹽巴或是用鹽水浸泡一下,就能降低刺激性、並增加甜度。

食用功效:

鳳梨性平,味甘酸,食用後特別有生津止渴、健胃消食、利尿的效用。纖維質尤以鳳梨心含量最多,有利於排除宿便;維生素C能加速傷口癒合,提高免疫力。

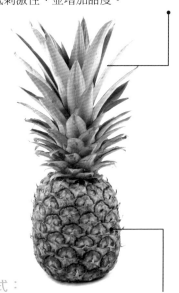

保鮮方式:

最好不要先去皮,可存放在通風處2～3天,若存放於冰箱冷藏室,則可以放置5～7天。若鳳梨已削皮未立即食用,則須將包裝袋子更新後再放入冰箱,否則鳳梨容易發酵,更換新袋子的鳳梨,也最好在當天食用完畢。

(〇) 這樣吃100分:

鳳梨+雞肉
鳳梨中的酵素能幫助分解雞肉所含的蛋白質,讓人體能輕易吸收營養。如果是煮成雞湯的話,還能減少鳳梨咬舌的情形發生。

(✗) 這樣吃不OK:

雖然是消暑解渴的好食物,但吃得過多,容易刺激口腔黏膜。另外,食用後若出現發癢、嘔吐或腹瀉現象,表示身體對鳳梨的蛋白酵素有過敏作用,應避免食用。

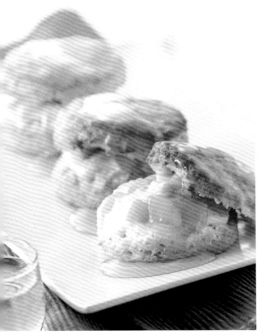

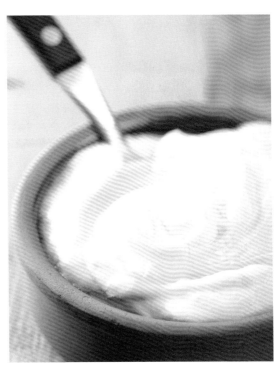

鳳梨果醬比司吉

材料

鳳梨300公克、富士蘋果1個、檸檬汁 10c.c.、砂糖（冰糖）170公克、比司吉麵包3個、蜂蜜1小匙

作法

1. 鳳梨削去外皮；蘋果去皮及籽，以上水果均切小丁。
2. 水果丁與檸檬汁、糖入鍋以小火熬煮50～60分鐘（期間需不時攪動，避免黏鍋），視收汁之濃稠程度，熄火。
3. 待果醬冷卻，即可夾於麵包中，可再加少許新鮮蘋果片或鳳梨片，最後淋上蜂蜜即可。

營養師貼心建議

果醬熬煮完成後，可趁熱分裝到乾淨、乾燥的玻璃瓶中保存，這樣隨時取用都很方便。利用自製的新鮮果醬，搭配鬆餅、奶酪或加入果汁飲品裡都是不錯的選擇。

鳳梨酸奶慕斯

材料

鳳梨果醬適量、鮮奶100c.c.、原味優格 1杯、吉利丁片1片、砂糖15公克

作法

1. 吉利丁 加水泡軟、瀝乾；鮮奶隔水加熱，加入砂糖攪拌至溶解。
2. 作法1與優格混合均勻，以打蛋器打至起泡，分裝至小杯中，每份再加1小匙鳳梨果醬即可。

營養師貼心建議

運用香甜中帶點微酸的果醬，再配上軟滑的慕斯製作而成的點心，相信會是大部分孩子們都喜歡的吃法。以優格取代鮮奶油做為原料，口感更清爽！再加上鮮奶，正好能替小朋友們補充鈣質。

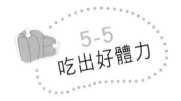

香菇

Data

別名：椎茸、冬菇、香蕈

挑選原則：以菇傘大而完整，菇肉厚實，且傘緣內捲曲者為佳。乾香菇聞起來應帶有濃郁的香味，而無潮濕、霉味現象。

清洗方法：乾香菇需先清洗、泡水再使用。
鮮香菇不可泡水，只需將表面的木屑、灰塵以紙巾擦拭乾淨，或是用流水稍微沖洗一下即可，才能保留香菇風味。

營養成分：

香菇含有的蛋白質比起一般的植物性食物含量更多，是一種高蛋白、低脂肪的食物。除此之外，它還含有維生素B1、B2、C，以及胺基酸、菸鹼酸、鉀、鎂、鋅等等營養。維生素B1能促進新陳代謝；維生素B2可以預防口角炎的發生。

最特別的是，香菇內的麥角固醇經過日曬後就會轉換成維生素D，可以幫助體內鈣質的吸收，並增加人體的抵抗力。菇類裡豐富的多醣體，是提高免疫力的關鍵營養。香菇的纖維含量高，也是腸道保健的好食材喔！

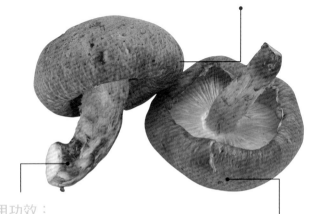

食用功效：

香菇性平，味甘。因為含有多種酵素，可幫助消化、益胃助食；完整的胺基酸成分有助骨骼、肌肉的生長，豐富的纖維質能排出體內多餘的膽固醇，保健腸道。

保鮮方式：

乾香菇需密封保存置於陰涼處或放入冰箱冷藏；新鮮香菇在購回後需馬上冷藏。

(〇) 這樣吃100分：

香菇＋豆腐
傳統豆腐富含鈣質，與香菇的維生素D搭配，讓人體能順利吸收鈣質，對於發育中的孩子更是養骨的好搭檔！

(✘) 這樣吃不OK：

有部份過敏體質者，對香菇等真菌類食材裡的多醣體成分會發生過敏，而引起皮膚瘙癢的症狀，因此小心別一次吃太多了！

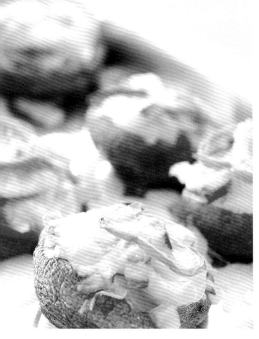

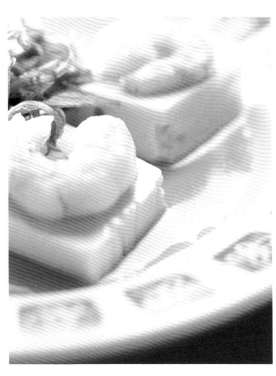

起司焗鮮菇

材料

新鮮香菇8朵、絞肉120公克、蔥花、蒜末少許、起司條2大匙、太白粉少許

調味料

太白粉2大匙、醬油4大匙、味醂2.5大匙、酒1大匙

作法

1. 絞肉加入蔥花、蒜末及調味料拌勻，再加入太白粉攪拌至黏稠，即成內餡。
2. 鮮香菇洗淨、去蒂，表面畫十字，內側抹太白粉，填入內餡，撒上起司條。
3. 入烤箱烤至表面金黃即可。

營養師貼心建議

作法中油煎香菇鮮肉盒的方式，也可改用電鍋或微波烹調。加上起司片焗烤後，可以使原本屬於大人口味的釀香菇增添香滑濃郁的口感，搖身一變成為孩子們喜歡的一道菜。

蝦仁豆腐

材料

乾香菇3朵、雞蛋豆腐110公克，蝦仁、太白粉各60公克，蔥、香菜各10公克

調味料

鹽1小匙

作法

1. 乾香菇泡軟，去蒂、切小丁；蔥及香菜切末，與調味料、太白粉拌勻。
2. 雞蛋豆腐切成6等分，先舖上一層香菇丁，再一一放入蝦仁分別完成。
3. 放入電鍋蒸熟即可。

營養師貼心建議

除了用平底鍋煎之外，也可使用電鍋蒸熟。材料中的蝦泥也可替換成雞肉泥、櫻花蝦等。

06

孩子打噴嚏，流鼻水過敏了，該怎麼辦？

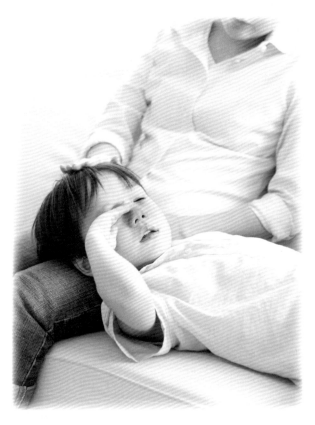

　　「哈啾！」天氣一轉換，佑佑就開始打噴嚏、流鼻水，有時還伴隨著眼睛發癢等等症狀。負責照顧他的阿嬤家中整理得一塵不染，也經常更換床被單，因此百思不解：「為什麼以前姊姊都不會這樣？聽說吃花生、海鮮跟雞蛋很容易過敏耶！看來，這些食物先不給他吃好了。」

問題診斷

1

為什麼孩子會過敏？
如何才能有效預防？

為什麼小孩會過敏？過
敏的症狀除了起紅疹、
瘙癢、打噴嚏之外，還
有哪些呢？有過敏體質
的孩子又該怎麼預防？

最佳解答

外來物質造成過敏
原因、症狀千變萬化
過敏指的是身體對外來
物質，所產生的一種強
烈反應，依照發作的時
間又分成急性過敏與慢
性過敏兩種。（欲知詳
情請見P.282）

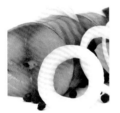

2

過敏的孩子，
該怎麼補充營養？

對牛奶會過敏的小孩就
改喝羊奶？對海鮮過敏
的小孩又該怎麼補充
DHA、EPA？

最佳解答

給予重點營養
針對過敏兒，醫師建議
益生菌、魚油的攝取對
孩子的體質有補強作
用。（欲知詳情請見
P.283）

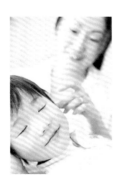

3

當孩子是過敏兒時，
爸媽該注意什麼？

當家有過敏兒，爸媽們
能替孩子作些什麼，才
能讓寶貝遠離過敏又攝
取到應有的營養呢？

最佳解答

可做過敏檢測
並保持家中乾淨
小朋友過敏的特質是很
個別化的，來源及強度
未必人人相同，甚至有
案例是連吃米飯都會過
敏的。（欲知詳情請見
P.286）

為什麼孩子會過敏？如何才能有效預防？

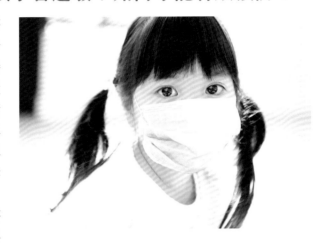

劉博仁醫師表示，過敏指的是身體對外來物質，透過接觸、食用或吸入後所產生的一種強烈反應，諸如我們常見的氣喘、異位性皮膚炎、過敏性鼻炎、過敏性結膜炎等等。

如果是一般打掃時因為塵蟎、灰塵等等馬上出現噴嚏症狀，或是吃下海鮮後突然出現搔癢的現象，稱為「急性過敏」。

可是「有些食物吃下之後，身體不會有立即性的反應，可能要幾天後才會出現發癢、紅疹。」則是所謂的「慢性過敏」。

要怎麼預防過敏？過敏症狀又有哪些？

因為某種食物中的成分導致急性過敏，例如花生、魚蝦等等，「一般都不會忽略，父母會心生警覺，避免讓孩子吃到這類食物，反而不致構成太大的問題。」比較麻煩的是，許多食物過敏形式並非立即性，可能在三天、一個禮拜甚至更久的時間才會出現症狀，這時兒童自己或是家長，甚至是醫師都無法判斷與食物的關聯。「這時食物過敏原檢查就能提供被忽略的可能原因。」而另一種與食物有關的則是食物不耐症，例如

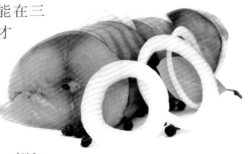

▲會導致慢性過敏的食物，爸媽需慎選

乳糖不耐症問題，這和食物過敏不同，但常常被誤會為食物過敏。

食物過敏的症狀千變萬化，臨床上曾經碰到一個特殊案例：一個超過五歲的孩子，應當該脫離尿床年紀了，卻突然開始發生尿床，這時就要考慮是否可能也是過敏導致。還有一點也要注意，「持續的食物過敏，並非只和出現症狀的器官或組織有關，而是全身性的。」

過敏會不會遺傳？

此外，基因也是影響孩子是否過敏的一大因素。如果爸媽自己本身就有過敏體質，當然孩子得到遺傳的機率也就比別人高。「體質上的遺傳使得小朋友也會比較敏感。」

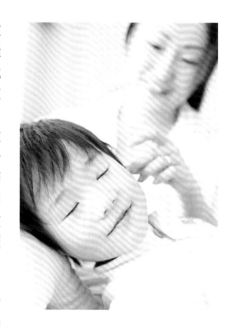

另外，免疫功能、飲食與環境致敏物質等等複雜的因素都會有影響。由於每個人的過敏原不同，像饒月娟營養師的兒女雖然是雙胞胎，症狀卻大有不同，兒子是反應在呼吸道；女兒則是皮膚過敏。「檢測結果將有助父母擬定照護對策。」

她也提醒擔心家有過敏兒的爸媽可以多注意但不必太擔心，有時候某些症狀也會被誤認為是過敏，「有些小朋友因為氣候的影響，導致汗水留在皮膚上，會形成類似過敏的現象。」

家中的寶貝曾有數次急性發作經驗，為了更小心謹慎，她也讓小朋友做了慢性過敏的檢測，挑出孩子不能長期耐受的食物，以降低過敏風險。

過敏的孩子，該怎麼補充營養？

針對過敏兒，劉博仁醫師建議益生菌、魚油的攝取對孩子的體質有補強作用。氣喘

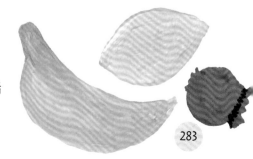

嚴重者可補充益生菌、魚油、維生素C及B群，鈣及鎂對支氣管的放鬆也有幫助。

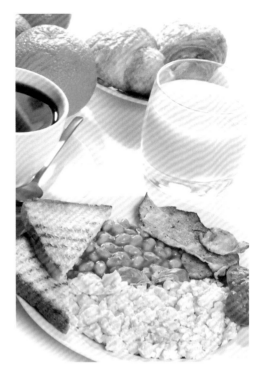

　　至於有人說喝牛奶比較容易過敏，羊奶則比較不會？劉博仁醫師解釋，基本上對牛奶敏感的孩子就是對其所含的動物性蛋白質不適應、產生排斥，因此「改喝羊奶也有可能造成過敏。」

　　楊文理院長表示，過敏的孩子可以多吃雞肉，「它的組織胺低，是所有肉類中最不會引發過敏的。」另外，綠葉蔬菜通常也不會引發過敏，可以多多攝取。

　　不能吃海鮮、魚類的過敏兒，想要攝取有助智力發展及代謝功能的DHA、EPA時，「魚油補充品可以提供必要營養，又能避開新鮮魚類會帶來的其他疑慮。」選購魚油時盡量選成份單純一點的產品，例如一顆1000毫克的魚油膠囊所含的DHA含量達50％的較好；挑選安全海域產地，品牌信譽良好，標示完整者。此外，天然新鮮的多色蔬果對過敏孩子尤其重要。

營養師權威推薦！

五色低敏食材

◇ 菠菜、青椒、大白菜、芭樂、蘆筍、甘藍、青花菜、芹菜、萵苣、芥菜

◇ 洋蔥、松子、腰果、金針菇

◆ 紅甜椒、蓮霧

◆ 紫菜、藍莓

◆ 糙米、黃甜椒、木瓜

其他：優酪乳、杏仁、雞肉、豬肉、火雞肉、瘦羊肉

哪些食物容易引發過敏？

一般來說，海鮮、堅果核仁、雞蛋、牛奶都是目前最常見的過敏食物，雞蛋中又以蛋白引起過敏的機率較高，「可能會有過敏的孩子建議2歲之後再攝取。」

另外楊文理院長要提醒爸媽，速食、冰冷飲料、油炸食物都是會引發過敏的壞飲食，要杜絕不吃。某種食物是否確實會導致過敏，「至少要吃三次以上才能確認。不過，吃一次過敏症狀就很嚴重的，當然就不可再嘗試。」

常見易引發過敏的食物有牛奶、蛋白、蝦、蟹、花生、小麥等等。但也因人而異，曾有過敏兒做了檢測，最後發現過敏因子是奇異果，讓父母大吃一驚，因為媽媽過去一直以為奇異果很好而經常讓孩子食用。「即使是某種很好的食物，對有些特殊體質的人來說可能就是一個過敏因素。」

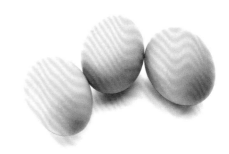

盡量讓孩子吃天然食物，避免誘發過敏症狀

小麥製品、海鮮是較常見的高機率過敏食物，水果類則是草莓、哈密瓜、柑橘等。現代人外食比例高，即便是附有食品標示的產品，部份複方成分的內容物都可能導致過敏，「更不用說那些沒有食品包裝的食物了。」營養師饒月娟的一雙兒女也練就出，「只要有人給糖果、餅乾，一定拿回家問過媽媽才決定要不要吃！」

飲食在許多方面都會對兒童產生影響，汪國麟醫師提醒：「過敏現象可能是源自於食物本身，也可能是食品添加物；食物在生產、製造、保存過程中所用的殺蟲劑、保鮮劑、乳化劑、防腐劑及人工色素等等。不一定是接觸少量食物就會產生過敏症狀，而是有一個負擔量，必須累積到一定份量才會造成危害。」有

些孩子平常因為沒有吃到特定的份量，所以家長也不知道那些就是過敏食物。

此外，每個人基因上的特質並不相同，因此對某種致敏食物或是毒素的負擔量也不一樣。「所以千萬不要說我的老大都不會這樣，小的一定不是這個問題；或是以前吃都還好啊，跟現在出現的過敏現象絕對無關。」並建議爸爸媽媽們，從多注意孩子的日常飲食開始，就能找出容易引發過敏的因素。

當孩子是過敏兒時，
爸媽該注意什麼？

小朋友過敏的特質是很個別化的，來源及強度未必人人相同，有案例是甚至連吃米飯都會過敏的。因此父母一定要多了解孩子對什麼東西比較敏感，協助他們避開，「日常飲食的多樣化，也能降低過敏風險。」

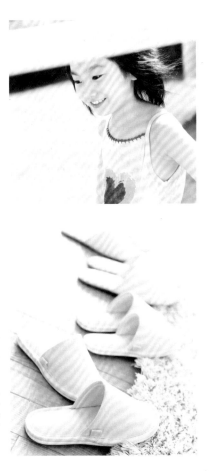

要點1　找出替代性食物

為過敏兒找出正確的替代性食物，讓孩子仍能攝取到必要的營養成分，則是爸媽們必學的課題之一。

楊文理院長就曾經碰到一個患有異位性皮膚炎的孩子，他的父母把所有可能會引起過敏的食物全都剔除在外，「最後孩子因為營養攝取不足，反而生長遲緩、患了佝僂症。」孩子若對牛奶過敏，可選擇低過敏配方的牛奶或奶粉；對鱈魚過敏，仍有其他可替換的魚肉；吃豬牛肉會過敏的，改成雞肉試試看。「千萬不可因噎廢食，反倒讓孩子變成營養不良了。」

要點2　生活的照護要更加用心

　　饒月娟營養師自從女兒上了小學之後，因為考慮到學校的團膳午餐無法顧及個別需求，加上孩子當時有嚴重的過敏現象，於是飲食皆不假外求。早晚餐都在家裡吃，中午則是帶便當到校。

　　在生活的照護上，穿棉質的衣服；家中沒有地毯、窗簾、布沙發等等；寢具被單勤於更換並日曬；沐浴產品要選較溫和的、洗完澡做好保濕，對皮膚容易過敏的孩子們都能有助舒緩。

要點3　避開會引發過敏的運動

　　除了飲食之外，運動對改善過敏也很重要，不過需慎選運動種類。

　　劉博仁醫師特別提醒，「像患有氣喘的孩子，就千萬不能從事過度激烈的運動。」也有些孩子對游泳池裡用來消毒的氯會產生過敏現象。

　　至於患有嚴重異位性皮膚炎的孩子一到戶外就容易有皮膚發炎症狀時，改為室內運動也有助降低過敏不適症狀。

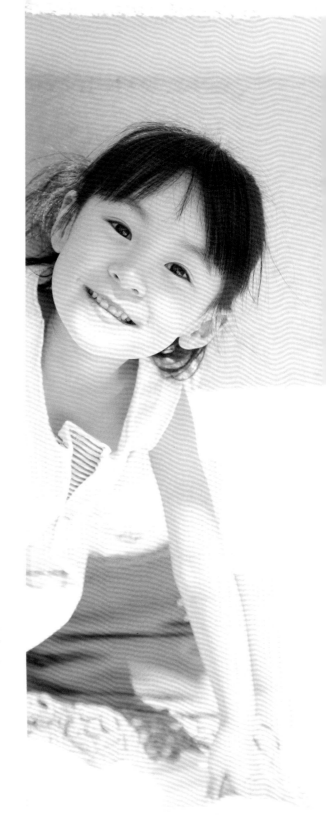

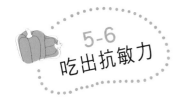

5-6
吃出抗敏力

大白菜

Data

別名：依品種分為圓葉包心白菜、天津大白菜、山東大白菜及娃娃菜等等。目前台灣白菜為結球白菜、不結球白菜兩種，結球白菜為包心白菜；不結球白菜為天津白菜，介於兩者之間的則是山東白菜。

盛產季節：每年11月～隔年5月。

挑選原則：要選擇葉片緊密結實、無水傷或腐爛，沒有枯黃現象者，外葉邊緣則應呈翠綠色，才是新鮮佳品。

清洗方法：去除外層綠葉後，一片片剝下菜葉以大量清水清洗2～3次。

營養成分：

冬季盛產的大白菜，不但香甜好吃、生津解渴，營養也很豐富。除含有纖維質、維生素C、鉀等；它的植化素種類也很多，其中類黃酮素包括芹菜素、槲皮素、楊梅素、木犀草素及山奈酚。

大白菜的水分多、熱量低，食用後能增加飽足感。且因含有豐富的膳食纖維，能將腸道內的代謝廢物及宿便排出體外，還能讓心臟、血管更健康。而它的纖維比較細緻，就連幼兒也能輕鬆吃下。

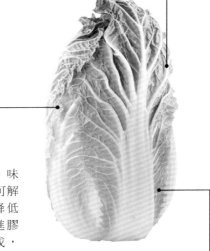

食用功效：

大白菜性寒，味甘。維生素C可解除疲勞感，降低膽固醇，促進膠原蛋白的合成，並增加血管彈性；鉀質則能將多餘的鈉排出體外，達到利尿、降血壓的作用。

保鮮方式：

需連同表層的綠葉一起保存，保存前先將中央的硬梗去除，可防止老化。用白報紙包起再移入冰箱冷藏，可存放1星期以上。

(○) 這樣吃100分：

大白菜＋干貝
大白菜含有維生素C，和干貝中的蛋白質一同攝取，有助於身體合成膠原蛋白，維護肌膚健康。

(✘) 這樣吃不OK：

滷白菜吃起來雖然香甜入味，但烹煮越久，它的營養素也流失得更多。建議還是採用少油快炒或快速燙煮的方式較為理想。

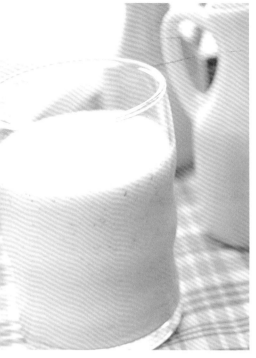

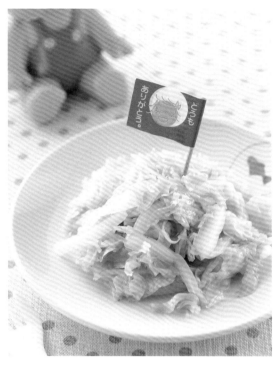

白菜薏仁飲

材料

大白菜200公克、熟薏仁100公克、腰果20公克

調味料

鹽適量

作法

1. 薏仁洗淨、浸泡2小時，放入電鍋蒸熟。
2. 大白菜洗淨、切片，快速燙熟；腰果放入烤箱烤至香氣散出。
3. 所有材料加溫水以高速料理機攪打2分鐘成漿，份量約500c.c.，最後加鹽調味即可。

營養師貼心建議

大白菜其中的芹菜素能抑制某些發炎反應，適合患有過敏性鼻炎、異位性皮膚炎的過敏兒食用。薏仁裡豐富的維生素 B1能改善孩子長期因異位性皮膚炎而產生的皮膚黑色素沉澱與皮膚粗糙現象。

干貝白菜煮

材料

大白菜300公克、干貝3顆、嫩薑絲10公克

調味料

橄欖油2小匙、鹽適量

作法

1. 白菜剝除外葉、洗淨，切細條狀；干貝加水泡軟，剝成細絲。
2. 起油鍋，爆香薑絲、加入大白菜炒至熟軟，再加干貝絲快速拌炒，最後加鹽調味即可。

營養師貼心建議

大白菜是十字花科優質蔬菜又是低敏材料，適合大多數身體常處於慢性發炎、偏燥熱體質的異位性皮膚炎患者食用。干貝是大型扇貝類的閉殼肌，雖為帶殼海鮮，但不會像蝦蟹一樣易引起過敏，而且一般僅作為配料、用量不多，可讓孩子安心食用。

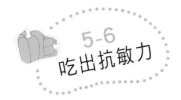

杏仁

Data

別名：杏子、杏仁果

挑選原則：以外觀完整，顆粒大小均勻者為佳；聞起來應帶有清香味，如有油耗味時，表示已經氧化變質、不新鮮了。

營養成分：

中藥裡所說的杏仁果仁較小，約莫指甲大，且有南杏、北杏之分。其中南杏即甜杏仁，北杏又稱苦杏仁；苦杏仁具有些微毒性，用來入藥。一般賣場的調味杏仁果則大多由美國生產。

一般食用的杏仁富含碳水化合物、脂肪、蛋白質，與維生素E、B群，以及鈣、磷、鐵、鎂、鋅等礦物質。含量十分豐富的維生素E是超級抗氧化物質，能強化細胞膜、保護DNA。它的脂肪是屬於單元不飽和脂肪酸，能維持皮膚與血球細胞的健康。

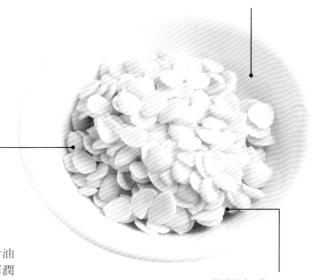

食用功效：

杏仁性溫，味苦甘，因為富含油脂，對於腸燥便秘的人能發揮潤腸通便的功效。維生素E的含量高，不但能滋潤皮膚，還可以保護心血管，預防心臟病、癌症。

保鮮方式：

裝在密封及乾燥的容器中，放在陰涼、乾燥處儲存即可。

（〇）這樣吃100分：

杏仁＋鮪魚、沙丁魚
魚類或海鮮裡的硒元素，本身就有抑制自由基活性的效用，與杏仁的維生素E配合，會產生協同作用，更加強化身體抗氧化的能力。

（✗）這樣吃不OK：

杏仁具有增進腸道蠕動、通便效果，腸胃虛弱、容易腹瀉的人食用後，可能加重症狀，暫時不宜食用。

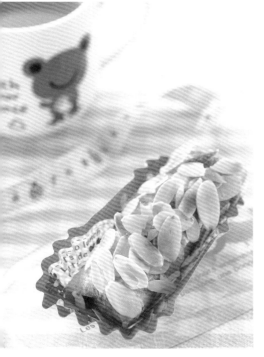

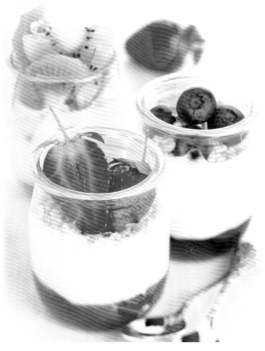

杏片香酥雞捲

【材料】

糯米紙8張、雞柳120公克、杏仁片30公克、芥花油或葵花油適量

【調味料】

(A)100％柳橙汁100c.c.，太白粉1小匙，鹽、砂糖適量

(B)麵粉1小匙

【作法】

1. 雞柳洗淨、切條；調味料A放入鍋中小火燒煮雞柳至入味收汁。

2. 將2張糯米紙重疊鋪平，放上煮好的雞柳條，左右兩側折起再往前捲成筒狀，依序完成4個備用。

3. 麵粉加適量水攪拌均勻；雞肉捲一面塗抹適量麵糊，再沾杏仁片輕輕壓緊。

4. 芥花油加熱至中油溫，一一放入雞柳捲慢炸至金黃色、撈起瀝油即可。

營養師貼心建議

過敏體質的小朋友對許多食物雖不會有急性症狀，但若是高頻率連續食用，當體內代謝速率不及累積量速率時，也會造成過敏。

杏仁優格杯

【材料】

市售原味優格2杯、杏仁片18公克、裝飾用草莓、藍莓、水果各適量

【調味料】

有機藍莓醬、有機草莓醬各2大匙

【作法】

1. 杏仁片烘烤出香氣、待涼；備用。

2. 杯中放入有機藍莓醬，再加入優格，表面撒上杏仁片放上裝飾藍莓。

3. 另一杯中放入有機草莓醬，再加入優格，表面撒上杏仁片放上裝飾草莓。

營養師貼心建議

奶類對多數的過敏兒童是過敏原，但是經過益生菌發酵的優酪乳、優格可降低過敏機率。我家兩個寶貝雖然從小就是嚴重的過敏兒，但經過敏檢測發現，不論急性或慢性過敏反應，他們喝牛乳、羊乳、優酪乳都是安全的，因此並非每個過敏兒都不能碰奶類製品。

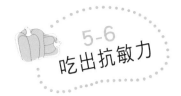
金針菇

Data

別名：金絲菇、金菇、金菇菜、樸菇

挑選原則：菇體外觀白淨乾爽且硬挺者較佳；要是蒂頭容易脫落或整體呈現軟化、變色或有黏稠感，表示已經不新鮮了。

清洗方法：抓住金針菇的底部，在水龍頭下將木屑、雜質沖洗乾淨，再切掉底部即可。

營養成分：

金針菇含有維生素B1、B2，以及膳食纖維、鐵、鈣、鎂、鉀等多種營養素。其中的多醣體，能夠強化人體的免疫系統、撲殺體內病毒。維生素B1有助醣類與脂肪的代謝，並維持神經系統的正常，對穩定情緒有幫助。

金針菇的蛋白質含量也很高，其中含有人體所需的十數種胺基酸，又以賴胺酸及精胺酸含量最豐富，能強化學習能力、記憶力，因此又有「益智菇」的美稱。大量的纖維質，則能吸附膽酸、降低膽固醇，並且促進腸胃蠕動。

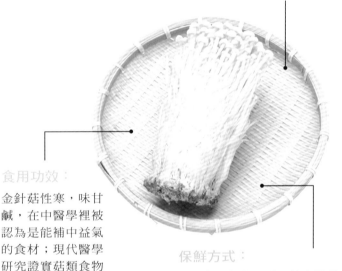

食用功效：

金針菇性寒，味甘鹹，在中醫學裡被認為是能補中益氣的食材；現代醫學研究證實菇類食物確實有助提升免疫力，還能抵抗腫瘤細胞增殖，進而達到抗癌的作用。

保鮮方式：

若是真空包裝，購回後直接放入冰箱冷藏保存。如購買散裝品，先用紙巾吸掉金針菇多餘的水分，再包好密封、冷藏。

(○) 這樣吃100分：

金針菇＋青花菜
擁有豐富多醣體的金針菇，與含有異硫氰酸鹽的青花菜，能增強肝臟代謝致癌物質，提高人體免疫功能。

(✗) 這樣吃不OK：

吃火鍋時，我們經常會多加幾把金針菇，煮得軟爛入味才吃它。不過，這很可能把裡面的許多營養都煮掉了。建議烹煮時間還是盡量縮短，燙煮一兩分鐘即可食用。

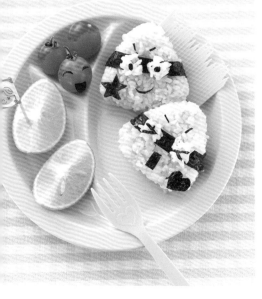

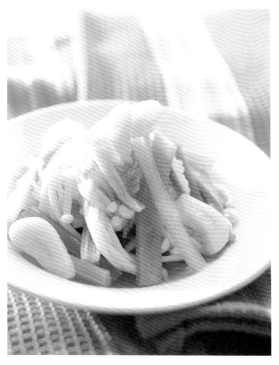

菇菇雞飯糰

材料

金針菇100公克、去皮火雞/雞腿肉120公克、糙米1杯

調味料

橄欖油2小匙、大蒜2～3瓣、醬油膏1大匙鹽、糖各少許

作法

1. 金針菇去根部、洗淨，切成約3公分小段；雞肉切成3公分絲狀，加入醬油膏拌勻、醃漬入味；大蒜切片。
2. 另起油鍋，小火炒香蒜片，加入金針菇、火雞肉、鹽、糖拌炒至熟，即成金菇肉絲。
3. 糙米清洗、浸泡1小時，加等量水烹煮成飯，分成小份，包入金菇肉絲握成飯糰狀即可。

營養師貼心建議

金針菇含有豐富的菇鹼酸，和富含B群、鎂的糙米飯搭配低敏的雞肉，適合患有過敏性鼻炎、氣喘、異位性皮膚炎等過敏幼兒食用。

金菇彩絲

材料

金針菇300公克、彩椒（青、紅、黃）共60公克、雞肉80公克、嫩薑絲10公克

調味料

芥花油、醬油膏、太白粉各1小匙、鹽適量

作法

1. 金針菇、彩椒洗淨，切成5公分細絲。
2. 雞肉切細絲，加入芥花油、醬油膏拌勻、醃漬入味，以太白粉抓嫩，放入油鍋快速過油、撈起。
3. 鍋中留2小匙油爆香薑絲，加入金針菇炒至熟軟，再加彩椒絲快速拌炒，最後加鹽調味即可。

營養師貼心建議

此道食譜以富含菇鹼酸的金針菇，搭配維生素C含量豐富的彩椒，對於鼻炎、哮喘、濕疹或皮膚炎等幼童，是道優質的正餐佳餚。

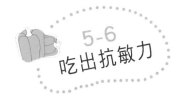

5-6 吃出抗敏力

蓮霧

Data

別名：輦霧、璉霧、洋蒲桃、蠟蘋果

盛產季節：雖然冬天也可見到，但每年春天約3～4月才是真正的盛產季。

挑選原則：果色深紅、潔淨，沒有斑點及粉狀物。

清洗方法：蓮霧底部容易藏納髒污，要特別沖洗乾淨，食用前記得將底部的果臍切掉，再用冷開水沖洗一次。

營養成分：

蓮霧富含醣類、膳食纖維，也含有維生素C、鉀及纖維質等營養成分。能增進食欲、幫助消化，還能補充水分、消暑解渴，雖口感香甜但熱量卻極低。

由於不需去皮就能食用，對孩子來說是非常方便的水果；尤其在餐前或餐間搭配吃點蓮霧，對幫助消化、吸收營養都有好處。不過，因為每100公克的蓮霧就含有91公克水分，具有利尿的作用，有頻尿症狀者及晚上睡前都不宜吃太多，一次1～2顆即可。

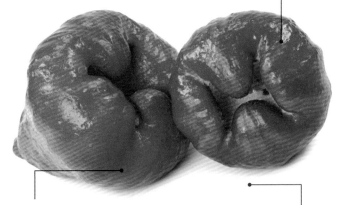

食用功效：

蓮霧性平，味甘，在中醫眼中是潤肺、涼血、清熱消暑的食物。因為所含水分多，能生津、利尿；鉀質能幫助維持人體細胞的健康、並可平衡體內電解質、酸鹼值。

保鮮方式：

蓮霧果皮極薄、易脫水，也很容易遭到碰傷，不耐久藏，購回後最好用白報紙包好再放入塑膠袋密封、再冷藏保存，可免水分散失。

(〇) 這樣吃100分：

蓮霧＋豬肉

蓮霧中含有的葉酸成分，因為生食所以能保留最多，與豬肉的鐵質相輔相成，能促進鐵質的吸收。

(✘) 這樣吃不OK：

蓮霧是很脆弱的水果，還未準備食用前切勿清洗，以免外皮的裂口或碰傷處會加速腐爛，影響果實鮮度，待食用前再充分清洗即可。

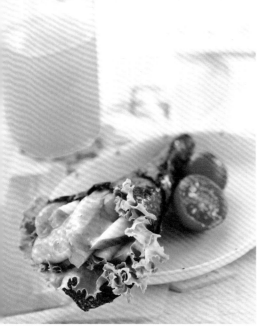

香甜水果手捲

材料

手捲海苔片4張、蓮霧2顆、蘋果1/2顆、蘿蔓葉2片

調味料

藍莓優格醬2大匙（如前道食譜簡易準備即可）

作法

1. 以大量流動水清洗生鮮蔬果三次，每次至少沖洗15秒，最後再以冰開水潤洗一次，所有蔬果切條備用。
2. 將1張手捲海苔片鋪平，斜角處放上蔬果條，淋上1/2大匙藍莓優格醬，左右兩側折起捲成甜筒狀即可。

營養師貼心建議

海苔是每個孩子都愛的食物，捲上各式香甜的蔬果，再淋上酸甜果醬，既豐富了味覺，也充滿了趣味性，相信小朋友們都會愛不釋口！不過記得要現作現吃，以免海苔軟化影響口感。

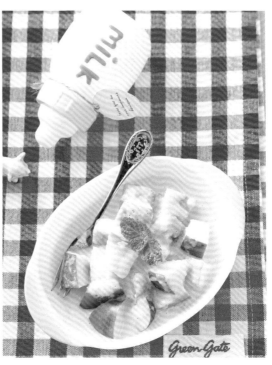

紅蓮霧鮮果沙拉

材料

蓮霧2顆、芭樂1顆、紅蘋果1顆

調味料

酪梨1/4顆、市售原味優格1杯、砂糖1/2大匙

作法

1. 以大量流動水清洗生鮮蔬果三次，每次至少沖洗15秒，最後再以冰開水潤洗一次，蔬果切小塊備用。
2. 將原味優格、酪梨1/4顆及糖攪打成沙拉醬，淋在水果上即可。

營養師貼心建議

這是一道約兩人份的低敏組合，每份水果沙拉約提供60～70毫克的維生素C，另外還包含了楊梅素、沒食子酸、槲皮素等植化素，對改善慢性發炎很有幫助。

PART 5
07

如何提升孩子的學習專注力？

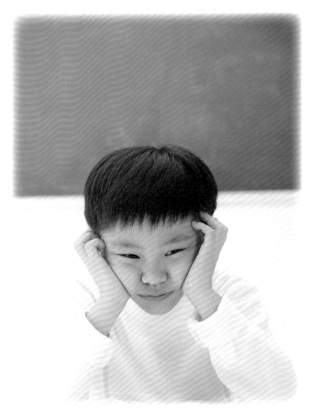

「皮皮！你給我站住!!」眼前瞬間溜過了一道黑影，接著隔壁拿著鍋鏟的王媽媽又站在門口、插著腰捉狂了。

「唉！何媽媽，你看看，如果我們家皮皮有你們家殿殿百萬分之一的乖巧就好。自己不專心就算了，在學校還經常被老師投訴會干擾到其他同學，當初懷孕真該多聽聽古典音樂的，還是現在去算個命，改個名字會不會好一點？」

問題診斷

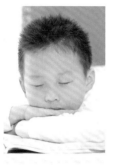

1

孩子為什麼專注力差？

為什麼我的孩子就是耐不住性子、專注力不好，害他學習效果也是大打折扣，事倍功半？

▶

最佳解答

有可能是成長發育或生理不適所造成

專注力不僅僅對學習有所影響，還關係到外在形為及人際交往等，所以千萬不能輕忽喔！（欲知詳情請見P.298）

2

哪些營養素能加強專注力？

哪些營養素能讓孩子成長發育有所幫助，並有助於提高專注力？這些營養素又藏在哪些食物裡？

▶

最佳解答

6大關鍵營養素讓孩子吃出專注力

當孩子的腦部正在發育時，即時的提供適當需求，以下6大關鍵可是相當重要的。（欲知詳情請見P.298）

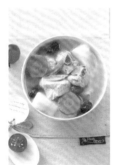

3

想改善孩子的三心二意，要小心哪些飲食？

有哪些食物是讓孩子容易分心、焦躁，導致專注力跟耐心都大幅下滑的罪魁禍首？

▶

最佳解答

小心5大類飲食地雷

要降低孩子有分心、焦躁的行為，一定要避免以下這些吃不得的飲食元兇，這比「需要吃什麼」來得更重要。（欲知詳情請見P.301）

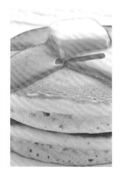

孩子為什麼專注力差？學習效果大打折扣？

汪國鱗醫師表示，小朋友的大腦及神經發育良好與否，關係到其專注力、外在行為以及人際交往等等，這些正好都是小學生開始成長時會面臨的重要課題。在門診中碰到無法專心學習的孩子，他們大部分也會有人際關係上的困難，包括焦躁的情緒、過動行為都會伴隨而來。」

另外，患有腸漏症的孩子，因為腸胃道黏膜細胞受到破壞，「往往可以發現他們同時也有著免疫力的異常，常常感冒、流鼻水、頭痛，甚至氣喘發作頻率也會升高，連帶的導致神經細胞的不健全。」

有時候，過敏也會影響孩子的學習與注意力。很多的研究觀察就發現，有過動症或注意力不集中的兒童，在他們身上也會發現嚴重的過敏現象。有些孩子因為無法精確表達身體上的不適，所以這邊癢就抓抓摳摳的，或是不停動來動去等等的焦躁舉動，往往讓不明所以的大人誤認為是調皮、故意不專心。

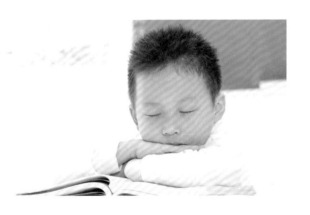

6大關鍵營養素，讓孩子吃出專注力！

當孩子腦部正在發育時，即時的提供適當需求，對健全與提升大腦的發展很重要。營養師黃雅慧表示，這不只包含要補充大腦的主要成分，「神經發展的輔助因子，以及身體的能量來源，都是不可或缺的關鍵。」

針對這些孩子，營養師建議可多攝取以下營養素及食物：維生素B群、鈣、鐵、DHA、色胺酸，以及全穀根莖類。

營養素 1 維生素B群

攸關神經傳導及能量轉換，尤其是B1、B6、B12、菸鹼酸及葉酸等，因為會溶於水藉由尿液流失掉，因此需要每天補充。包括全穀根莖、深色蔬菜及新鮮時令水果，都是孩童每天必備的飲食。

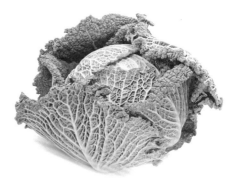

營養素 2 鈣質

當孩子的血鈣濃度過低時，會有煩躁、易怒的狀況，因此鈣質可說是天然的情緒穩定劑！建議媽咪們給孩子來上一杯溫熱熱的芝麻鮮奶，這可是很有效的安定飲品喔！

營養素 3 鐵質

與腦部髓鞘的產生，以及神經的連結有關。當有不足時可能會讓腦部發展呈現遲緩，進而影響專注力。

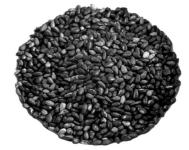

營養素 4 DHA

這是多元不飽和脂肪酸的一種，佔腦部總脂肪的1/4，大多存在於負責學習、理解記憶功能的皮質中。已經有研究顯示：身體DHA含量較低的孩子，患有注意力缺陷過動症的機會也較高！

因為人體無法自行合成，所以需要從食物中獲得，魚類為主要食物來源，因此坊間才會有「吃魚變聰明」的說法，含量較高的是鮭魚、秋刀魚及鮪魚等等魚類。

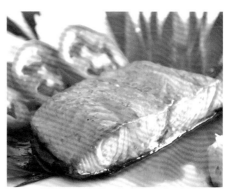

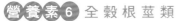

營養素 5 色胺酸

　　色胺酸是天然胺基酸的一種、有助於身體穩定情緒的血清素，可以經由魚類、豬肉、葵瓜子、香蕉及全麥製品等食物來補充。

營養素 6 全穀根莖類

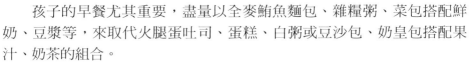

　　能持續穩定的供應孩子腦部發展時大量運用的葡萄糖。我們看嬰兒的哭鬧不休與躁動不安，其實就是缺乏葡萄糖最典型的表徵之一。這類食材包含糙米、燕麥、薏仁、小麥及紅豆、玉米等等；而單純供應精製醣類的精製澱粉、甜飲與糕點，會讓體內血糖快速上升又降低，造成情緒的不穩定進而影響學習能力。

　　孩子的早餐尤其重要，盡量以全麥鮪魚麵包、雜糧粥、菜包搭配鮮奶、豆漿等，來取代火腿蛋吐司、蛋糕、白粥或豆沙包、奶皇包搭配果汁、奶茶的組合。

　　另外，如果富含多種天然抗氧化物的各色蔬果的攝取量不夠，抗氧化能力自然降低，對具有某些易感性基因的兒童，也是有可能導致專注力、人際關係以及學習等等障礙。

營養師權威推薦！
五色穩定神經食材

◇ 青花菜、菠菜

◇ 豆腐、香蕉

◆ 肝臟

◆ 紫米

◆ 糙米、燕麥、玉米、黃豆

◆ 黑豆

其他：鮭魚、鱈魚、鮪魚、雞蛋、核桃、桂圓、酵母粉

適當的營養補充品，能幫助專注力不足的孩子嗎？

營養醫學權威的汪國麟醫師指出：正確的食物與營養已經證實的確可以幫助這樣的孩童，克服學習與行為上的障礙。

所以富含天然抗氧化物的各色蔬果，例如甘藍菜、花椰菜、紅蘿蔔、各種莓果等等，攝取尤為重要。

除此之外，醫師也認為，因為農藥與土地過度使用的緣故，「現在我們買到的農產品，營養成分到底是不是像想像中的足夠，這也是一個問題。」因此他建議正確的攝取營養補充品有其必要。「學者研究發現，我們習以為常的維生素B群，只要用對劑量，可以產生類似利他能（Ritalin，用來治療過動症的一種神經用藥，有一些副作用）的效果。」包含了維生素B3（菸鹼酸）、B2（核黃素）、B6等。

不過，也特別提醒，「這種狀況下服用的劑量與日常保養所需不同，必須由專精營養醫學與分子矯正醫學的醫師來診療與協助。」

要改善孩子的三心二意？5大類飲食地雷踩不得

現在的孩子，糖果、餅乾、可樂、巧克力等等的零食飲料，隨手可得。現代爸爸媽媽陪孩子的時間太少，就多給了些零用錢，結果小孩都拿去買這些垃圾食物，雖然能滿足孩子一時的口腹之欲，卻會大大的影響健康，可說是賠了夫人又折兵呢！

要降低孩子有分心、焦躁的行為，一定要避免以下這些吃不得的飲食元兇，這比「需要吃什麼」來得更重要。

地雷1　咖啡因

咖啡因是中樞神經興奮劑，能使人體處於興奮狀態，而代謝能力較弱的孩童攝取後停留在血液、腦部的時間比成人來得久，因而會加劇興奮、過動的表徵。如果自家的孩子有過動、不安分的現象，別以為拒喝咖啡就沒問題囉！巧克力、奶茶、可樂、提神飲料及咖啡口味的糖果、雪糕、蛋捲等等食物，也是供應咖啡因的食物。

這些食物裡含有咖啡因

飲料及食物	容量	咖啡因含量
即溶咖啡	150c.c.	60 mg
可樂	340ml	46 mg
紅茶	150c.c.	30～50 mg
綠茶	150c.c.	20～30 mg
熱巧克力	228ml	9 mg
黑巧克力	41g	18 mg

地雷2　過多精製糖

　　包含高果糖玉米糖漿、砂糖、蔗糖、蜂蜜、糖蜜及麥芽糖等,都會讓血糖快速產生波動而影響學習與注意力。

地雷3　反式脂肪

　　脂肪是腦部架構的重要元素,尤其是必須脂肪酸與DHA。如果這階段讓反式脂肪來取代脂肪供應來源,容易影響腦細胞的發展,建議爸爸媽媽可以藉著食品標示為孩子選擇不含反式脂肪的食物,而薯條、甜甜圈、油條及奶酥、菠蘿麵包、鳳梨酥、奶皇包等等糕點,請SAY NO!

地雷4　食品添加物

　　包含防腐劑、色素、調味劑、甜味劑與漂白劑等,廣泛運用於食品的作用,包含增色、香、味或延長食物的保存時間。這些物質都不是必備的營養元素,反而會增加肝臟、腎臟的代謝負擔,其中防腐劑(苯甲酸鹽)、人工色素、味精、作為甜味劑的阿斯巴甜等等,近年的研究更顯示這些都與孩童的過動相關!

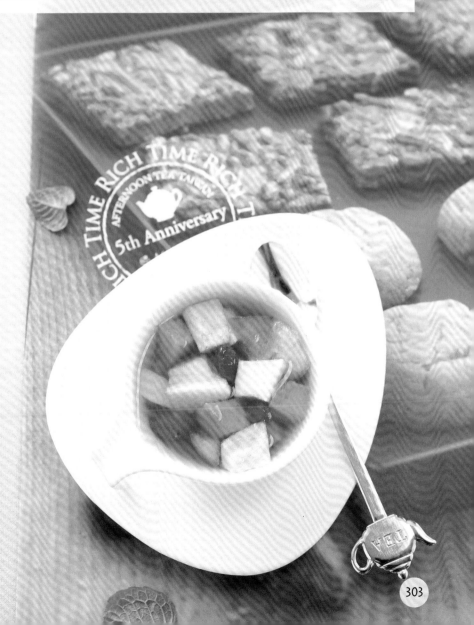

地雷5　汞

　　過度接觸會造成神經認知障礙缺損，進而影響兒童的語言、記憶及注意力。因此魚類攝取需要避免較有汞疑慮的方頭魚、旗魚、鯊魚及大型鯖魚等；如果是魚油補充錠則要確認是否為無汞驗證。

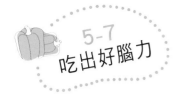
青花菜

Data

別名：綠花椰葉、美國花菜、西蘭花

盛產季節：每年11月～隔年4月為台灣本地盛產期。

挑選原則：顏色越翠綠，花蕾越濃密的，新鮮度也越好。

清洗方法：先用清水略微浸泡，再將花青花切成小朵，再泡水讓小蟲及雜質浮出來，最後再用流水多次沖洗乾淨。

營養成分：

含有碳水化合物、β-胡蘿蔔素，維生素A、B1、B2、C外，以及鈣、磷、鐵等。其中維他命C含量很豐富，每100公克青花菜就含有70毫克，是檸檬的2.5倍之多。加上它還擁有蘿蔔硫素、吲朵、異硫氰酸鹽、檞皮素等多樣的植化素，抗氧化能力非常強大，是抗癌的明星蔬菜。

此外，青花菜也含有可強健骨質的鈣質；維生素B群有助安定情緒，維持心臟功能的健康；葉黃素則是保護眼睛的大功臣，能阻擋陽光對眼睛的傷害。

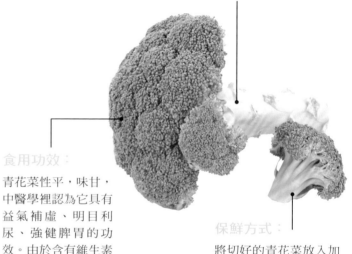

食用功效：

青花菜性平，味甘，中醫學裡認為它具有益氣補虛、明目利尿、強健脾胃的功效。由於含有維生素A、C，能增進皮膚及眼睛的健康；蘿蔔硫素可預防消化性潰瘍與胃癌。

保鮮方式：

將切好的青花菜放入加鹽的熱水中略燙，放涼、瀝乾後再密封冷藏或冷凍，能避免存放時繼續老化、變黃。

(○) 這樣吃100分：

青花菜最好運用水炒法來料理：在鍋中加少許水稍熱，再放入青花菜翻炒、燜熟，如需調味或加油，起鍋前再加入。如此一來，多種營養成分就能保留住了。

(✕) 這樣吃不OK：

青花菜的抗氧化成份—硫化物，經過長時間的高溫烹調會被破壞，而且煮越久流失越多。建議燙煮時盡量切小朵一點，水滾後再快速汆燙一下即可食用。

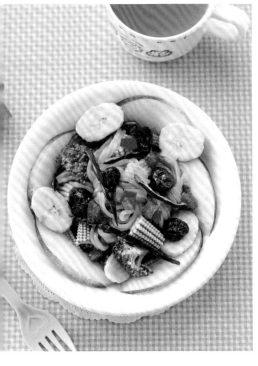

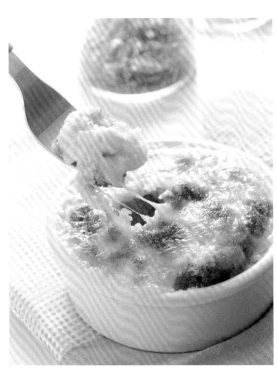

和風蜜花園

材料

青花菜60公克、紫高麗5公克、玉米筍 15公克、大番茄、香蕉各30公克、蒟蒻小捲1個、甜桃（水蜜桃）2片、蔓越莓乾 1小匙

調味料

蜂蜜 1小匙、和風醬 1大匙

作法

1. 所有生鮮蔬果洗淨。青花菜切小朵，與玉米筍、蒟蒻小捲均燙熟備用。
2. 紫高麗切絲；番茄去蒂、與香蕉均切成小片。
3. 將所有蔬果材料盛盤，淋上拌勻的蜂蜜和風醬，撒上蔓越莓即可。

營養師貼心建議

這道沙拉可以任意變換成孩子喜歡的蔬果，酸甜的口感及各式食材多元的造型，讓媽媽們不用再拿著碗筷，追著孩子吃青菜囉！

百合焗花椰

材料

青花菜60公克、鮮百合1/2顆、焗烤起士絲1小匙、蛋黃餅乾（壓碎）1片 或 蒜味吐司丁1/5片

白醬材料

鮮奶50c.c.、花生油、麵粉各1小匙

作法

1. 青花菜切小朵，與百合均洗淨、汆燙，撈出、泡冷開水，再瀝乾、盛入焗烤盤備用。
2. 鍋燒熱，放入花生油，加麵粉混勻炒香，再慢慢加入鮮奶以小火熬成糊狀，即成白醬，淋在作法1上，灑上起士絲。
3. 烤箱以180度預熱10分鐘，再放入作法2烤至上色，最後撒上吐司丁或餅乾碎即可。

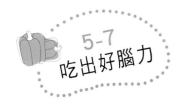

5-7
吃出好腦力

紫米

Data

別名：黑糯米、黑米、墨米、血糯

盛產季節：以顆粒完整飽滿，顏色均勻，沒有碎裂及雜質者為佳。

清洗方法：紫米含有天然色素及色胺酸，清洗或浸泡會有掉色情形是正常的，只需輕輕漂洗掉雜質即可。

食用功效：

紫米性平，味甘，中醫認為它有明目活血、補血益氣的食療功效。因為含有維生素B1，可強化神經系統、增加食欲；豐富的纖維質，有助消化、預防便秘及肥胖。

營養成分：

因為表皮裡含有花青素，因此紫米呈現紫黑色的外觀，也正因為如此，紫米不宜過度清洗及浸泡，免得營養都流失了。

此外，紫米含有豐富的澱粉質、粗蛋白、膳食纖維，另外還有維生素A、C、E及B群，與菸鹼素、鉀、磷、鐵、鋅等等成分，比起我們常吃的白米飯擁有更多的營養素，很適合用來替代部份白米做為主食。

紫米所含的植化素對心血管的健康有維護作用，還能保護我們DNA的健全；多元不飽和脂肪酸則有利於大腦細胞的正常發展。

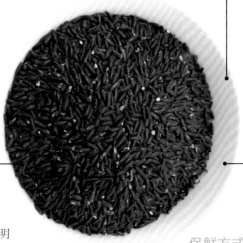

保鮮方式：

宜密封保存，放在陰涼處，並最好盡快食用完畢，以免發生蟲蛀；或可置於冰箱冷藏。

(〇) 這樣吃100分：

紫米＋紅豆
紫米與紅豆都是富含鐵質的食物，兩者一起食用有助維持血球細胞的健康，並促進血液循環，補充良好能量。

(✗) 這樣吃不OK：

消化系統比較不好，或容易脹氣的人，一下子吃太多紫米會引發不舒服症狀，不宜攝取過量；開始讓孩子嘗試時可漸次少量增加，並增加浸泡時間或水量。

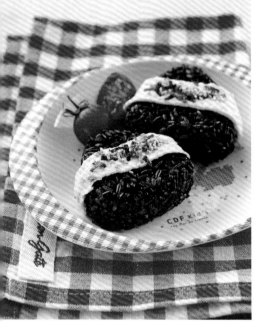

元氣鮭魚黑飯糰

材料

煮熟的紫米、白糯米各50公克，鮭魚片、蛋液各10公克，玉米粒、菜脯各5公克，蜜汁柴魚3公克、白芝麻少許

調味料

海苔粉適量、鮭魚鬆5公克

作法

1. 紫米洗淨、浸泡6～8小時；糯米洗淨，與紫米均煮熟；蛋液與鮭魚片分別煎熟備用。
2. 紫米飯鋪入圓形容器中，放入其餘所有材料，略微壓實後倒扣，放上蛋皮、n撒上調味料即可。

營養師貼心建議

有別於傳統早餐店的飯糰，這道餐點運用鮭魚、玉米、芝麻等十來種健康素材取代脂肪比例偏高的肉鬆、油條，不但增加營養，玉米甜、鮭魚鹹、蛋香、米香、海苔香及清脆的菜脯，交織出讓人食指大動的好味道！

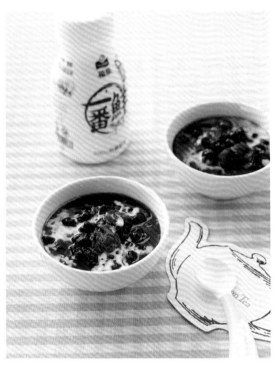

紫米桂圓紅豆燉奶

材料

紫米、紅豆、桂圓各15公克、圓糯米5公克、鮮奶120c.c.、椰奶10 c.c.、黑糖10公克、熱開水30 c.c.

作法

1. 紫米、紅豆洗淨，浸泡一個晚上，瀝乾，加洗淨的糯米及適量水燉煮至軟爛。
2. 黑糖加熱水泡勻，放入桂圓。
3. 作法1、2材料混合均勻，加入鮮奶、椰奶煮勻即可。

營養師貼心建議

桂圓的微量元素與糖質可以穩定心神，幫助睡眠與記憶；而少量的黑糖與椰奶有畫龍點睛之妙，讓紫米粥又香又濃。此外，黑糖中豐富的礦物質也有助於改善孩子鐵質不足造成的不專心現象。

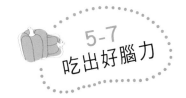

5-7
吃出好腦力

玉米

Data

別名：玉蜀黍、番麥、包穀

盛產季節：每年9月～隔年4月。

挑選原則：應選玉米葉呈鮮綠色的較新鮮；玉米粒鮮黃飽滿，並且整齊排列、沒有空隙的較好。

清洗方法：去除玉米葉之後，再以大量的流水清洗即可。

食用功效：

玉米性平，味甘，有利尿消腫、健脾開胃的功效。因為含有鈣、鎂等礦物質，能維持骨骼健康；維生素B1能將葡萄糖轉化成能量，增強身體活力，提供大腦養分。

營養成分：

玉米含有相當大量的澱粉，在六大類食物中屬於全穀根莖類。另外也含有蛋白質、膳食纖維、胡蘿蔔素、鐵、鎂、磷、硒，維生素含量也很豐富。

當中的油脂是人體的必需脂肪酸，而且是不飽和脂肪酸，有助維護皮膚健康、增加血管彈性。卵磷脂能幫助神經傳導物質生成，對活化大腦很重要。胡蘿蔔素則是形成玉米金黃外表的元素，在人體中能轉化為維生素A，與葉黃素及玉米黃質均能保護眼睛、建構完整的上皮組織。

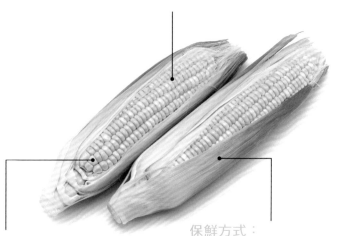

保鮮方式：

玉米的甜味容易隨著時間流失，不適合久存，可先燙熟或切塊，冷凍，才能鎖住鮮甜。

(〇) 這樣吃100分：

玉米＋雞肉
玉米所含有的蛋白質較缺乏色胺酸與離胺酸兩種，搭配雞肉食用，正好可以補充，營養素更加完整。

(✗) 這樣吃不OK：

玉米雖然香甜好吃，但一下吃太多或是在空腹時食用，容易消化不良，尤其容易脹氣的小朋友要特別注意！

308

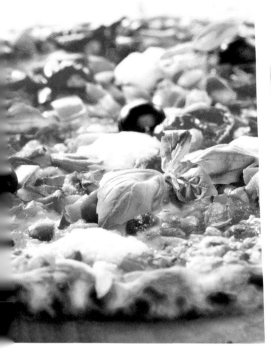

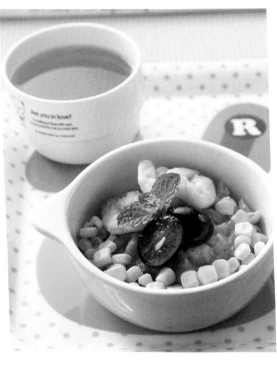

玉米香菇披薩

（材料）

市售披薩皮1個、鮮香菇末2朵、後腿絞肉50公克,玉米粒、彩椒丁、紅蘿蔔丁、小番茄片、紫洋蔥絲各1大匙,羅勒1支,藍莓10個、焗烤用起司絲30公克

（調味料）

番茄醬2大匙,義大利香料1小匙、薑末、芹菜末、太白粉少許

（作法）

1. 羅勒洗淨,去老莖,切成小段;鍋中倒入少許的油,放入香菇拌炒至香味逸出,再放入絞肉,炒至肉末變色,即可取出,與玉米粒、彩椒丁、紅蘿蔔丁、小番茄片、紫洋蔥絲等材料拌勻。

2. 市售披薩皮均勻抹上番茄醬,撒上義大利香料,再鋪上餡料,最後在上面撒上起司絲,放入已預熱的烤箱中,烤至表面金黃,出後放入藍莓及羅勒裝飾。

金色玉米盅

（材料）

白玉米、黃玉米、素蝦仁丁各20公克,南瓜180公克、葡萄1顆、薄荷葉2片、糖少許。

（作法）

1. 雙色玉米及素蝦仁丁燙煮至熟,瀝乾。

2. 南瓜洗淨,去皮及籽,蒸熟、趁熱壓成泥狀,加入糖及作法1食材伴勻,放入小碗中。

3. 葡萄洗淨,對切成兩半,與洗淨的薄荷葉均置於作法2上即可。

營養師貼心建議

雙色玉米、QQ的素蝦仁讓粉粉甜甜的南瓜盅每口都有驚喜的口感,也可依孩子的喜好運用蝦仁、花枝、青豆仁、蘋果或蒟蒻丁等素材;黃澄澄的餐點不但補充了眼睛需要的營養素,豐富的膳食纖維更可以幫助孩子沒有便秘問題唷!

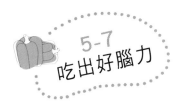
黑豆

Data

別名:烏豆、黑大豆

挑選原則:以顆粒完整飽滿、無蟲蛀及破碎,烏黑帶有亮澤者為佳。

清洗方法:以流水輕輕掏洗黑豆2～3次,將雜質及劣質豆去除即可。

營養成分:

黑豆與黃豆都屬於所謂的大豆類,但黑豆特殊的種皮顏色,卻蘊含了豐富的花青素與類胡蘿蔔素,是非常寶貴的抗氧化物質。

其植物性蛋白質是由18種人體必需胺基酸所組成的,因此容易被吸收、消化。而所含有的脂肪主要為不飽和脂肪酸,在人體中能合成卵磷脂,強化大腦的發育。

此外,黑豆所含的礦物質及微量元素也很可觀,例如鈣、磷、鐵、鋅、銅、硒等等,都是增加人體抗氧化力的重要營養,能提供發育成長中的孩子們有更好的能量。

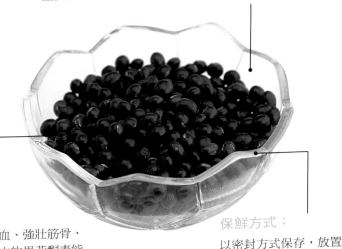

食用功效:

黑豆性平,味甘,有滋養氣血、強壯筋骨、烏髮、安神明目的功效。其中的異黃酮素能降低血中膽固醇,不飽和脂肪酸能幫助膽固醇代謝,減少現代文明病的發生率。

保鮮方式:

以密封方式保存,放置於乾燥通風及陰涼處,亦可放入冰箱保鮮。

(○) 這樣吃100分:

以黑豆漿做為早餐飲品非常適合,但記得別讓孩子空腹飲用,搭配適量的澱粉食物,如包子、饅頭,才能讓黑豆裡的蛋白質順利被人體吸收。

(✗) 這樣吃不OK:

食用黑豆過量的話容易產生脹氣,儘管蜜過的黑豆或炒黑豆很好吃,但當孩子的消化功能比較差時,還是要讓小朋友適量攝取。

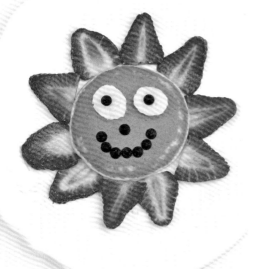

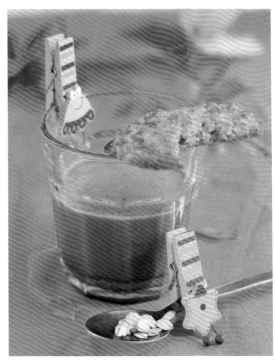

叮噹銅鑼燒

餅皮材料
鬆餅粉40公克、黑豆芝麻粉10公克、鮮奶50c.c.、雞蛋1/4顆

餡料
蜜黑豆、熟花豆各30公克、蜜紅豆40公克

裝飾材料
草莓、巧克力豆各10個，香蕉1/2根

作法
1. 雞蛋打散，與牛奶混合均勻，加入過篩的鬆餅粉與黑豆芝麻粉，攪拌均勻，靜置15分鐘；草莓洗淨、切半。
2. 所有餡料材料混合，搗成泥狀。
3. 少許油入平底鍋燒熱，慢慢倒入適量鬆餅粉糊壓成圓扁形，以中小火煎至兩面熟透，起鍋，分次作成2片餅皮。
4. 銅鑼燒放入盤中，放入裝飾用的草莓、香蕉與巧克力豆，拼出可愛的圖形，或者取餅皮，中間填入適量餡料亦可。

雙豆糙米漿

材料
糙米粉1大匙、杏仁粉1小匙、無糖黑豆粉2小匙、無糖豆漿100c.c.、熱水150c.c.

作法
1. 所有粉類材料混勻，沖入熱水泡開、攪拌均勻，再加入熱豆漿即可。

營養師貼心建議
富含B群維生素的糙米粉，可以幫助孩子的神經發展更加穩定；黃豆、黑豆含有豐富卵磷脂，其中的膽鹼元素是神經傳導重要物質，有助於腦部及中樞神經更加完善。

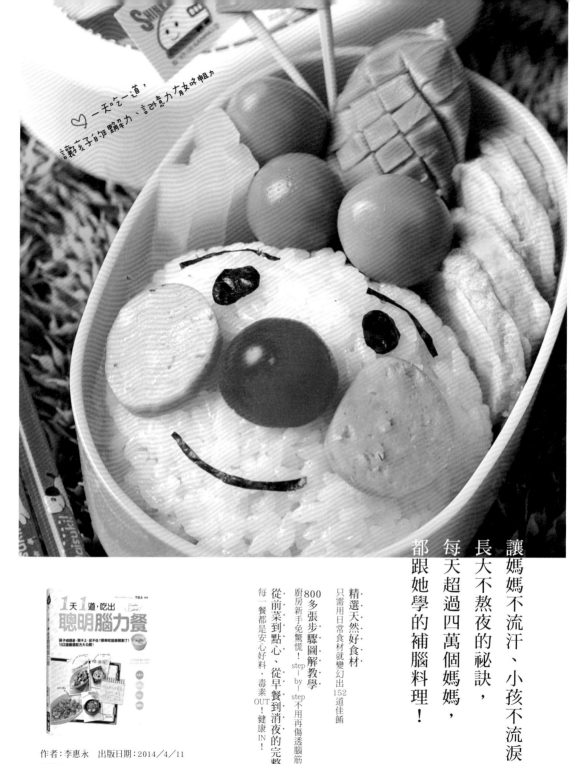

一天吃一道，
讓孩子的集中力、記憶力ㄅㄤㄅㄤ

讓媽媽不流汗、小孩不流淚、
長大不熬夜的祕訣，
每天超過四萬個媽媽，
都跟她學的補腦料理！

精選天然好食材
只需用日常食材就變幻出152道佳餚

800多張步驟圖解教學
廚房新手免驚慌！step-by-step不用再傷透腦筋

從前菜到點心、從早餐到消夜的完整食譜
每一餐都是安心好料，毒素OUT！健康IN！

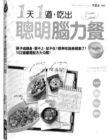

作者：李惠永　出版日期：2014/4/11
定價：360元
ISBN：978-986-130-247-8

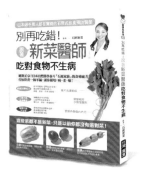

作者：石原新菜
出版日期：2014/07/04
定價：280元
ISBN：978-986-130-254-6

這些菜都不是新菜，
只是以前你都沒有選對菜！
日本破千萬人天天都在實踐，
「石原式飲食預防醫學」
讓你健康保平安，
生病不用急著找醫師！
新菜醫師教你擊退病症

小心！台灣每5分40秒就有1人罹癌，
3人就有1人有高血壓！
不想35歲就老花眼找上身？
不想年紀輕輕就變成高脂男、肉鬆女？！
本書公開最關鍵的食物，
讓你針對體質吃對食物，
改變烹調方式讓身體達到陰陽平衡。
免花大錢吃保健食品，
127種天然食物就能讓你擁有自癒力，
34種疾病有效預防，
只要本書在手，疾病通通走！

婚前「天長地久」，
婚後「能撐多久」？
白天上班、晚上加班……
哪能說不累？！
學會「精挑食」只要食物搭得對，
就能讓你健康有活力、
體力都加倍!!

日本1億2千萬人天天在實踐，
配對食物讓你精氣足、呷百二！
本書嚴格挑選57種新鮮食材
354種黃金搭配法則，效果10倍提升！
高血壓、便秘、視力退化、骨質疏鬆…
20種常見疾病全面預防。
最專業的營養師權威，教你打造無病人生，
排毒力、免疫力、健康力通通UP！

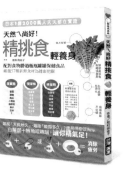

作者：松村真由子
出版日期：2014/08/01
定價：320元
ISBN：978-986-130-255-3

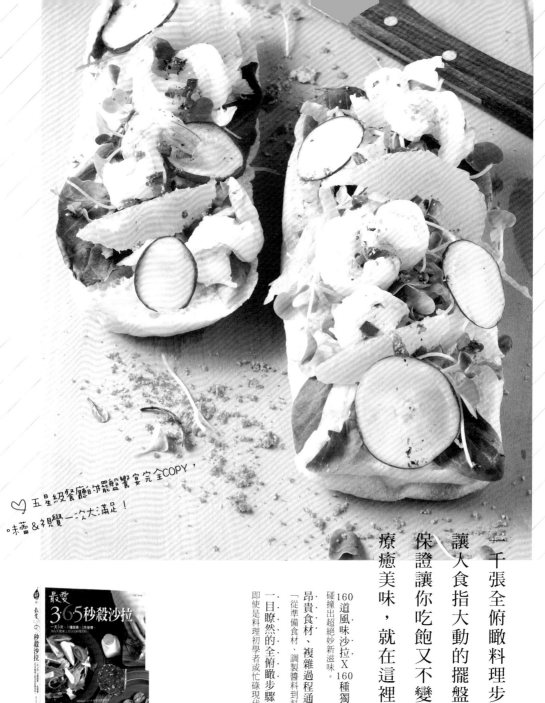

♡ 五星級餐廳豪華擺盤饗宴完全COPY，
味蕾&視覺一次大滿足！

一千張全俯瞰料理步驟圖
讓人食指大動的擺盤技巧，
保證讓你吃飽又不變胖的
療癒美味，就在這裡！

160道風味沙拉Ｘ160種獨門佐醬
碰撞出超絕妙新滋味。

昂貴食材、複雜過程通通NO！
「從準備食材、調製醬料到料理」只需3～7個步驟。

一目瞭然的全俯瞰步驟圖，
即使是料理初學者或忙碌現代人也沒問題！

作者：鄭大悅　出版日期：2014／5／9
定價：450元
ISBN：978-986-130-250-8

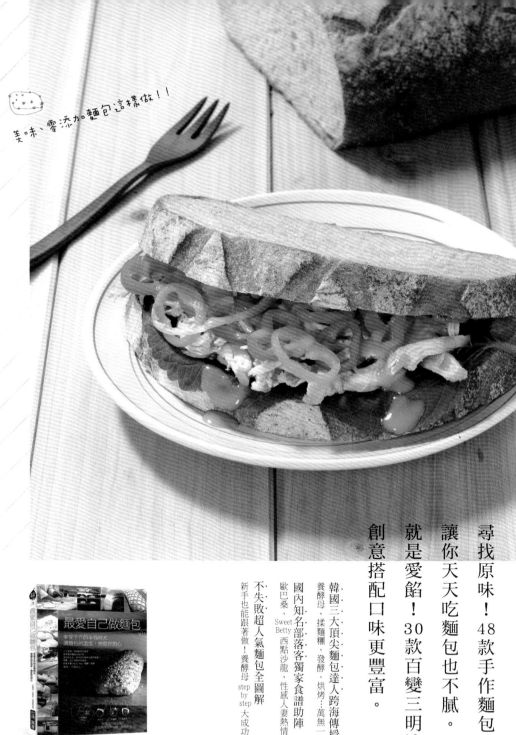

美味、零添加麵包這樣做！！

尋找原味！48款手作麵包，

讓你天天吃麵包也不膩。

就是愛餡！30款百變三明治，

創意搭配口味更豐富。

韓國三大頂尖麵包達人跨海傳授
養酵母、揉麵糰、發酵、烘烤…萬無一失！！

國內知名部落客獨家食譜助陣
歐巴桑、Sweet Betty 西點沙龍、性感人妻熱情接力！！

不失敗超人氣麵包全圖解
新手也能跟著做！養酵母 step by step 大成功

作者：金炅五, 朴贊淑, 崔龍奐
出版日期：2014／08／15
定價：360元
ISBN：978-986-130-258-4

只要跟著專業營養師一起做，
就能養出健康聰明的寶寶喔！

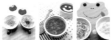

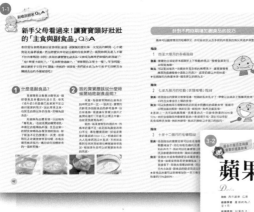

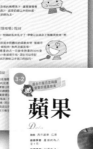

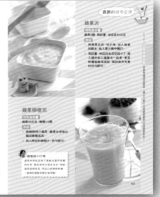

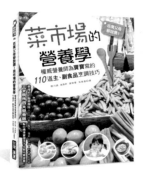

百萬父母都說讚！菜市場的營養學
權威營養師為寶寶寫的
110道主、副食品烹調技巧

作者：饒月娟、黃雅慧、高雅群、吳雅惠
出版日期：2012／12／16
定價：399元
ISBN：978-986-130-219-5

菜市場裡蔬果肉類琳瑯滿目！
怎麼挑才能讓寶寶吃得安心又營養？
讓權威營養師帶你去買菜！
教你不同階段怎麼煮？份量怎麼抓！

三大院所四大營養師
聯手打造史上最強的副食品營養事典

最詳盡的食物採買法則 ＆搭配宜忌
嬰幼兒飲食營養祕訣完整收錄

讓不同月齡、不同年齡的孩子，
都能營養滿分健康100％！！

吃對營養學問大，
照著做，孩子健康轉大人！

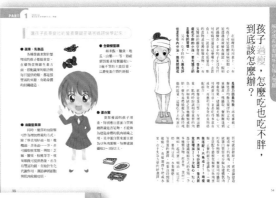

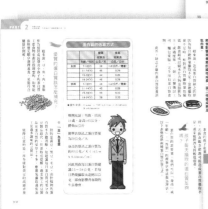

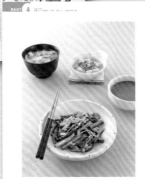

食在有營養
把握黃金關鍵期，高人一等不是夢！

作者：饒月娟、歐于詳、杜秀容、陳柏方

出版日期：2013／12／26
定價：360元
ISBN：978-986-130-243-0

・營養吃得對，比喝轉骨湯更速效！
・超實用營養對策大公開，
　最正確症狀解決全教學！
・讓孩子不止長高、長壯變聰明，
　視力、體力、免疫力更是高人一等！

青春期食物搭配法則營養聖經，
陪孩子渡過尷尬青春期！
長不高一定要喝轉骨湯嗎？
胸部太小、痘痘狂冒又該怎麼辦？
專業醫師教你迎刃而解！
讓孩子長高、長壯、豐胸又補腦！

國家圖書館出版品預行編目資料

打造不過敏體質！6色天然食材：提升免疫力的50道安心飲食全圖解 / 饒月娟等合著.
-- [新北市]：臺灣廣廈, 2014.11.
面： 公分
ISBN 978-986-130-269-0 (平裝)
1.健康飲食 2.營養 3.食譜
411.3   103020888

台灣廣廈 | 新手媽咪特訓班 09

打造不過敏體質！6色天然食材
提升免疫力的50道安心飲食全圖解

作者 WRITER	饒月娟 張瑄筠 邱芳瑜 黃雅慧
出版者 PUBLISHING COMPANY	台灣廣廈有聲圖書有限公司
	Taiwan Mansion Books Group
登記證	局版台業字第6110號
發行人 / 社長 PUBLISHER / DIRECTOR	江媛珍 Jasmine Chiang
總編輯 Managing editor	張秀環 Katy Chang
編輯	許秀妃 Jill Hsu
媒體行銷	于筱芬 Ivy Yu
美術編輯	張晴涵 Sammy Chang
封面設計	張淑楓
行政會計	吳鳳茹 Erica Wu
發行管理	吳俞賢、李瑞翔 Sam Wu、Tim Li
法律顧問	第一國際法律事務所 余淑杏律師
郵撥戶名	台灣廣廈有聲圖書有限公司
	（購書300以內，需外加30元郵資，滿300（含）以上，免郵資）
劃撥帳號	18788328
圖書總經銷	知遠文化事業有限公司
訂書專線	（02）2664-8800
傳真專線	（02）2664-8801

網址 www.booknews.com.tw

博‧訊‧書‧網
www.booknews.com.tw

排版／製版／印刷／裝訂 菩薩蠻／東豪／弼聖／秉成
出版日期／2014 年 11 月

台灣廣廈出版集團

23586 新北市中和區中山路二段359巷7號2樓

 編輯部 收

讀者服務專線：(02) 2225-5777*142

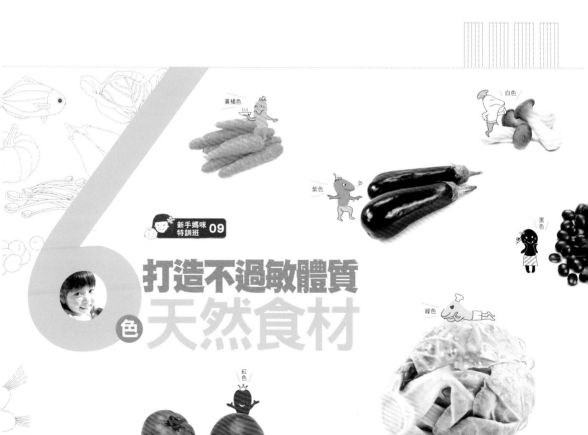

黃橘色

白色

紫色

黑色

新手媽咪
特訓班 09

打造不過敏體質
6色 天然食材

綠色

紅色

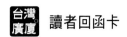 **讀者回函卡**

親愛的讀者：

　　感謝您購買本書籍，雖然我們很謹慎地推出每一本健康好書，以利社會大眾的健康觀念能融入生活脈絡中。但健康的世界浩瀚無垠，與其要從眾多的資訊中辛苦的搜尋，倒不如將寶貴的意見毫不吝嗇的告訴我們，期盼您能將以下資料填妥後寄回本公司，讓我們能製作出更多輕鬆讀、看得懂、簡單學的實用健康書，非常感謝您！

1. 您最想獲得的健康醫學資訊 □西醫新知 □中醫天地

2. 您最想蒐集的健康資訊優先順序是：（請依順序填寫）

　　□胎兒成長 □嬰幼兒養護 □青春期發育 　□婦女保健 □男性保健 □銀髮族照護 □上班族解壓秘方
　　□防癌、抗癌

3. 在有限的預算中，您購買健康類書籍的優先順序是：（請依順序填寫）

　　□日常保健 □營養調理 □醫藥新知 □健康飲食 □美容

4. 請問您的性別：□女 □男

5. 您的年齡：□20歲以下 □20～30歲 □30～40歲 □40歲～50歲 □50歲～60歲 □60歲以上

6. 您習慣以何種方式購書：

　　□書店 □劃撥 □書展 □網路書店 □超商 □量販店 □電視購 □其他 _____

7. 您的職業：

　　□學生 □上班族 □ 家庭主婦 □軍警/公教 □金融業 □傳播/出版□服務業 □自由業 □銷售業 □製造業
　　□其他 _____

8. 您是否有興趣接受敝社新書資訊？ □有 □沒有

9. 本公司恪守個資保護法，請問您給的電子信箱帳號是否願意收到本集團出版相關資料：

　　□願意 □不願意

10. 如果方便，請留下您的電子信箱，我們會將最新出版訊息報給您知：

　　E-mail：_____

11. 您從何處得知本書出版訊息：

　　書店 □報紙、雜誌 □廣播 □電視 □親友介紹 □其他 _____

12. 您對本書的評價（請填代號1.非常滿意 2.滿意 3.普通 4.有待改進）

　　□書名 □內容 □封面設計 □版面編排 □實用性

13. 您希望我們未來出版何種主題書，或其他的建議是：（請以正楷詳細填寫，以便使您的資料完整登錄）

　　姓名 / _____ 電話 / _____ 手機 / _____
　　地址 / 郵遞區號□□□

_____

台灣廣廈出版社「新手媽媽特訓班」系列，將陸續推出能夠讓讀者安心且放心的精彩好書！

讀者服務：〈02〉22255777 轉142